Hans Killian
Solange das Herz schlägt

Hans Killian
Solange das Herz schlägt

Aufzeichnungen eines Chirurgen

VERLEGT BEI KINDLER

Redaktion: Eyberg · Korrekturen: E. Pfeiffer
Umschlaggestaltung: Hannes Jähn, Köln
Gesamtherstellung: R. Oldenbourg, München

Printed in Germany

Klauspeter und Wolfgang Killian,

meinen Söhnen, zugeeignet

Zum Geleit

Im Februar 1957 erschien mein erstes Buch unter dem Titel »Hinter uns steht nur der Herrgott. – Sub umbra dei«, in dem eine Reihe von Erlebnissen aus meinem chirurgischen Dasein erzählt werden. Der außerordentliche Widerhall, den dieses Buch gefunden hat, gab mir den Mut, die Reihe der Erzählungen fortzusetzen, um Probleme anzuschneiden, die bisher nicht berührt wurden. Entgegen der Meinung vieler kristallisiert sich das Wesen der Chirurgie nicht in der glanzvollen Operation, mag sie noch so dramatisch verlaufen und vollendet durchgeführt werden, sondern im Ringen um die Anzeige zur Operation oder gar im Verzicht. Dies ist kein rein technisches Problem, sondern in erster Linie – sub umbra dei – ein menschliches. Die Last der Verantwortung ist groß und überschreitet so manches Mal das Vermögen des einzelnen.
Meine Erzählungen verteilen sich auf eine Zeitspanne von 32 Jahren (1926–1958). Dies zu wissen, ist für das Verständnis mancher unserer Maßnahmen erforderlich, denn die meisten Eingriffe vollzogen sich noch vor der Einführung der Antibiotika und moderner Narkoseverfahren, die unsere Chirurgie so sehr verwandelt haben.
Eine Ausnahme bilden meine Erlebnisse der Jahre 1941–1943 als Beratender Chirurg an der russischen Nordfront, welche unter dem Titel »Im Schatten der Siege« eine gesonderte Bearbeitung fanden und 1964 erschienen sind.
Möge auch dieses Buch richtig verstanden werden.

1966 *Hans Killian*

Einleitung
Erste Narkose-Erlebnisse

Eines jungen Chirurgen Werdegang beginnt nicht mit dem Messer, der Operation, zu der er erst heranreifen muß, sondern mit der Narkose. Erst wenn er diese beherrscht, wird er zur Assistenz zugelassen und darf unter Aufsicht kleinere Eingriffe durchführen. Auch meine chirurgische Entwicklung vollzog sich in dieser Weise. Sie begann in Hangen und Bangen mit meiner ersten Chloroform-Narkose.
Um die Unsicherheit der Narkoseführung zu überwinden, habe ich mich später mit den Problemen der Allgemein-Narkose intensiv beschäftigt und nach neuen Wegen der Anästhesie gesucht. Sie wurde mein Schicksal. Und am Ende aller meiner Bemühungen kann ich sagen: Die Narkose ist zwar technischer Natur, ihre Ausübung eine große verantwortungsvolle Kunst, aber ihrem Wesen nach ist sie eine unheimliche Macht.

»Halt endlich still, Isabella.«
»Ich halte gar nicht still. Du tust mir weh.«
»Weh tun ist ganz anders. Soll ich dir mal richtig weh tun?«
Ich behandle ihren vereiterten Zeigefinger. Als Famulus in einer chirurgischen Poliklinik lernt man, mit Kindern als Patienten umzugehen.
Isabella erzieht mich, sie rückt mich als Arzt und Mensch zurecht. Sie ist das ordinärste kleine Frauenzimmer, das mir jemals begegnete. Wie alt mag sie sein? Höchstens fünf Jahre. Trotz ihres klangvollen Namens wirft sie manchmal mit Ausdrücken um sich, daß es einem eiskalt über den Rücken läuft.
Isabella ist die Tochter eines Schlossers, der mächtig stolz auf sein kluges Kind ist. Er begegnet mir übrigens mit einiger

Hochachtung, weil Isabella mich zwar stets beschimpft, zu Hause aber offenbar geradezu zärtlich von mir spricht.
Famulus! Nun gut.
Poliklinik! Nun ja.
Aber wie jeder junge Mensch warte ich auf das Wunderbare.
Die Tür öffnet sich. Einer unserer »Götter«, Oberarzt Professor Ewald, betritt den Raum. Er sieht mir eine kleine Weile zu – mir und unserer Poliklinik-Schwester Bonantia, einer alten, hageren Frau unter der großen weißen Flügelhaube der Vinzentinerinnen. Sie ist so herzensgut, daß sie ihre Güte geradezu verstecken muß. Irgendwoher vom Hochschwarzwald stammt sie. Viel – sehr viel – habe ich von ihr gelernt, beinahe soviel wie von – Isabella. Sie mochte junge, frische Menschen. Aber sie war natürlich nicht so nett anzusehen wie unsere kleine, pausbackige Novizin.
Professor Ewald schaut uns also einen Augenblick zu. Isabella betrachtet ihn höchst mißtrauisch. Und dann fährt sie ihn plötzlich an:
»Du kannst wieder gehen, dich mag ich nicht.«
Der Professor lacht hell auf, und ich sage:
»Aber Isabella, benimm dich. Der Herr hier ist der liebe Gott!«
Professor Ewald war Schüler und Oberarzt unseres Altmeisters der Chirurgie Professor Sebaldus. Und wenn auch nicht der liebe Gott persönlich, so doch immerhin einer der chirurgischen Halbgötter, unter deren Leitung ich damals arbeiten durfte.
Dann fiel mir etwas auf – eben hatte ich Professor Ewald, den kühlen Norddeutschen, zum erstenmal lachen gesehen. Immer war er hochelegant, äußerte sich knapp und bestimmt, sagte kein Wort zuviel und besaß keinen Funken Humor. Ein fanatischer Arbeiter war er, eminent tüchtig. Der Chef, eine internationale Berühmtheit, schätzte ihn deshalb außerordentlich. Aus uns Jüngeren machte sich Professor Ewald nicht viel – glaubte ich wenigstens.

Plötzlich sagt er etwas zu mir, und ich falle aus allen Wolken. Schwester Bonantia verzieht ihre dünnen Lippen zu einem aufmunternden Lächeln. Was hat Professor Ewald gesagt? Mir bleibt der Mund offen stehen, und ich muß ihn ziemlich dumm vor Staunen angesehen haben, denn er wiederholt es noch einmal:

»Sie machen mir jetzt die Chloroformnarkose für eine kleine Operation.«

Ich stehe da wie ein Säulenheiliger:

»Herr Professor, ich habe noch nie eine gemacht.«

»Dann machen Sie eben jetzt ihre erste! – Klar?«

Rasch wende ich mich noch an Isabellas Mutter:

»Kommen Sie bitte morgen mit der Kleinen wieder – und du bist ein Scheusal, Isabella.«

Sie antwortet spitzbübisch:

»Du auch!«

Ich weiß, ihr ganzes kleines Herz ist mir zugetan. Ein verkrampftes Lächeln bringe ich zustande und dann folge ich Professor Ewald hinauf in unseren alten Hörsaal, denn dort will er operieren.

Meine erste Narkose!

Der uralte Hörsaal heimelte mich an, ich habe ihn immer geliebt. Er war amphitheatralisch gebaut, hatte einen Terrazzoboden und hohe Fenster. Die Sitze waren hufeisenförmig angeordnet, es gab aber auch welche hoch oben auf einer schmalen Galerie. In der Mitte unten stand der Operationstisch, von der Decke konnte man eine Operationslampe herunterlassen.

Als wir eintreten, treffen mich die erstaunten, scharfen Blicke der Operationsschwester Theocratia. Die dicke Dame ist weltberühmt, und zwar wegen ihrer unerschütterlichen Ruhe. Jeder, der diese Frau mit den groben Zügen und der funkelnden Brille auf der gewaltigen Nase einmal hier hat arbeiten sehen, verbreitet ihren Ruf und ihren Ruhm. Wo auch in der Welt Chirurgen, die einst unsere Universität besucht haben, sich treffen und Erinnerungen austauschen, kommen sie unweiger-

lich auf die Operationsschwester Theocratia zu sprechen. Sie ist sozusagen eine Herzklappe der Klinik.
Ich erwidere ihren verwunderten Blick mit unschuldiger Miene. O Gott, denke ich, welch ein Beruf! Mit allen soll man sich gleich gut verstehen: mit dem Chef, dem Oberarzt, den Kollegen, mit den Schwestern, erst recht mit den Patienten, obendrein noch mit deren Angehörigen – und das ist manchmal noch viel schwieriger, geradezu ein Kunststück!
Schwester Theocratias strenge Blicke machen mir doch etwas Mut. Ich weiß, sie ist stärker als wir alle. Sie hält stand, wenn sogar unsere Halbgötter vor Sorge nervös werden.
Ewalds Patient, ein älterer Arbeiter, liegt gut vorbereitet auf dem Operationstisch. Seine dunklen Haare kleben vor Feuchtigkeit an der Stirn, unruhig wandert sein Blick hin und her – der Mann hat Angst. Schon spüre ich Mitleid, aber im gleichen Augenblick sage ich mir: Wenn du mit jedem Patienten Mitleid hast, bist du verloren.
»Wo kämen wir hin, wenn wir Mitleid hätten«, sagte Sauerbruch einmal. Du darfst mit deinem Patienten kein Mitleid haben. Mitgefühl ja – wenn du es nicht hast, bist du kein guter Arzt. Aber Mitleid lähmt die Verantwortungsfreudigkeit, deine Hände und deine ganze Kunst.
Die Arme des Mannes werden durch Schlingen festgehalten, so daß er, wenn er unruhig wird, nicht vom Operationstisch fallen kann. Ein weißes Tuch liegt über ihm. Ich schiebe das kleine fahrbare Tischchen mit den Narkosegeräten an das Kopfende heran. Äther- und Chloroformpullen stehen darauf. In einem Becken liegen Narkosemasken, Instrumente zum Aufsperren des Mundes bei einem Kieferkrampf, eine Luftbrücke aus Metall und Gummi, eine Zungenzange zum Vorziehen der Zunge bei Verlegung der Atemwege oder gar einem Atemstillstand. Alle diese Dinge kenne ich in- und auswendig.
Aber es ist meine erste Narkose für Professor Ewald, dazu noch unter den erbarmungslos kontrollierenden Augen von Oberschwester Theocratia.

Ich sehe mir den Mann genauer an, greife nach seinem Puls. Er geht viel zu schnell.
»Immer mit der Ruhe, Mann, wir machen bei Ihnen ja keinen größeren Eingriff. Der Professor erledigt das im Handumdrehen.«
Es ist immer gut, ein wenig mit dem Patienten zu reden. Er muß eine Stimme hören, Reden beruhigt. Und während ich langsam weiterspreche, löse ich den Korken der kleinen Chloroformflasche und schneide mir aus Gaze einen Docht zum Tropfen. Dann lege ich dem Mann eine Kompresse und die Narkosemaske übers Gesicht, lasse aber die Augen frei.
»Atmen Sie das Zeug ruhig ein. Sie werden dann müde, schlafen ein bißchen, haben keine Schmerzen, und wenn Sie aufwachen, ist alles vorbei.«
Vorsichtig beginne ich, Chloroform auf die Maske zu tröpfeln.
»Riecht süßlich, wie? Ist aber nicht schlimm.«
Nun erst breite ich ein feuchtes Tuch über die Augen und halte den erschlaffenden Kiefer hoch. Langsam, alle zwei Sekunden, einen Tropfen Chloroform. Langsam – Geduld – nicht hetzen...
Oft sperren sich die Patienten, werden unruhig, wehren sich gegen die Narkose und fangen an zu reden. Mein Mann redet nicht, denke ich, und schon geht es los. Er gerät immer mehr in Fahrt. Bald sind die Worte nicht mehr zu verstehen, er lallt. Unser Wärter Karl legt ihm einen breiten Ledergurt über die Oberschenkel und schnallt ihn fest. Er rührt sich nicht und reißt sich nicht los, sondern schläft überraschend schnell und friedlich ein. Jetzt ist es mein Puls, der zu rasch geht. Da sagt Professor Ewald gelassen:
»Mehr geben, schneller tropfen, er spannt noch.« Und nach einer Weile: »So, jetzt wird es besser, sehen Sie, wie er sich entspannt! Achten Sie jetzt genau auf die Atmung! Er muß ganz regelmäßig und ruhig atmen. In diesem Zustand halten Sie ihn!«
Und so, wie ich den Patienten mit meiner Stimme beruhigt

habe, ermutigt mich nun die klare Anweisung Professor Ewalds. Von mir aus kann die Operation beginnen.
Vor dem ersten Schnitt sehe ich dem Mann noch einmal in die halbgeöffneten Augen. Die Pupillen sind allmählich kleiner geworden. Auf dieses Zeichen habe ich gewartet. Ich zwinge mich zu äußerster Vorsicht, denn viel weiter darf ich nicht gehen. Bei tieferem Schlaf oder bei Überdosierung werden die Pupillen nämlich wieder weiter und starr, und das bedeutet schon den Eintritt in die Gefahrenzone. All dies weiß ich zwar theoretisch, aber mir fehlt praktische Erfahrung. Deshalb bin ich meiner Sache durchaus nicht sicher und fühle die wachsamen Blicke Ewalds auf mir ruhen. Auch Schwester Theocratia paßt auf wie ein Luchs und läßt mich nicht aus den Augen. Das ist recht ungemütlich. Die maschinenartige Regelmäßigkeit der Atmung ist sozusagen mein Leithammel. Der Mann schläft und bleibt gut entspannt, ich bin mit mir ziemlich zufrieden.
Der Eingriff, die Entfernung einer Geschwulst an der Brust, dauert etwa zehn Minuten.
»Fertig«, ruft Ewald. Meine erste Chloroformnarkose ist zu Ende.
Ich nehme die Maske ab, schaue mir den Mann an. Er sieht, wie jeder Patient nach einer Chloroformnarkose, auffallend blaß aus. Sein Puls geht rasch, aber regelmäßig, er ist nicht gerade gut gefüllt, obwohl der Patient kaum Blut verloren hat. Merkwürdig... Da scheucht mich Ewalds Stimme auf:
»Danke, Sie können wieder gehen. Der Mann wacht schon von allein auf.«
Also spaziere ich wieder hinunter in die Poliklinik. Ich bin erregt, freudig aufgewühlt. Bei der Gefährlichkeit des Chloroforms für das Herz hätte es auch schiefgehen können.
Die alte Schwester Bonantia empfängt mich:
»Isch nix passiert?«
»Nix isch passiert.«
Zu dieser Stunde wußte ich noch nicht, welche Probleme die

Narkose in meinem Leben aufwerfen würde. Gott sei Dank wußte ich es noch nicht!

Mein chirurgischer Weg begann an einer Medizinischen Akademie.
Als jüngster Volontär wurde ich nach altgewohnter Sitte gleich in den Narkosedienst eingeschaltet. Ich mußte für unsere beiden Oberärzte, manchmal auch für die großen Eingriffe des Chefs, die Narkosen machen – keine angenehme Sache, denn die Herren Oberärzte waren ziemlich hypertrophe Herren. Zwangsläufig mußte ich mich um die Narkose sehr bemühen. Schließlich kam ich nicht aus einer anderen Klinik, einem anderen Operationssaal, sondern aus dem Laboratorium eines Bakteriologischen und Pharmakologischen Instituts. Mit Fröschen, Mäusen, Meerschweinchen, Kaninchen, Katzen und Hunden hatte ich zu tun gehabt, nicht aber mit Menschen, dazu noch kranken, empfindlichen Menschen. Die Umstellung war gewaltig. Ich verbrachte viele schlaflose Nächte.
Solche Nächte sind zwar eine Qual, aber sie bringen unversehens Segen, wenn die Stunde gekommen ist. Die Angst um den Patienten, die Angst, es könnte mir bei der Narkose etwas passieren, belastete mich schwer. Ich mußte sie überwinden.
Meine Sorgen waren durchaus nicht unberechtigt, denn damals verwandte man noch vielfach, der besseren Entspannung wegen, das sehr stark narkotisch wirksame Chloroform. Dabei gab es überraschende Todesfälle durch plötzliches Versagen des Herzens, auch ohne Überdosierung – der Hauptgrund, warum man zum Äther überging. Um so mehr kam es auf genaue Führung der Narkose an.
So ganz allmählich lernte ich die Kunst und wurde sicherer. Das war auch bitter nötig, denn es gab manchen Ärger mit unseren forschen Herren Oberärzten, die sich uns Jüngeren gegenüber sehr eigenmächtig benahmen. Sie fühlten sich schon als wahre Meister der Chirurgie.

Ich wasche mich gerade im Vorraum des großen Operationssaals. Und was ich höre, höre ich nicht gern – nämlich die grobe Stimme von Oberarzt Knoblich.
Ich mag ihn nicht, diesen blonden, untersetzten, schreilustigen Menschen mit goldener Brille und banalen Redensarten. Er brüllt eine Narkoseschwester an:
»Gießen Sie in drei Teufels Namen! Gießen Sie, Sie ungeschicktes Geschöpf. Sehen Sie denn nicht, daß der Mann spannt? Nein, Sie sehen es nicht, wieso auch? Sie sind die jüngste Narkoseschwester, wie? – Ja? – Natürlich! Die gibt man ausgerechnet mir! So gießen Sie doch endlich!«
Ich zögere, die Situation reizt mich. So viel Ungeduld und grenzenlose Unvernunft – und so schlechte Manieren! Soll ich hineingehen und dem jungen Ding zur Seite stehen? Es ist riskant. Oberarzt Knoblich ist ein Diktator und läßt sich nicht dreinreden.
Aber er weiß, daß ich inzwischen auf dem Narkosegebiet gute Kenntnisse besitze, etwas leiste, und er weiß auch, daß der Chef sich angewöhnt hat, bei kritischen Situationen mich holen zu lassen. Ich gehe hinein.
Es ist unsere kleine, nette Schwester Ingrid, die angebrüllt wird. Sie ist von einem anderen Krankenhaus zu uns geschickt worden, um die Narkose zu erlernen, aber nicht, um angebrüllt zu werden. Tränen stehen in ihren Augen, sie ist der Verzweiflung nahe. Sie soll eine Äther-Tropfnarkose machen. Dabei gibt es eben manchmal Schwierigkeiten.
Ich sage kein Wort, sondern stelle mich neben das gepeinigte junge Geschöpf. Mit flackernden Augen schaut sie mich an. Sie will nicht noch mehr Äther auf die Narkosemaske gießen, denn sie fürchtet, die Atmung des Patienten könnte aussetzen. Knoblichs aufgeregtes Getue hat sie völlig durcheinandergebracht. Er wirft mir hinter seiner Brille einen giftigen Blick zu.
»Was wollen Sie hier?«
»Der Schwester etwas Mut machen. Sie hat Angst vor Ihnen.«
Und ohne mich weiter um ihn zu kümmern, erkläre ich ihr:

»Sie haben den Äther viel zu rasch auf die Maske gegossen. Wenn ein Patient zu hoch konzentrierte Ätherdämpfe einatmet, bekommt ihm das nicht. Er muß husten, sperrt die Atmung und krampft, der Operateur kann nicht anfangen – verstehen Sie?«

Ich flüstere ihr ins Ohr:

»Nicht stören lassen. Lüften Sie mal für ein paar Minuten die Maske. So... Und nun sehen Sie – die Atmung wird schon ruhiger und regelmäßiger. Jetzt krampft er nicht mehr.«

»Was ist nun eigentlich?« fährt uns Knoblich an.

»Wir beginnen noch einmal von vorn«, antworte ich gelassen. »Schwester, tropfen Sie langsam – ganz langsam – und fluten Sie die Narkose so an, als ob Sie dem Mann noch gar keinen Äther gegeben hätten. Soo... Zulegen jetzt, ganz allmählich zulegen... Immer nur so viel Äther geben, wie der Patient verträgt. Eine ungestörte Atmung ist wichtig. Lassen Sie sich nicht beeinflussen, Schwester. Der Herr Oberarzt läßt Ihnen Zeit. Da – sehen Sie – Ihr Mann kommt ganz schön in Schlaf.«

»Und wann kann ich endlich anfangen?« fragt Knoblich gereizt.

»In zehn Minuten etwa, Herr Oberarzt. Keine Minute früher. Die Anflutung geht eben nicht schneller, das wissen Sie doch.«

»Ich weiß gar nichts«, zischt er mürrisch.

»Aber ja, Sie wissen ganz genau, daß Sie sich damit abfinden müssen wie jeder andere auch. Sonst bringen wir den Patienten nie in ruhigen Schlaf – höchstens in Gefahr. Man darf eine Narkose nicht forcieren. Also Geduld, Herr Oberarzt – noch ein paar Minuten Geduld.«

Und zu Schwester Ingrid sage ich:

»Sehen Sie mal, die Brustatmung ist jetzt ausgefallen, die Rippenheber arbeiten nicht mehr. Der Mann atmet nur noch mit dem Zwerchfell. Das ist ein günstiges Zeichen. Wir haben nämlich das dritte Stadium der Narkose erreicht, das Toleranzstadium, das heißt den vollkommen schmerzlosen Schlaf. Noch etwas weiter so!«

Oberarzt Knoblich steht verbissen da, aber er wartet. Ich lächle ihn unschuldig an. Er grinst zurück und meint:
»Sie geben Schwester Ingrid wohl einen Privatkurs in Narkose, wie?«
»Genau das, Herr Oberarzt, ich bewundere Sie.«
Er antwortet nicht, schluckt seinen Ärger hinunter und wartet geduldig.
»Jetzt machen Sie mal seine Augen frei, Schwester.«
Sie schiebt die Maske und das Kopftuch zur Seite.
»Wir wollen die Schlaftiefe prüfen. Schauen Sie her, die Augen sind nicht mehr zugepreßt wie im Erregungsstadium. Ziehen Sie mal das obere Augenlid mit dem Finger etwas nach oben und öffnen Sie das Auge. Ja, so... Fühlen Sie noch einen Muskelwiderstand? – Nein? – Es geht ganz glatt, ohne Resistenz, nicht wahr? – Gut. Das bedeutet ebenfalls den Eintritt ins Toleranzstadium.«
Die kleine Schwester Ingrid wirkt jetzt ruhiger und sicherer. Offenbar hat sie sich wieder gefangen. Aber der »Privatkurs« ist noch nicht zu Ende:
»Sehen Sie, seine Augen tränen auch nicht mehr. Wir haben also das erste Planum des Toleranzstadiums überschritten und nähern uns jetzt dem zweiten.«
»Hoffentlich weiß sie überhaupt, was das ist«, knurrt Knoblich.
»Sie weiß es. – Schwester Ingrid, glauben Sie, daß der Herr Oberarzt jetzt schon schneiden kann?«
Sie schüttelt den Kopf und flüstert: »Noch nicht.«
»Richtig, der Schlaf ist noch nicht tief genug, die Entspannung der Muskeln noch nicht vollkommen. Machen Sie also weiter.«
Der Oberarzt meckert wieder:
»Sie ist die jüngste Narkoseschwester in der ganzen Klinik, und die gibt man natürlich mir – eine Infamie.«
»Sie ist nicht nur die jüngste, sondern auch die hübscheste. Ist doch nett, daß sie nicht die älteste ist, finden Sie nicht auch?«
Und während Schwester Ingrid ganz gleichmäßig und langsam

Äther auf die Maske tropft und der Patient sich immer mehr entspannt, flüstere ich leise, wie zu mir selbst:
»Wenn man vor einer Sache Angst hat, muß man sie durchstehen oder man wird sie niemals bewältigen. Jeder Arzt hat seinen Teil Angst. Wer davor zurückschreckt, ist ungeeignet. Also durchstehen!«
Ich prüfe die Pupillen. In Ordnung.
»Sehen Sie her, Schwester, sie sind wesentlich enger geworden. Sie reagieren eben noch schwach auf Lichteinfall. Jetzt ist es soweit, wir befinden uns im zweiten Planum der Toleranz. – Herr Oberarzt, Sie können anfangen!«
Dozent Dr. Knoblich setzt das Skalpell an und schneidet. Es fließt Blut, der Mann reagiert nicht. Er schläft wunderbar.
»Achten Sie auf die Atmung, Schwester! Wenn die Atmung in Ordnung ist, ist alles in Ordnung. Dann gibt es auch keine Angst.«
Unser Mann atmet völlig ruhig, fast maschinenmäßig.
»Lassen Sie die Narkose nicht tiefer werden, sondern geben Sie weniger Äther – nur so viel, daß dieser Zustand erhalten bleibt.«
Während Knoblich operiert, lasse ich die Augen nochmals frei machen. Licht fällt ein, aber der Lichtreflex ist erloschen.
»Das ist klinisch die äußerste Grenze, weiter dürfen Sie nicht gehen, Schwester. Ich habe bei meinen ersten Narkosen auch Angst gehabt, das ist keine Schande. Jetzt habe ich keine Angst mehr – und Sie wohl auch nicht.«
Zu Knoblich aber sage ich im zackigsten Militärton:
»Melde Herrn Oberarzt: Narkosekurs beendet.«
»Machen Sie keine faulen Witze«, brummt er.
Als ich mich abwende, um in den Vorraum zu gehen, berührt Schwester Ingrid schnell meine Hand. Ich wasche mich weiter, denn mir steht ebenfalls eine kleinere Operation bevor. Mir hat man – das erheitert mich – die älteste Narkoseschwester der Klinik zugeteilt.

Mit den Schwestern erlebt man so allerhand.
Seit einigen Wochen habe ich eine Frauenstation. Da geht es immer ziemlich lebhaft zu – was sollte ich dagegen haben? Ein wenig Geplapper lenkt Kranke meistens vom Kummer ab, ist also therapeutisch wichtig. An einem Sonntagmorgen führt mich ein Zufall auf meine Frauenstation.
Merkwürdige Stille... Kein Schwatzen, kein Geplapper, kein unterdrücktes Gelächter...
Verwundert gehe ich von Bett zu Bett. Die Mädchen und Frauen dösen oder schlafen, eine wie die andere. Um diese Zeit sind sie sonst schon recht munter. Sonderbar... Ich gehe in den nächsten Raum. Auch hier schläft alles friedlich. Langsam wird es mir unheimlich. Ich rüttle eine jüngere Frau wach. Sie gähnt und kommt nur mühsam zu sich.
»Wieso seid ihr alle so müde?«
Die junge Frau reckt sich hoch und blinzelt mich ärgerlich an. Sie hält die Hand vor die Augen, weil das Licht sie blendet:
»Schwester Martha hat uns doch Spritzen gegeben«, murmelt sie, legt sich wieder in die Kissen und dreht mir den Rücken zu. Offenbar störe ich nur.
Spritzen? Um diese Zeit? – Von Schwester Martha? Aber das gibt es doch gar nicht!
Ich gehe Schwester Martha suchen. Sie sei in der Kirche, heißt es. Also abwarten. Ich ziehe mich auf meine Bude zurück. Sobald Schwester Martha aus der Kirche zurück ist, lasse ich sie zu mir kommen.
»Nehmen Sie Platz, Schwester. Sagen Sie mal – bevor Sie zur Kirche gingen, haben Sie den Patientinnen Spritzen gegeben?«
Sie wird verlegen.
»Ja«, sagt sie schließlich und sieht an mir vorbei.
»Warum, Schwester Martha?«
Jetzt rafft sie sich zusammen, schweigt aber noch. Schwester Martha ist eine ältere, ruhige und energische Frau, die ihre Station stets in bester Ordnung hält. Die Patientinnen haben großen Respekt vor ihr.

»Warum, Schwester Martha?« frage ich noch eindringlicher.
Sie seufzt:
»Ja, Herr Doktor – heute morgen war die Station so unruhig und... und ich wollte halt zur Kirche.«
Sie hält inne und sieht mich mißtrauisch an.
»Schwester Martha«, frage ich vollkommen perplex, »Sie haben doch nicht allen Ernstes Ihren Frauen Spritzen gegeben, bloß damit Sie ruhig in die Kirche gehen konnten?«
»Doch«, sagt sie einfach.
»Und was für Spritzen haben Sie zur Beruhigung gemacht? Etwa Morphiumspritzen?«
Sie nickt.
Mir bleibt buchstäblich die Spucke weg.
»Sagen Sie mal, machen Sie das an jedem Sonntag so?«
Sie nickt wieder.
»Ja, um Himmels willen, seit wann denn?«
»Seit etwa drei oder vier Wochen«, bekennt sie in aller Seelenruhe.
Ich starre sie an wie ein Gespenst.
»Sie sind wohl nicht recht bei Trost!« brülle ich zuletzt, hilflos vor Zorn.
Schließlich darf Morphium nur auf strenge ärztliche Verordnung gegeben werden.
»Was soll ich jetzt mit Ihnen machen? Ich müßte das eigentlich sofort dem Oberarzt melden – oder dem Chef – und natürlich der Frau Oberin selber.«
Sie nickt gottergeben, ein in sich ruhendes Wesen. Sie hat einfach die Patientinnen niedergespritzt und zum Schlafen gebracht, um in der Kirche Trost zu finden.
Nach einer Weile habe ich mich einigermaßen von dem Schock erholt:
»Schwester Martha, wissen Sie, was? Ich werde Sie versetzen lassen. Sie sind doch damit einverstanden?«
Sie ist mit allem einverstanden. Ihre Hauptwaffe ist das sture, zustimmende Nicken.

Sie wurde bald versetzt. Ich konnte das unter irgendeinem Vorwand erreichen, ohne daß es auffiel.
Die Geschichte war im ersten Moment alles andere als komisch, aber später haben wir doch oft über Schwester Martha gelacht.

Erschöpft lag ich für ein paar Minuten auf dem Sofa, nach der Anstrengung mehrerer Operationen und einer ebenso schwierigen wie schauerlichen Narkose. Bei dem Koloß von Patienten hatte es wieder einmal einen regelrechten Zweikampf gegeben. Ein schon benommener, völlig unbeeinflußbarer Mann im Erregungszustand gegen die Wärter, die Schwestern und mich. Die narkotische Wirksamkeit des Äthers reichte eben bei aller Kunst nicht immer aus. Stets schielte man nach dem hochwirksamen, aber viel gefährlicheren Chloroform. Jetzt lag der Mann aufgedunsen in seiner Koje, das ganze Zimmer roch nach ausgeatmetem Äther, und er würgte und spie wie ein Reiher. Auch fing er wieder an zu toben und zu krampfen. Scheußlich! Und das Ganze wegen eines kleinen Eingriffs, einer Narbenkorrektur.
So kann das nicht weitergehen, sagte ich mir. Äther hat zwar eine achtmal bessere Statistik als Chloroform, trotzdem muß man versuchen, etwas noch Besseres zu finden. Du mußt dich mit diesem Problem ernstlich befassen. Die ganze Zukunft und Weiterentwicklung der Chirurgie hängt davon ab.
Also stürzte ich mich in den Wirbel um die Narkose, in einen Kampf gegen den Äther. Der Weg führte zunächst ins Laboratorium. Ich wollte mir an Tierversuchen die Wirkung des Lachgases, des ältesten Narkotikums, genauer ansehen.
Das Ergebnis: Ganz schön – aber narkotisch zu schwach und zu begrenzt wirksam.
Um eine neue Lachgas-Narkosemaschine auszuprobieren, hatte ich das Gas in großen Mengen selbst eingeatmet und, da dieses Stickoxydul völlig geruchlos ist, nicht bemerkt, daß ich duselig wurde. Mein Adlatus, der zufällig das Labor betrat, fand mich schlafend am Boden liegen, schüttelte mich und brüllte:

»Herr Doktor – Herr Doktor – leben Sie noch?«
Und wie ich lebte! – nach diesem kleinen Betriebsunfall. Nein, dieses Lachgas interessierte mich nicht. Es eignete sich zwar zu allerhand kleinen Eingriffen, aber bestimmt nicht als Äther-ersatz.
Da entdeckte ein amerikanischer Physiologe die Äthylennarkose, und zwei deutsche Professoren, ein Pharmakologe und ein Gynäkologe, entwickelten die Gasnarkose mit gereinigtem Acetylen, das man Narcylen nannte.
Mit Feuereifer untersuchte ich die Narcylennarkose. – War dieses Gas vielleicht ein geeigneter Ersatz für den Narkoseäther? Man hatte es behauptet.
Sehr bald beherrschte ich die Technik und konnte mit der Maschine spielend umgehen. Bestechende Vorteile ergaben sich. Die Menschen schliefen ohne Krampf und Krach in einer Minute ein, und sie wachten fast ebenso schnell danach auf – ohne Übelkeit, ohne Erbrechen. Fabelhaft.
Andererseits stank das Gas nach Knoblauch, wie Acetylen. Die Luft im Operationssaal wurde verpestet, und obendrein war das Gasgemisch hochexplosibel. Als unangenehm empfanden die Operierenden eine Steigerung des Blutdrucks und eine vermehrte Blutung aus den arteriellen Gefäßen, welche die gute Sicht störte. Nun, damit konnte man fertig werden.
Mir fiel etwas ganz anderes auf: Todblasse, im Schock nach Unfällen eingelieferte Männer, Frauen und Kinder bekamen unter der Narcylennarkose wieder Farbe – sie wurden sogar in weit besserem Zustand, mit blühend roten Lippen und Wangen, aus dem Operationssaal hinausgefahren. Was war das?
Neugier ist der Keim jedes Fortschritts, jeder Erfindung. Ich war neugierig, also ging ich ins Pharmakologische Institut zu Dr. Eberhardt hinüber.
Was meine Kollegen betraf, so war mir das Schicksal manchmal gnädig, manchmal ungnädig. Im Fall des jungen Pharmakologen Eberhardt war es mir freundlich gesinnt, denn er

interessierte sich für Narkoseexperimente und half gelegentlich mit. Der kleine, blonde, hochintelligente Mann beherrschte die experimentelle Technik hervorragend und war uns allen weit voraus. Seine Begabung lag besonders auf mathematisch-physikalischem Gebiet. Wenn er nicht gerade während der Experimente Arien aus Tannhäuser und Lohengrin sang, dann stellte dieser Spaßvogel uns primitiven Laien raffinierte mathematische Aufgaben, um sich an unserer Unwissenheit zu ergötzen. Es wurde eine wunderbare Zeit. Nichts beflügelt die Gedanken eines wissenschaftlich Suchenden so sehr wie ein heiterer Mitdenker.

Ich fing nicht beim Wurm an, sondern narkotisierte Kaninchen mit verschiedenen Gemischen von Narcylen und Sauerstoff und schrieb dazu bildschöne Blutdruckkurven. Da kam die ganze Geschichte heraus:

»Kommen Sie doch mal her, Eberhardt, und sehen Sie sich das an.«

Ich sitze vor der rotierenden Trommel meines Kymographion. Auf dem berußten Papier zeichnet der leichte Hebel meines Manometers die Blutdruckkurve bei Konzentrationen zwischen 40 und 80 Prozent Narcylen. Die Kurve steigt an, der Druck wird immer höher – das ist bekannt. Aber die Ausschläge werden auch immer größer und größer – das ist unbekannt, völlig unbekannt! Gespannt verfolgen wir die Kurve.

»Menschenskind, der Kreislauf wird ja unter Narcylen mobilisiert – aufgefüllt. Das sieht doch fast so aus, als hätte man eine Bluttransfusion gemacht! Aber das Kaninchen hat keine bekommen, auch nicht unsere Patienten drüben in der Poliklinik. Trotzdem werden die Verunglückten rosig, der Schockzustand verschwindet prompt.«

Auch Eberhardt hat es gepackt: »Ist ja toll.«

Es kommt mir vor, als sei ein verschlossenes Tor plötzlich einen Spalt weit geöffnet, als schauten wir in einen unbekannten Raum voller Geheimnisse. Der Ansatz ist gefunden, wir arbeiten fieberhaft weiter.

Zwar erweist sich, daß Narcylen auch kein vollwertiger Ätherersatz ist. Seine Wirkung ist begrenzt, aber es vermittelt uns ungeahnte Einblicke in das Kreislaufgeschehen. Narcylen entfaltet eine regelrechte Antischockwirkung. Ruhende Blutmengen im Organismus werden in Bewegung gesetzt.
Welch ein Gewinn! Es findet also eine Art Autotransfusion statt, eine Transfusion aus körpereigenen Blutreserven, die in Depots lagern, und genau das ist die Ursache, warum unsere Unfallpatienten nach der Narcylen-Sauerstoff-Narkose in besserem Zustand sind als vorher.
Wer wußte damals schon etwas von diesen Blutdepots, ihrem sinnvollen Einsatz im Falle der Not, von der Blutverteilung im Körper unter verschiedensten Belastungszuständen...
Unmerklich vollzog sich durch meine Versuche noch etwas ganz anderes. Ich geriet nämlich aus dem rein Technischen, Praktischen der Narkose in Forschungsbereiche. Die Narkose wurde zur Wissenschaft. Das schien mir ein guter Weg – ein sehr guter Weg sogar. Ich beschloß, auf dieser Fährte zu bleiben.
Sie wurde für mein ganzes Leben bestimmend.

»Haben Sie heute etwas Zeit für mich?« fragte ich den Chef.
»Gibt's etwas Besonderes?«
»Ja, allerdings – ich glaube es wenigstens.«
»Na, dann kommen Sie nach dem Kolleg in mein Zimmer.«
Ich konnte es kaum erwarten.
»Also, was gibt's?«
Er sah mich gespannt, fast ein wenig argwöhnisch an. Er befürchtete wohl, ich bringe etwas Unangenehmes.
Zum erstenmal erzählte ich ihm über das Narcylen und all meine neuen Erkenntnisse, die ja weit in den Bereich der Kreislaufforschung reichten. Ich zeigte ihm die wichtigsten Kurven, die Tabellen, und erläuterte dann, wie unter Narcylenwirkung eine markante Blutverschiebung aus den Blutdepots in die Blutbahn eintritt.

»Sehr interessant – gewiß. Aber ich sehe noch nicht, worauf Sie hinauswollen.«
Er hatte als Chirurg mit pathologischer Grundlage nie selbst über den Kreislauf gearbeitet. Aber er hatte Ideen. Sie kreisten damals unablässig um Schock und Kollaps, um den Operationsschock im engeren Sinn. Das hatte seine guten Gründe. Die Verluste nach großen Operationen durch Operationsschock und Kollaps waren nämlich sehr empfindlich. Man hatte die absolute Notwendigkeit einer genügenden Auffüllung des Kreislaufs noch nicht erkannt. In der Verzweiflung holten sich die Chirurgen ihren Internisten, und der gab dann Herzmittel. Aber die Herzen unserer Patienten waren gar nicht krank. Dem Kreislauf fehlte Flüssigkeit, nichts weiter als Flüssigkeit. Die Patienten starben trotz interner Hilfe, und die Chirurgen blieben tief enttäuscht. Wir mußten uns selber helfen.
»Herr Professor – alles, was ich Ihnen sagte, deutet darauf hin, daß Narcylen geradezu eine Antischockwirkung entfaltet. Es mobilisiert den Kreislauf maximal. Er wird unter Narcylen aus irgendwelchen Blutreserven im Körperinnern aufgefüllt.«
Das schlug ein. Nun erkannte er, worum es ging. Er war sichtlich beeindruckt.
»Verfolgen Sie die Sache unbedingt. Ich lasse Ihnen völlig freie Hand – und berichten Sie gelegentlich wieder!«
Immer wieder trieb es mich ins Laboratorium. Ich jagte einem Traum nach. Würde er ein Phantom bleiben? Das mußte sich im Lauf der Zeit herausstellen.

Fast täglich wurde die riesige Narcylen-Narkosemaschine eingesetzt. Ich gewöhnte mich an ihre Handhabung, und bald beherrschte ich die neue Technik vollkommen. Den Gasverbrauch konnten wir immer mehr einschränken, ich kontrollierte ihn genau.
Durch die Studien über die Gasnarkose erweiterte ich nicht nur meine wissenschaftlichen und klinischen Erfahrungen. Mit der

Zeit bekam ich in der Kunst der Narkoseführung eine solche Übung, daß mir niemand mehr dreinreden konnte, weder der Chef noch die Herren Oberärzte oder die älteren Assistenten. Ich wurde sozusagen ein Rebell.

»Donner und Doria«, murmelte ich eines Morgens verblüfft. Bei der Nachprüfung des Gasdrucks an den Manometern der Bombe hatte sich herausgestellt, daß Narcylen fehlte. Das Ventil mußte undicht sein. Ich sah nach, das Ventil war in Ordnung. Es roch auch nicht nach Acetylen.

Ich konnte mir den Gasverlust nicht erklären, machte mir zunächst aber keine großen Gedanken darüber. Nach einigen Tagen wiederholte sich der Vorfall, und bald darauf fehlte wieder Narcylen. Langsam wurde ich wütend.

»Da zapft doch jemand heimlich Narcylen ab!«

Ich laufe bei den Kollegen herum:

»Haben Sie vielleicht die Maschine benützt?«

Einer wie der andere ist empört: »Das hätten wir Ihnen doch mitgeteilt.«

»Kollege, Sie sind wohl leicht irre«, schnarrt einer. Ich nehme es ihm nicht übel. Aber irgend jemand muß es sein, und so lege ich mich auf die Lauer.

Natürlich kann ich nicht ständig hinter der Maschine stehen und aufpassen. Aber ich gehe nach Dienstschluß immer wieder in den Vorbereitungsraum – zu verschiedenen Zeiten, auch in später Nacht.

Nichts. –

Niemand. –

Aber dann erwische ich den Übeltäter doch.

Nach dem Abendessen schleiche ich mich, wie schon oft, ganz leise in den unbeleuchteten Raum. Da regt sich etwas in der Nähe der Maschine. Meine Hand tastet nach dem Schalter, das Licht geht plötzlich an. Wahrhaftig! Da steht eine jüngere Schwester, die manchmal bei meinen Narkosen mitgearbeitet hat, neben dem Gerät! Und jetzt fällt mir auch ein, daß sie sich für den Apparat immer stark interessiert hat. Alle Hand-

habungen sind ihr genau bekannt. Sie fährt herum, sieht mich entgeistert an, läßt die Narkosemaske fallen und schlägt beide Hände vors Gesicht.
So – nun weiß ich Bescheid.
»Heulen Sie nicht«, sage ich ungerührt, »hat keinen Zweck bei mir.«
Ich greife nach der Maske, rieche daran. Ein schwach konzentriertes Narcylengemisch strömt heraus. Ein Blick auf die Hahnen und Manometer: Sie sind geöffnet. Die Schwester hat das Zeug eingeatmet – kein Zweifel.
Ich schraube die Bombe und die Manometer zu, verschließe alle Hahnen, lege die Atemschläuche und die Maske wieder an ihren Platz und ziehe die Hülle über das Gerät. Dann setze ich mich erst einmal und betrachte das unselige Wesen wortlos.
Es kommt das Übliche:
»Ach, Herr Doktor... Ich schäme mich so... Bitte sagen Sie niemandem etwas.«
Sie zittert, Tränen laufen über ihr nettes Gesicht. Dies unglückliche Bündel Mensch braucht Hilfe statt Vorwürfe, so viel ist klar. Und in solchen, scheinbar rettungslos verfahrenen Situationen kann man getrost jede, aber auch jede Konvention beiseite lassen.
»Nun hör schon auf zu heulen, Mädchen, und komm mit auf meine Bude.«
Bisweilen muß man die Distanz zwischen sich und den Menschen, die man zurechtrücken will oder soll, aufheben. Das habe ich mit der Zeit gelernt. Sogar gegenüber älteren Leuten habe ich damit nur die besten Erfahrungen gemacht. Auch bei meiner ertappten »Sünderin« wirkt die Behandlung sofort: sie trocknet sich schnell die Tränen ab. Wir gehen durch die matt beleuchteten Gänge, und wieder einmal erfaßt mich der merkwürdige Zauber eines nächtlichen, schlafenden Krankenhauses, das durch irgendein Ereignis in der nächsten Minute aufgeschreckt werden kann.
Ich gehe voraus, aber langsam, denn ich will ihr Zeit zum

Überlegen lassen. Wird sie mir ein Märchen oder die Wahrheit erzählen? Wahrscheinlich die Wahrheit.
In meinem kleinen Dienstzimmer biete ich ihr einen Stuhl und eine Zigarette an.
»So, jetzt kannst du loslegen.«
Sie schweigt.
»Sag mal, wie kommst du überhaupt dazu, heimlich Narcylen einzuatmen? Das Zeug ist doch widerlich, es riecht nach Knoblauch und ist kein Parfum für junge Damen. Oder hast du am Ende einen Hang zu Knoblauch?«
Sie lächelt und schüttelt den Kopf.
»Seit wann machst du diesen nächtlichen Unfug?«
Sie fängt an, stockend, aber ohne Tränen:
»Sie halten mich bestimmt für verrückt, Herr Doktor. Sie haben kürzlich eine Narcylennarkose gemacht, und ich stand neben der Maschine. Da habe ich aus Neugier das Gas einmal selbst eingeatmet – richtig tief, wissen Sie. Und da kribbelte es in mir von unten bis oben. Ich war wie elektrisiert, irgendwie schwerelos – ich kann es nicht anders ausdrücken. Auf einmal war ich ganz glücklich, verstehen Sie? Ich bin sonst nicht unglücklich, nicht daß Sie das meinen. Aber mich überkam so ein unwahrscheinliches Glücksgefühl, wie ich es noch nie kennengelernt habe... eine Art Rausch... unbeschreiblich schön. Von da ab machte ich es, zuerst nur selten, dann immer öfter. Im Operationssaal habe ich ja genau zugesehen, wie die Maschine bedient wird. Und dann bin ich eben bei Nacht hingegangen.«
»Und jetzt bist du rauschgiftsüchtig – weißt du das?«
Sie schaut mich verdutzt, ja bestürzt an.
»O Gott«, flüstert sie, »daran habe ich noch nie gedacht.«
»Dann ist's aber höchste Zeit!«
So ganz begreife ich die Geschichte immer noch nicht.
»Wie oft habe ich selbst Narcylen eingeatmet, Schwester, und fand es, mindestens am Anfang, scheußlich. Ein Glücksgefühl hat mich dabei leider nie befallen. Aber das Kribbeln über die ganze Haut während der Einatmung, das stimmt. Das habe

auch ich gespürt. – Übrigens gibt es Leute, die Äther trinken oder schwache Dämpfe einatmen, um sich in einen Rauschzustand zu bringen. Mit Lachgas ist der gleiche Unfug gemacht worden.«

Sie bricht wieder in Tränen aus. Bevor sie sich die Blöße gibt, mich nochmals um Stillschweigen zu bitten, schlage ich vor: »Wir werden die ganze dämliche Sache für uns behalten. Wenn Sie nichts ausplaudern – ich kann schweigen. Aber sagen Sie mal, haben Sie denn keinen netten Freund, Kind Gottes? Sie sind doch ein hübsches Mädchen. Und einen jungen Mann zu küssen, ist bestimmt unschädlicher als Narcylen einzuatmen.«

Sie steht auf. Wortlos wirft sie die Arme um mich, eine Sekunde nur, dann stürzt sie aus dem Zimmer.

Die kleine Schwester blieb nicht mehr lange in unserer Klinik. Solange ich es verfolgen konnte, hat sie nie mehr Narcylen eingeatmet.

Du sollst

Handle so, daß die Maxime deines Willens jederzeit zugleich als Prinzip einer allgemeinen Gesetzgebung gelten könne.

Kategorischer Imperativ
Immanuel Kant

Unter den Meistern der Chirurgie, die mir auf meinem Lebensweg begegnet sind, befanden sich viele starke Persönlichkeiten von ausgeprägter Eigenart. Der härteste von allen war ein Preuße vom Scheitel bis zur Sohle. Unvergeßlich ist mir seine große, ebenmäßige Gestalt, sein stets blasses, rundliches Gesicht, die hellen, klaren blauen Augen und der kurz geschorene Rundschädel mit den grauschimmernden Schläfen. Seine Oberlippe zierte ein kleiner Schnurrbart. Er verlor nie die Strenge, die Beherrschung. Nur einige Linien auf der Stirn verrieten, daß dieser Mann, der sich selbst und alle Mitarbeiter mit dem kategorischen Imperativ quälte, auch feinere Gefühlsqualitäten besaß, und daß er, wenn ich das sagen darf, unter seiner Eigenart litt. Er erschien mir geradezu als die Pflichterfüllung in Person. Da er dasselbe Pflichtgefühl von seinen Assistenten forderte, galt er als ein despotischer, harter Chef, ja sogar als unduldsam und unliebenswürdig. Sein chirurgisches Werk, das Renommee seiner Klinik bedeuteten ihm alles. Aus jeder Äußerung, jedem Vortrag wehte uns seine ehrgeizige Besessenheit von der Chirurgie an, und da sein ganzes Leben unter dem Leitsatz »Du sollst!« des großen Philosophen Immanuel Kant stand, schuf er in rastloser Arbeit ein immenses Lebenswerk, das ihm internationale Anerkennung eintrug. Immer wieder habe ich dieses Gesicht betrachtet, und stets ist mir seine relativ weiche Mundpartie aufgefallen. Irgend etwas stimmte nicht in diesen harten Gesichtszügen. Jedesmal, wenn ich ihn während der Kongresse aus der Nähe sah oder gar mit ihm sprach, schienen mir die feinen Sorgenlinien auf der Stirn und um den Mund etwas ganz anderes zu verraten als jene äußerlich zur Schau getragene Härte. Hinter dieser norddeutschen Strenge verbirgt sich oft ein wahrhaft warmes Herz, das in der Stunde der Gefahr zu größten Opfern bereit ist. Ja, so war es wohl auch mit unserem berühmten Kollegen Professor Bredow, dem Direktor einer chirurgischen Universitätsklinik.

Als er mich aufforderte, für das Handbuch der Chirurgie drei große, schwierige Kapitel zu bearbeiten – ein sehr ehrenvoller Auftrag –, mußte der Fall besprochen werden. Er empfing mich in seiner Klinik. Ich staunte über die militärische Exaktheit und Pünktlichkeit, mit der sich dort alles vollzog, vor allem auch über die vielen technischen Einrichtungen nach seinen eigenen Ideen. Dann bat er mich auch in sein Heim, und natürlich nahm ich die Einladung dankbar an. Die Frau und die Atmosphäre der Wohnung verraten meistens den Charakter eines Mannes. Zu meiner freudigen Überraschung konnte ich beobachten, wie zärtlich dieser harte »Despot« mit seiner Gemahlin umging. Sie war es allerdings auch wert, das ergab sich eindeutig aus einer längeren Unterhaltung.

Professor Bredow lebte ausschließlich im Technischen seines Fachs. Er war fest davon überzeugt, daß man alle Probleme von dieser Seite her lösen könne. Darin allerdings stimmten wir nicht überein.

Er hatte mir, dem viel Jüngeren, noch erst vor kurzem erbitterte Vorwürfe wegen eines besonders gelagerten Falles gemacht.

»Wie konnten Sie es wagen und vor sich selbst und ihrer Patientin verantworten, nicht radikal vorzugehen, sondern auf die Amputation zu verzichten und sich aus menschlichen Rücksichten mit irgendwelchen Halbheiten zu begnügen – mögen die Gründe sein, wie sie wollen? Das ist doch gewissenlos! Wenigstens ist das meine Meinung.

Da haben nun Tausende von Chirurgen jahrzehntelang die Gesetzmäßigkeiten bösartiger Geschwülste ermittelt, die Indikationen zum Eingriff und die Durchführung erarbeitet, haben Grundsätze, goldene Regeln der Chirurgie als Verpflichtung aufgestellt – und da kommen Sie als junger angehender Chirurg und glauben das Recht zu haben, sich einfach aus sentimentaler Gefühlsduselei darüber hinwegzusetzen! Das ist unerhört!«

Meine Antwort war gewiß nicht im Sinne Kants:

»Herr Professor, ich konnte es einfach nicht übers Herz bringen, diesem blühenden jungen Mädchen den Arm abzuschneiden, es für den Rest seines Lebens zu verstümmeln.«

Er stutzte einen Augenblick, dann fuhr er, getrieben von seiner inneren Überzeugung, fort:

»Wenn Sie zu zimperlich, zu rücksichtsvoll sind, warum sind Sie dann Chirurg geworden? – Werden Sie doch Musiker, Pinselfritze oder so was Ähnliches. Das junge Geschöpf hatte ein Sarkom, Herr Doktor, eine bösartige Geschwulst am linken Oberarm, die von den Weichteilen ausging. Sie haben ja selbst die richtige Diagnose gestellt, sie ist durch den Pathologen bestätigt worden. Also mußten Sie sofort amputieren, hoch absetzen oder sogar den linken Arm im Schultergelenk exartikulieren, um sie zu retten.

Und das haben Sie nicht getan. Ja noch mehr. Als das Mädchen nach einem Jahr mit einer neuen bösartigen Geschwulst am Oberarm zu Ihnen kam, haben Sie wieder nicht amputiert, haben also ein zweites Mal gegen die klassischen Regeln der Chirurgie verstoßen! Warum? Ich habe Sie wegen Ihrer Arbeit immer sehr geschätzt, aber was soll ich denn jetzt von Ihnen halten? Wir brauchen mutige Männer in der Chirurgie, die sich vor einer harten Entscheidung nicht drücken. Ich mache Ihnen schwere Vorwürfe – das heißt, ich bin ja nicht Ihr Chef. Machen Sie sich die Vorwürfe selbst.«

Was Professor Bredow gesagt hatte, stimmte vollkommen. Ich hatte in der Tat gegen die Grundsätze der klassischen Chirurgie verstoßen – wissentlich verstoßen –, aber nicht ohne triftigen Grund. Sicherlich wurden meine Gründe von einem so pflichtbewußten, harten Mann – den ich, nebenbei gesagt, sehr verehrte – abgelehnt oder einfach übersehen. Für mich aber waren sie existent und absolut bestimmend. Es war mir nie gegeben, meine Anzeige zu einem verstümmelnden Eingriff, wie ihn jede Amputation darstellt, nur nach eisernen Erfahrungsgrundsätzen, nach technischen Prinzipien und goldenen Regeln zu stellen. Rein menschliche Erwägungen spielten immer mit hinein. Das war der grundlegende Unterschied zwischen uns. Mochten die »Männer vom Fach« mich deshalb ruhig angreifen, kritisieren oder gar verachten, es war mir gleich. Bis heute noch gilt mir nichts höher als jene Überzeugung, zu der ich nun einmal durch Arbeit und Erfahrung gekommen bin.
Meine Lage dem großen Meister der Chirurgie gegenüber war wirklich nicht erfreulich. Professor Bredow hatte mich mit seinen Vorwürfen und berechtigten Einwänden fast erdrückt. Aber er überzeugte mich nicht davon, daß ich falsch gehandelt hatte. Auch heute noch, nachdem alles zu Ende ist, glaube ich an die Richtigkeit meiner Entscheidung.

Ein halbes Jahr später erhielt ich eine schlichte Todesanzeige:

Am . . . verstarb nach längerem Leiden
unsere liebe Tochter, Schwester . . .

EVAMARIA BECKER-KONRADI

Immer, wenn solch ein Brief mit schwarzem Rand ankommt, wird es mir unheimlich zumute, und in mir bäumt sich etwas gegen das Verhängnis auf. In diesem Fall aber überwältigten mich tiefe Erschütterung und unsägliche Trauer. Dieses junge Geschöpf war nicht nur bildschön, eigenwillig und sicher in ihrem Auftreten gewesen, sondern sie hatte irgendwie mein Inneres auf rätselhafte Weise berührt und war mir nahegestanden. Ich hatte es ihr nie gesagt. Um es sie wissen zu lassen, war es nun zu spät.

In der Studentensprechstunde hatte ich sie zum erstenmal gesehen. Die Schwester reichte mir einen Zettel, darauf stand der Name: Evamaria Becker-Konradi und als vorläufige Diagnose: Sturzverletzung. Der Doppelname deutete auf eine süddeutsche oder alte Schweizer Familie hin. Ich konnte sie nicht gleich hereinrufen, weil noch ein anderes Mädchen, ein blondes Pummelchen »mit leichtem Stich«, im Untersuchungszimmer war und munter drauflos schwatzte. Sie hatte eine Entzündung am Hinterrumpf und konnte schlecht sitzen – wahrscheinlich ein Furunkel. Sie hatte heftige Schmerzen, die in das rechte Bein und die Leistenregion ausstrahlten, außerdem Fieber.

»Na«, sagte ich, »dann werden wir das eben mal ansehen. Bitte ziehen Sie sich doch aus. Ich möchte mir die Geschichte näher betrachten.«

»Is nich nötig, Herr Doktor«, meinte das Pummelchen, griff sich forsch unter den Rock und hob ihn einfach bis unter die Achsel hoch. Verdutzt über diese primitive Art der Enthüllung, brachte ich nur heraus:

»Ja – sagen Sie mal, frieren Sie denn nicht bei diesem kalten Hundewetter?«

Sie hatte nämlich nichts an, sondern stand lächelnd im Urzustand vor mir, drehte sich um und präsentierte mir ihre rückwärtige Partie.

»Och nöö«, sagte sie, »ich trage nie was. Das bin ich so gewöhnt.«

Offenbar fehlten dem Mädchen einige sensible Nervenstränge und irgendein Schamzentrum, und sie setzte diesen Mangel auch ohne weiteres bei mir voraus. Was sollte ich tun?

Ich ging auf die sachliche Tonart ein und untersuchte die entzündete Partie. Das arme Ding hatte wirklich einen scheußlichen, sogar recht gefährlichen Karbunkel. Die Umgebung

war hochentzündet und verhärtet. Sie mußte gleich aufgenommen werden, eine Operation war notwendig. Aber bevor ich das sagen konnte, unterbrach sie mich mit der Frage:
»Ist mein Rücken hübsch, Herr Doktor?«
»O ja«, antwortete ich todernst, »sehr hübsch, aber ein paar nette Dessous würde ich mir doch zulegen. Es friert einen ja, wenn man Sie so herumspazieren sieht, und die Blase können Sie sich auch erkälten.«
Aber sie mochte nicht:
»Unterwäsche – nö – ist mir ein Greuel, die kann ich auf der Haut nicht vertragen.«
Also zurück ins Paradies, dachte ich, als die Schwester sie hinausführte und mir Fräulein Evamaria meldete, ganz das Gegenteil von diesem köstlichen Pony.
Evamaria war ein sehr schönes, apartes Geschöpf, schlank wie ein junger Birkenbaum. Wer konnte beim Anblick einer solchen Amazone unberührt bleiben? Niemand. Ich sah sie überrascht und etwas verwirrt an. Das hing wohl auch mit meiner damaligen Verfassung zusammen. Zu schwere Erlebnisse, die ich einfach nicht vergessen konnte, lagen hinter mir.
Evamaria war zu mir als Arzt gekommen, aber mein Erstaunen trug sehr persönlichen Charakter. Das spürte sie gleich und errötete flüchtig. Ich wurde sofort sachlich, um sie nicht zu verwirren.
»Bitte nehmen Sie Platz, Evamaria, und erzählen Sie mir, was Sie zu mir führt.«
Sie hat sich sofort gefangen, sieht mich mit ihren wunderbar warmen, tiefbraunen Augen an und erzählt dann:
»Ich bin vor ein paar Tagen vom Pferd gestürzt. Es war zuerst nicht schlimm, aber jetzt habe ich Schmerzen in der Wirbelsäule und im linken Oberarm.«
»Dann müssen wir uns das wohl ansehen. Bitte machen Sie zunächst einmal den Arm frei.«
Sie streift ihre weiße, mit reizender Valenciennespitze besetzte Bluse ab und zeigt mir den Arm. Ich untersuche ihn

sorgfältig – die Knochen, die Gelenke, die Bänder –, überprüfe die Funktion der Nerven, der Muskeln, schließlich auch die Durchblutung.
»Wo tut es Ihnen denn nun genauer weh?«
Sie meint, in der Mitte des Oberarms, etwa in Höhe des Bizepsmuskels. Vielleicht hat sie einen Bluterguß in der Tiefe.
»Haben Sie sich denn gestoßen?«
»Nein, ich glaube nicht.«
Es ist auch kein Bluterguß festzustellen. Ich vergleiche diesen Arm mit der anderen Seite; es fällt nichts Besonderes auf, nur die Andeutung einer Schwellung meine ich zu erkennen. Ich denke an eine Muskelzerrung, denn die Bewegungen schmerzen etwas. Ja, das wird es wohl sein. Deshalb beruhige ich sie über den Befund.
»Nun wollen wir uns einmal die Wirbelsäule ansehen. So geht das natürlich nicht, dazu müssen Sie sich schon ausziehen. Ich muß mir auch das Becken anschauen.«
Etwas erschreckt und scheu sieht sie mich an und flüstert bittend: »Muß das sein?«
»Ja, ja, Kind Gottes« – ich lache sie an, um ihr über den Berg zu helfen – »das muß schon sein, ich kann nämlich nicht durch die Kleider hindurchsehen. Die Schwester hilft Ihnen.«
Im Gegensatz zu dem »Pummelchen« erweist sich dieses Mädchen als hochsensibel und wohltuend gepflegt. Ihre Kleidung ist schlicht, aber sehr geschmackvoll, und ihre Dessous sind elegant. Ich bemerke das natürlich nicht und drehe mich um, bis sie fertig ist. Dann untersuche ich die Wirbelsäule im Stehen recht sorgfältig. Ich lasse sie Bewegungen nach allen Seiten machen, lasse sie auch schreiten und beobachte dabei die Haltung des Beckens. Nicht nur von diesem wunderschönen, jungen Körper bin ich entzückt, sondern auch von der Geschmeidigkeit ihrer Bewegungen. Ich frage nicht nur aus Neugier, sondern auch, um sie von der Situation abzulenken:
»Sagen Sie, Evamaria, woher haben Sie diese Art, sich zu bewegen? So etwas bekommen wir nur recht selten zu sehen.«

Des Rätsels Lösung: Sie war zwei Jahre lang Mitglied einer berühmten Tanzgruppe.
»Und warum sind Sie dort fortgegangen – um zu studieren?«
Sie errötet etwas. Irgendwie muß sie meine Frage peinlich berühren.
»Ach«, meint sie leise, »ich habe die Atmosphäre nicht vertragen.«
»Und nun bitte, legen Sie sich einen Augenblick auf den Untersuchungstisch. Ich muß noch die Hüftgelenke überprüfen.«
Das linke Hüftgelenk und die untere Brustwirbelsäule erweisen sich als schmerzhaft. Das kann die Folge einer Prellung sein, etwas Ernstes finde ich auch hier nicht.
»Ein Knochenbruch liegt sicherlich nicht vor, dennoch wollen wir Röntgenbilder der Wirbelsäule und des Hüftgelenks machen – ach ja, lieber auch des linken Oberarms.«
Warum ich das damals anordnete, ist mir nicht erinnerlich. Es war eine Eingebung des Augenblicks, über die ich mir später keine Rechenschaft ablegen konnte. Das Ergebnis:
An den Knochen ließ sich auf den Röntgenbildern keinerlei Schaden entdecken, auch am Oberarm ergab sich nicht der geringste krankhafte Befund. Zur Besorgnis war also wirklich kein Anlaß. Die Beschwerden würden wohl bald von allein verschwinden, sagte ich der Patientin und verordnete leichte Massage und andere physikalische Maßnahmen.
»Besuchen Sie mich nochmals, wenn die Behandlung beendet ist.«
Ich wollte mich nicht nur von der Besserung überzeugen, sondern dieses eigenartige Geschöpf auch wiedersehen. Es reizte mich dies nicht nur wegen ihrer Intelligenz, sondern weil ihre Antworten oft sehr überraschend und so originell waren, wie eben ihr ganzes Wesen. Im Laufe von Wochen lernte ich sie etwas näher kennen und war immer wieder erstaunt, mit welcher Sicherheit und Grazie sie sich unter anderen Menschen bewegte und wie sie sofort zum Mittelpunkt jeder Gesellschaft wurde. Kam sie in einen Raum, so erfüllte er sich sogleich mit

dem Zauber ihrer Persönlichkeit. Dabei strahlte sie nicht nur Schönheit, sondern stets auch eine köstliche Heiterkeit aus. Dennoch befiel mich oft ein merkwürdig trauriges Gefühl, wenn wir miteinander sprachen. Vielleicht war es die Furcht vor etwas Unheimlichem, die uns peinigt, wenn wir von der Vollkommenheit und Schönheit eines anderen Menschen betroffen sind.

Eines Tages wollten wir eine Wanderung zu dritt machen. Sie hatte eine nette, lustige Freundin, die mitgehen sollte, aber sie kam nicht. So entschlossen wir uns, eben allein in die Berge zu gehen. Am frühen Nachmittag brachen wir auf und wanderten auf einsamen Wegen über ein Plateau, das sich zum Hochschwarzwald hinzog. Sie ging nicht, sie tanzte neben mir her. Keine zehn Schritte konnte sie machen, ohne einen Sprung einzulegen. Sie erinnerte mich an ein junges Füllen. Drei Stunden waren wir schon plaudernd dahingeschritten, als es kühler wurde und das Licht abnahm. Da traten wir aus dem Wald hinaus auf eine weite, kahle Fläche. Bodennebel bildete sich, der von Minute zu Minute dichter wurde. Wir wateten schließlich bis zu den Hüften in einem weißlichen, unheimlichen Meer und konnten die eigenen Füße nicht mehr sehen. Es schien, als gebe es aus diesem Meer kein Entrinnen mehr. Die Urangst, die alle irdischen Geschöpfe befällt, wenn sie den Gewalten der Natur ausgesetzt sind, erfaßte Evamaria. Das merkte ich wohl. Aus dieser Angst, der Bedrängnis der Seele, entstammen wohl letzten Endes alle Religionen.
Evamaria schritt, von der Unheimlichkeit des Nebels beunruhigt, dicht neben mir, so daß ich schützend meinen Arm um ihre Schultern legte und ihr leise zuflüsterte:
»Keine Angst, wir sind bald hindurch. Ich kenne den Weg genau.«
Als wir das Plateau hinter uns hatten und den Hang allmählich hinaufstiegen, verschwand der ganze Spuk in der kälteren Luft, und jeder Tritt fand Halt. Den ganzen Abend jedoch

blieb sie einsilbig, traurig – ein düsterer Schatten hatte sie angeweht, der auch mich berührte.
Ein andermal standen wir an einem wunderbaren Bergsee, umrahmt von der Felskulisse eines Kars. Unweit des Ufers ragte ein Felsblock aus dem dunklen Wasser, in dem sich die hohen Berge und der rötliche Abendhimmel widerspiegelten. Evamaria war eine glänzende Schwimmerin und wollte baden. Ich warnte sie vor dem eisigen Wasser, aber sie ließ sich nicht abhalten. Sie verschwand im Gebüsch, zog sich aus, lief zum Wasser und schwamm hinaus.
»Nicht bis in die Mitte des Sees hinausschwimmen!« rief ich ihr nach. »Dort sind eiskalte Strudel!«
Nach einer Weile kam sie zurück, kletterte auf den Felsblock und stand nun aufrecht mit ausgebreiteten Armen vor dieser herrlichen Kulisse, gleich einer Göttin.
Keine Menschenseele weit und breit. So, dachte ich, muß Venus bei ihrer Geburt ausgesehen haben, und ich wurde an das wunderbare Bild Botticellis erinnert.
Alles, was sie tat, erschien so selbstverständlich, echt und rein. Sie konnte die Menschen durch ihr Wesen verzaubern.
Die Erinnerung an diese schönen Erlebnisse tauchte später immer wieder auf, wurde dann aber durch die folgenden Ereignisse beschattet und verdrängt.

Nach einem Jahr nämlich erscheint Evamaria wieder in meiner Studentensprechstunde und zeigt mir ihren linken Oberarm. Sie hat dort eine Schwellung wahrgenommen. Die Verhärtung schmerzt sie nicht, aber sie kann sich die Verdickung im Bereich des Bizepsmuskels nicht erklären. Ich untersuche: Tatsächlich, da ist ein geschwulstähnliches, noch bewegliches Gebilde entstanden. Das beunruhigt mich sehr:
»Wie kommt das Ding dahin? Sind Sie gefallen? Haben Sie eine abnorme Anstrengung mit dem linken Arm gemacht, so daß vielleicht ein Muskelriß entstanden ist. Hat Sie jemand gestoßen?«

»Nein, es ist ganz von allein gekommen.«
»Seltsam.«
Ich lasse sie nun den Oberkörper freimachen und untersuche nicht nur den Arm, sondern alle Drüsen in der Halsregion, in der oberen und unteren Schlüsselbeinregion, in der Achselhöhle. Nichts läßt sich feststellen, gar nichts. Aber ich muß unbedingt wissen, was das für eine merkwürdige Geschwulst ist.
»Evamaria, bitte lassen Sie mich das Ding herausnehmen und genauer untersuchen...«
Etwas erschreckt wie damals fragt sie: »Muß das sein?«
»Ja, es muß sein.«
Da sieht sie mir in die Augen. Ich halte ihrem Blick stand, denn sie muß spüren, wie ernst es mir plötzlich ist. Schließlich gibt sie nach: »Also – wann?«
Wir legen den Termin der kleinen Operation fest. Eine Probeentnahme, das habe ich vor – vielleicht wird aber auch mehr notwendig sein. Alles vollzieht sich pünktlich und ohne irgendwelche Schwierigkeiten. Die Mutter hat ihre Einwilligung zu dem Eingriff gegeben. Der Vater lebt nicht mehr – er ist an einem Sarkom gestorben. Sauerbruch hat ihn damals noch operiert.
Ich mache auf und finde eine Geschwulst in den Weichteilen. Sie gehört dem Bizepsmuskel an, läßt sich aber nicht recht isolieren. Das ist schlimm. Sofort entschließe ich mich, nicht nur ein kleines Stück zur Untersuchung herauszunehmen, sondern die ganze veränderte Partie – unter Schonung der Nerven und Gefäße – weit im Gesunden zu entfernen, ganz gleich, ob davon eine Schwächung der Muskelkraft und Bewegungsfähigkeit des Arms zurückbleibt. Absichtlich löse ich den kranken Teil mit dem elektrischen Messer heraus – das ist schonender. Die Wunde wird verschlossen, das Präparat sofort ins pathologische Institut gesandt. Nur schweren Herzens bekenne ich in dem Begleitschreiben: »Verdacht auf bösartige Geschwulst (Sarkom?).«

Ich will, daß der Untersuchende sich Mühe gibt, das Präparat in verschiedenen Bereichen genau durchzuprüfen, während ich selbst den schrecklichen Verdacht auf Bösartigkeit zu verdrängen suche.

Evamaria erwacht aus der kurzen Narkose, sie übersteht den Eingriff mit Leichtigkeit, die Wunde heilt ausgezeichnet. Es schwebt nur die bange Frage zwischen uns, um was es sich handelt. Wir sprechen sie jedoch beide nicht aus. Da kommt der Brief des pathologischen Instituts – eine Bestätigung meiner Diagnose: Spindelzellensarkom.

Es folgt eine eingehende Schilderung der bösartigen Bindegewebszellen und des infiltrierenden Wachstums. Ich bin völlig verzweifelt, laufe im Zimmer hin und her und quäle mich mit jener unerbittlichen Forderung der klassischen Chirurgie, in solchen Fällen sofort radikal vorzugehen, das heißt, dem jungen Geschöpf den linken Arm zu amputieren oder ihn sogar aus dem Schultergelenk herauszulösen – ein furchtbarer Gedanke! Und ich weiß, meistens kommt man auch damit viel zu spät. Zwei bis drei Jahre hat Evamaria noch zu leben. Eine Weile geht es gut, dann entsteht örtlich ein neuer Knoten, und es treten Tochtergeschwülste in der Lunge auf. Es kommt zu einem blutigen Erguß in der Brusthöhle, schließlich zur Atemnot, zur allmählichen Auszehrung, zum Verblühen und Erlöschen. Wie genau wissen wir das alles!

»Du sollst« heißt es unerbittlich und gnadenlos. Eben dagegen empört sich mein Inneres mit allen Fasern. Ich soll dieses schöne Wesen verstümmeln? Nein und nochmals nein, das kann ich nicht. Bei einem Mann nimmt man den Verlust eines Arms noch hin – die Kriege haben dafür gesorgt –, aber bei einem jungen Mädchen ist der Verlust eines Arms unerträglich. Was soll ich tun?

Glücklicherweise habe ich die Geschwulst rücksichtslos weit im Gesunden herausgeschnitten, deshalb entschließe ich mich zum Warten; ich amputiere nicht. Lieber nehme ich die Last der Verantwortung auf mich und erspare Evamaria den schrecklichen Schock der Verstümmelung, die sie doch nie begreifen würde.

Aber sie will natürlich die Wahrheit wissen – die reine Wahrheit. Da es mir nicht möglich ist, sie anzulügen, sage ich ganz ruhig und ernst:

»Hören Sie zu, Evamaria, das Ding ist nicht harmlos, aber ich habe es total entfernt und mich nicht mit einer Probeentnahme begnügt. Sie müssen nun den Arm gut beobachten. Sowie sich wieder eine ähnliche Anschwellung an der gleichen Stelle oder gar an einer anderen zeigt, müssen Sie sofort zu mir kommen. Und jetzt wollen wir noch zur Kontrolle Lungenaufnahmen machen.«

Sie beruhigt sich damit, und ich verlasse einen relativ glücklichen Menschen. Das bestätigt mir die Richtigkeit meiner Entscheidung. Man kann und darf die Gnade, die Herzensgüte und das menschliche Mitempfinden nicht aus einer Indikation ausklammern, das ist meine Überzeugung.

Der Sicherheit halber lasse ich Evamaria in die Röntgenabteilung bringen. Man soll Lungenaufnahmen machen, denn ich will wissen, ob am Ende schon eine Streuung der bösartigen Zellen stattgefunden hat. Es läßt mir keine Ruhe. Noch bevor die Bilder trocken sind, gehe ich in die Dunkelkammer und sehe sie mir an.

Meine Augen gleiten systematisch prüfend über alle Teile der Lungen – – da, was ist das? Zwei sehr kleine rundliche Schatten sind verdächtig. – Ich will es nicht wahr haben, nicht glauben. Die Kehle wird mir trocken. Vielleicht täusche ich mich, der Befund ist doch so gering. Vielleicht sehe ich mehr, als tatsächlich vorhanden ist, in der Angst vor einer Streuung.

Noch sage ich nichts. Man soll die Bilder trocknen, dann kann man die feineren Strukturen besser erkennen und beurteilen. Nun schaue ich die trockenen Aufnahmen ganz allein in Ruhe nochmals an und betrachte die verdächtigen zwei Stellen im linken Obergeschoß mit der Lupe. Und wieder beschleicht mich der Zweifel. Besorgt und erregt laufe ich zu unserem Röntgen-

kollegen Dr. Werner, einem ruhigen Mann, klug und sehr gewissenhaft. Er ist ein Sammlertyp und eignet sich für sein Fach ausgezeichnet. Werner sitzt gerade vor seinem Bildschirm, als ich zu ihm komme. Ich reiche ihm die Röntgenbilder:
»Bitte, sehen Sie sich das einmal an.«
Ich erzähle ihm noch nichts, denn er soll ganz unvoreingenommen urteilen.
»Was halten Sie davon?«
Zunächst erkundigt er sich nach einer Tuberkulose, aber ich merke gleich, daß er selbst nicht daran glaubt, und schüttle nur den Kopf. Immer noch betrachtet er die Bilder, seine Augen haben die beiden Stellen entdeckt und haften daran. Da überrumpelt er mich plötzlich mit der Frage:
»Liegt etwas Bösartiges vor?«
Es wirft mich um – du also auch, denke ich und nicke nur stumm. Es fällt mir so schwer, die Wahrheit auszusprechen. Schließlich nenne ich die Diagnose:
»Sarkom.«
Er antwortet nur mit wenigen Worten:
»Schlimm, wenn es wahr ist, was wir denken, aber sicher bin ich noch nicht.«
Dr. Werner behält die Bilder.
Nun weiß ich Bescheid. Es bedrängt mich die bittere Erkenntnis: Wieder einmal zu spät! – obwohl wir beide vorerst nur einen Verdacht geäußert haben. Aber man kann nicht alles wägen, messen, wissen – unheilvolle Ahnungen sprechen manchmal deutlicher als faßbare Veränderungen.

Evamaria verläßt die Klinik, sie studiert weiter. Wir sehen uns manchmal. – Nichts geschieht.
Da – nach einem Jahr taucht sie wieder auf, kommt in mein Arbeitszimmer in der Klinik. Ich schrecke zusammen, denn ich ahne sofort das Verhängnis, bemühe mich aber, mir meine Unruhe nicht anmerken zu lassen. Sie wirkt schmaler, graziler und hat ihre sprudelnde Lebensfrische etwas verloren.

Ihre Züge sind schmerzlicher geworden. Gleich sagt sie mir, am Arm habe sich wieder eine Schwellung gebildet. Ich habe ja gewußt, daß es eines Tages dazu kommen würde, war darauf gefaßt, aber ihre Aussage und der neue Befund stürzen mich dennoch in tiefste Not, während sie mich fast erstaunt mit ihren wunderschönen großen Augen ansieht, als sei sie längst über allen irdischen Kummer erhaben. Und wieder pocht mein Gewissen: Du sollst – du sollst!

Aber zum zweitenmal widerstehe ich der strikten Forderung nach Amputation. Laut sage ich:

»Da ist wieder ein derber Knoten, eine Stelle, die sich verändert hat. Deshalb müssen wir eben noch mal rangehen, man kommt nicht immer gleich zum Ziel in solchen Fällen. Aber was auf einmal nicht geht, gelingt vielleicht in einer zweiten Sitzung. Einverstanden?«

Sie fügt sich.

Also operiere ich zum zweitenmal, noch viel radikaler als das erstemal – so radikal wie irgend möglich. Ich muß in Kauf nehmen, daß sich der Unterarm im Ellenbogengelenk nicht mehr richtig bewegen lassen wird, aber das erscheint unwesentlich. In ähnlichen Fällen haben manchmal mehrere Nachoperationen doch noch zum Ziel geführt. Das ist meine einzige Hoffnung.

Auch diesmal verläuft alles glatt. Die Diagnose wird jedoch bestätigt. Die Lungenkontrolle zeigt indessen keinen anderen Befund als vor einem Jahr, also keine Verschlechterung – ein schwacher Hoffnungsschimmer.

Evamaria wird entlassen. Sie teilt mir noch mit, sie wolle an einer anderen Universität weiterstudieren. Wir nehmen voneinander Abschied. Ich bin ziemlich erschüttert und nehme sie einen Augenblick in die Arme.

»Was ist mit Ihnen?« fragt sie mich leise, aufgescheucht.

»Nichts – nichts, ich lasse Sie nur ungern ziehen, das ist es. Bitte begeben Sie sich sogleich in Kontrolle der dortigen Chirurgischen Klinik.«

Mein Gott, ahnt sie wirklich nichts? Ist es mir gelungen, sie zu täuschen, das Wissen über die große Gefahr, in der sie schwebt, zu verheimlichen? Ist das nicht viel besser als die Verstümmelung, die durch die Amputation entstanden wäre?

Längere Zeit hörte ich nichts von Evamaria. Dann aber erzählte mir ein Kollege, daß wieder ein Rezidiv am Arm entstanden sei und daß Professor Bredow operiert habe.
Auf dem nächsten Chirurgenkongreß traf ich ihn dann. Er begrüßte mich frostig und machte mir die heftigsten Vorwürfe, weil ich nicht rechtzeitig amputiert hatte. Ich mußte sie hinnehmen. Ein weiteres halbes Jahr verging, dann brachte der Postbote die Todesanzeige.
Mußte ich mir wirklich Vorwürfe machen? Wer vermochte das zu entscheiden? In meiner Bedrängnis kam mir ein Gedanke. Ich schrieb einen Brief an Professor Bredow:

Sehr geehrter Herr Professor!
Vor mir liegt die Todesanzeige unserer gemeinsamen Patientin Evamaria Becker-Konradi, jenes prachtvollen Mädchens, das an einem Sarkom des linken Oberarms litt. Sie wissen, daß ich unter bewußtem Verzicht auf eine Amputation zweimal die Geschwulst entfernte. Es wurde mir nun berichtet, daß Sie selbst ein drittes Mal operiert hätten. Da Sie mir seinerzeit heftige und sachlich durchaus begründete Vorwürfe wegen meines Verzichts auf eine Amputation machten, bitte ich Sie sehr darum, mir doch kurz mitteilen zu wollen, was inzwischen geschehen ist und zu welcher operativen Maßnahme Sie sich selbst entschlossen haben.

In Verehrung und Dankbarkeit
Ihr H.K.

Schon wenige Tage später traf seine Antwort ein:

Sehr geehrter Herr Kollege!
Vielleicht werden Sie überrascht sein. Ungeachtet Ihres Vorgehens – auch ich habe nicht amputiert.

Angst

Jeder menschliche Organismus verfügt über unsichtbare Kontrollorgane des inneren Milieus. Unstimmigkeiten lösen Mißbehagen, Müdigkeit, Unlust, Traurigkeit und auch Angstgefühle aus, lange bevor man eine krankhafte körperliche Veränderung feststellen kann. Viele Erscheinungen lassen sich mit unseren klinischen Untersuchungsmethoden oder chemischen Laboratoriumstesten eben nicht erfassen und in schönen Kurven darstellen. Manche nahende Krankheit kann man zunächst nur intuitiv erfassen, ahnen. Freilich erfordert dies nicht nur besondere Feinfühligkeit, Begabung, sondern auch Erfahrung.
Für die Anzeige zu einem operativen Eingriff ist eine solche Begabung von entscheidender Bedeutung. Sauerbruch gehörte zu jenen Männern, welche die Gnade des sechsten Sinns besaßen. Er machte sich niemals völlig abhängig von Laboratoriumsergebnissen oder Röntgenbildern, sondern überließ die letzte, endgültige Entscheidung seinem Gefühl für die menschliche Situation, das durch bewußte oder unbewußte Wahrnehmungen verschiedenster Art bestimmt wurde.

Heute abend sind Freunde bei mir – drei Mediziner. Wir wollen Musik machen. Zuerst spielen wir einen leichteren Haydn, dann aber wagen wir uns an das herrliche a-Moll-Quartett von Brahms. Ich spiele erbärmlich. Meine Augen haften nicht am Notenblatt, meine Gedanken irren immer wieder ab. Schließlich legen wir eine Pause ein, da fragt mich der Cellist:
»Was ist denn eigentlich heute mit Ihnen los?«
»Entschuldigen Sie bitte, es ist schlimm... Ich bin einfach nicht in Stimmung. Man hat mich gegen mein Gefühl zu einem Eingriff genötigt. Morgen soll ich einen Schäfer operieren. Nun ja,

ich werde ihn operieren, aber unter einem merkwürdigen Zwang. Der Fall ist mir rätselhaft, irgend etwas stimmt da nicht. Das ist es, was mich so beunruhigt – nicht etwa der Eingriff selbst, eine banale Sache.«
»Lassen Sie doch den Mann durch einen Kollegen operieren«, wirft der zweite Geiger ein, »dann spielen Sie sicherlich besser.«
»Auf den Gedanken bin ich, offen gestanden, noch gar nicht gekommen. Aber es geht nicht – nein, wirklich nicht. Wenn schon, dann will ich den Schäfer lieber selbst operieren.«
Wir trinken einen guten Markgräfler Wein, plaudern – und das verfehlt seine Wirkung nicht, es lenkt mich ab. Das letzte Quartett von Mozart mit dem wunderschönen Menuett spiele ich wesentlich besser, sogar recht anständig.
Der Abend klingt aus, meine Freunde gehen heim.
Schlafen kann ich nicht in dieser Nacht. Das ist immer so, wenn wir Musik gemacht haben; sie wühlt mich so auf, daß ich stundenlang wach bleibe. Diesmal wälze ich mich nicht der Musik wegen auf meinem Lager herum, sondern mein Patient geht mir nicht aus dem Kopf. Dabei kann ich mir meine seltsame Unruhe gar nicht recht erklären. Mit offenen Augen starre ich ins Dunkel, warte auf das Licht des nahenden Morgens und erlebe in Gedanken noch einmal die letzten Begegnungen mit Jakob, dem Schäfer. Damals, draußen bei seiner Herde, fing meine Unruhe an...

Auf schmalem Pfad, im Schatten hoher Tannen und Buchen, wanderte ich dahin, immer wieder Ausschau haltend und lauschend. Schließlich erreichte ich den Waldrand und hielt einen Augenblick an, damit sich meine Augen an das grelle Licht gewöhnen konnten. Vor mir im frühmorgendlichen Sonnenlicht lag eine Anhöhe, die mir gut bekannt war. Von dort oben hatte man einen weiten Blick in das sich öffnende Tal, über Wiesen und Felder, den Flußlauf und das ausgedehnte Ried mit seinen vielen alten Weidenbäumen. Drüben schlossen dicht bewaldete Höhenzüge die Talsenke ab.

Ich schritt aus und erstieg den Hügel, um mit dem Feldstecher austretendes oder äsendes Wild zu suchen. Dort irgendwo in der Ebene trieb sich ein alter, starker Bock herum. Ich kannte ihn zwar, wußte aber nicht, wo er seinen Einstand hatte.
An diesem herrlichen Junimorgen dufteten die Blumen besonders süß, die Luft war von milder Wärme erfüllt, auf den Stauden glitzerten noch die Tautropfen, und hoch über mir sangen Lerchen.
Eben hatte ich die Kuppe erreicht, als das Blöken vieler Schafe an mein Ohr drang. Die Herde unseres Schäfers Jakob zog langsam den Hang hinauf. Sein dunkelbrauner Schäferhund umkreiste ständig die Alttiere und die Lämmer, mit heiserem Gebell drängte er eigenwillige Schafe zurück. Den Schäfer selbst konnte ich noch nicht sehen, er war von der Masse der Tiere, die gut in der Wolle standen, verdeckt. Deshalb blieb ich stehen und wartete. Der Strom der Schafe floß um mich herum. Da tauchte endlich Jakobs Gestalt auf, wie immer im schweren, dunkelgrauen, viel zu langen Mantel, auf dem Kopf den riesigen Schlapphut, den Hirtenstab in der Hand.
Wir kannten uns schon jahrelang, denn Jakob wanderte mit seiner Herde fast in jedem Frühjahr und Sommer durch diese Gegend. Wenn wir uns trafen, wechselten wir stets ein paar Worte. Er erzählte mir dann von seinen Schafen, und ich fragte ihn nach dem Wild, denn keiner wußte da draußen besser Bescheid als er.
Jakobs grüner Wohnwagen stand drunten am Bach unter einer hohen Silberpappel. Daneben hatte er, wie immer, das Gatter aufgeschlagen, in dem sich die Herde des Nachts aufhielt. Das Wild kannte den Schäfer. Die Rehe sprangen nicht ab, wenn er in der Nähe weilte, sondern blieben vertraut, lugten zu ihm hinüber und ästen weiter. Sie betrachteten ihn als Geschöpf ihresgleichen.
Manchmal tauchte Jakob auch in der Stadt auf. Dann erregte er jedesmal Aufsehen. Die Leute drehten sich nach ihm um, denn er erschien auch dort in seinem dunklen, abgeschabten

Mantel und mit dem bemoosten Hut. Eine andere Kleidung besaß er offenbar nicht. Da er durch eine schwere Rachitis in der Jugend etwas bucklig und zu klein war, sah er wirklich wie ein Waldschrat aus.

Auch die Schwestern unserer Klinik kannten ihn, denn er suchte manchmal die Poliklinik auf, wenn er sich verletzt hatte oder wenn ihn irgendeine Eiterung schmerzte.

Jakob war erst 41 Jahre alt, sah aber so verwittert aus, daß er viel älter wirkte. Seine Gesichtszüge waren immer von einer eigenartigen Traurigkeit überschattet. Die feinen Stirnfalten und die tiefliegenden, an den Rändern leicht entzündeten Augen verliehen seinem Antlitz einen schmerzlichen Ausdruck, den ich nie vergessen konnte. Seine Lippen waren auffallend schmal und blutarm, die Mundwinkel leicht nach abwärts verzogen, ein Vollbart verdeckte den mageren, faltigen Hals.

Er lebte ganz allein mit seiner Herde und sprach mit dem Hund und den Schafen wie mit seinesgleichen. Nur ein kleines Mädchen aus dem Nachbardorf besuchte ihn allabendlich und brachte ihm das Nötigste zum Leben. Mit diesem Kind ging er fast so zärtlich um wie mit seinen Lämmern.

Oft dachte ich über Jakob nach. Er gehörte zu jenen armen, einsamen Menschen, die nie eine Chance im Leben haben, zu jenen einfältigen Narren, die andere zum Gespött reizen, die auf dem letzten Platz in der Reihe der Menschengeschöpfe stehen. Ihr kümmerliches Leben besteht nur aus Arbeit und Mühsal. Sie müssen auf Reichtum oder irdische Freuden verzichten und können kein Recht auf die Liebe eines Mädchens, einer Frau geltend machen.

Der Verzicht hatte Jakobs Antlitz geprägt. Kein unglückliches Ereignis, keine Krankheit konnte diese Züge noch ändern.

Dennoch hatte man nie den Eindruck, daß er ohne Glücksgefühl dahinvegetierte. Seine Augen leuchteten auf, wenn sein Blick in die Ferne, über den Himmel glitt, wenn er die Wolkenballen prüfte oder den Duft der Blumen, des feuchten Mooses einsog. Er war der Erde noch nahe und wußte auf seine Art mehr vom Himmel, von Wind und Wetter, Pflanzen und Tieren als wir alle zusammen.

Die Schafe überschauend, kam Jakob langsam näher, als ich ihm zuwinkte. Wir begrüßten uns, setzten uns auf einen rötlichen Sandstein droben auf dem Hügel, und ich ließ ihn erzählen.

Diesmal klagte er ziemlich, denn es hatte Schwierigkeiten mit seiner Herde gegeben. Er war krank gewesen. Keine allzu schlimme Sache, nur eine Blinddarmentzündung, aber für ihn doch ein großes Erlebnis. Er berichtete von der Operation in einem kleinen Krankenhaus des Hochschwarzwaldes. Während dieser Zeit war die Betreuung der Herde einem Fremden zugefallen, der offenbar nicht viel Erfahrung besaß. So hatte es Ausfälle an Lämmern gegeben.

»Und wie ist es jetzt? Ist alles in Ordnung, oder schmerzt die Narbe noch?«

Jakob gab zu, daß er während der wochenlangen Wanderungen in den letzten Monaten noch Beschwerden gehabt habe, aber Näheres sagte er nicht.

Nun, ich beruhigte ihn:

»Die Beschwerden werden schon von allein schwinden. Wenn's aber schlimmer wird, kommen Sie zu mir in die Klinik, dann will ich mal nachsehen.«

Ich schenkte ihm mein Vesper und fragte ihn schließlich, ob er Wild beobachtet habe, ob er am Ende den alten, starken Bock gesehen habe. Ich beschrieb ihm genau das Gehörn, denn Jakob wußte Bescheid.

»Joo«, meinte er, in seiner Schwarzwälder Mundart, »den kenn i, den hab i scho öfters gsehe, aber nit hier drobe uff em Buckel – drunte am jenseitige Waldrand.« Er wies mit der Hand in die Richtung: »Dort drübe, wisse Sie, tritt er aus und zieht dann allemal in der Dämmerung zum Grabe rab und zum Bach runter in die Riedstauden.«

Dort allerdings hatte ich den alten Bock nicht vermutet. Kein

Wunder, daß ich ihn nie wieder zu Gesicht bekommen hatte! Erfreut über den wichtigen Hinweis erhob ich mich, drückte ihm herzhaft die Hand und schritt langsam den Hügel hinunter, während Jakob seiner Herde, die sich schon ein gutes Stück entfernt hatte, folgte.

Wochen vergingen. Eines Nachmittags bekam ich Lust, wieder einmal ins Revier zu fahren. Denn eben war ein schweres Gewitter niedergegangen, es hatte mächtig gestürmt und geregnet, dann aber war jäh die Sonne durchgebrochen. Nach solchen Gewittern tritt das Wild frühzeitig aus.

Die Landschaft bot ein majestätisches Bild: Riesige Wolkentürme zogen noch südwärts, es blitzte in der Ferne über der Schweiz, aber bei uns leuchtete das Land schon wieder in satten Farben. Der Sturm hatte mächtige Bäume umgelegt – überall aufgerichtete Wurzelplatten, aufgerissenes Erdreich. Einige Stämme hatten dem Winddruck nicht standgehalten und waren über der Erde geborsten und niedergebrochen.

Von den Bäumen herab tropfte es unentwegt, ein leises Rauschen erfüllte die Luft. Überall roch es nach feuchtem Laub und Erdreich. Wie damals trat ich aus dem Schatten des Waldes, um den Hügel hinaufzusteigen, als mir einige verscheuchte Schafe blökend entgegenliefen. Ich ging rascher, um zu sehen, was es gab.

Drunten am Bach stand der grüne Schäferwagen, doch hatte offenbar der Blitz in die hohe Silberpappel eingeschlagen, sie war gesplittert. Ein schwerer Ast war herabgefallen, hatte das Dach des Wagens beschädigt und Teile des Gatters zertrümmert. Mit dem Glas suchte ich nach Jakob, sah ihn auch schließlich. Er lief aufgeregt und schreiend mit seinem Hund im Gelände umher, um die Herde wieder zu sammeln. Er hatte Glück gehabt, der mächtige Ast hätte ihn erschlagen können. Die erschreckten Tiere waren wohl durch das offene Gatter ausgebrochen und hatten sich fluchtartig im Gelände zerstreut. Zwei Schafe lagen, wie ich erkennen konnte, innerhalb des

Gatters am Boden, wahrscheinlich tot. Was tun? Rasch lief ich den Pfad zurück, um die von der Herde abgekommenen Schafe, etwa acht bis zehn Tiere, wieder zurückzutreiben. War erst einmal die Hauptmasse der Schafe beisammen, würden die anderen schon nach Hause finden. Allmählich beruhigten sich die verängstigten Tiere und ließen sich am Hang entlangführen. Dann lief ich zu Jakob hinunter. Der starrte mich völlig entgeistert an. Er zitterte am ganzen Leib und erkannte mich überhaupt nicht. Seine Augenlider flackerten vor Erregung. Der Schrecken über die Katastrophe hatte ihn schwer mitgenommen. Das blasse Gesicht drückte eine tiefe Furcht aus, wie ich sie noch nie an ihm gesehen hatte, und es gelang mir nur schwer, ihn zu beruhigen. Ich gab ihm einen kräftigen Schluck Kirschwasser.

»Nun legen Sie sich aber mal hin, Jakob. Der Hund fängt die verirrten Schafe schon wieder ein. Ich werde ins Dorf hinunter gehen und Ihnen ein paar Buben schicken.«

Endlich wurde er ruhiger – wußte wieder, wer ich war, und ich machte mich auf den Weg. Meine Gedanken weilten nicht mehr beim Wild, obwohl manches Stück auftauchte, sondern bei Jakob und seiner Herde. Wie viele Gewitter hatte dieser Mann schon zusammen mit seinen Tieren erlebt! Warum hatte er diesmal alles so schwer genommen, warum war er so sehr erschrocken? Nein, so hatte ich den Schäfer wirklich noch nie gesehen.

Etwa ein Jahr danach kommt eines Morgens unsere Poliklinikschwester Hildegardis in mein Arbeitszimmer. Ich brauche nicht aufzusehen, ich erkenne sie schon an ihrem watschelnden Gang.

»Was gibt es, Schwester Hildegardis?«

»Der Jakob, wisse Se, unser Schäfer, isch da. Er ruft nach Ihne.«

Etwas überrascht blicke ich nun doch auf und schaue in die gütigen, dunkelbraunen Augen unserer Schwester Hildegardis, die so eigenartig in dem blassen, von der Flügelhaube überdachten Gesicht schimmern. Sie hält, wie immer, die Hände vor ihrer weißen Schürze gekreuzt und nähert sich meinem Schreibtisch, der mit Büchern, Akten, Kurven und Tabellen überladen ist.

»Was, der Jakob ist da? Das ist ja eine Überraschung. Was fehlt ihm denn, hat er sich verletzt?«

»Des net, Herr Professor, er hat schreckliche Schmerzen an seinem Narbenbruch. Gebrochen hat er auch. Herr Professor, der hat en Ileus – wenn ich's Ihne sag. Es geht nix durch.«

Schwester Hildegardis stellt immer gleich Diagnosen, meistens richtige. Sie weiß viel besser Bescheid als unsere jungen studierten Doktoren. Oft erkennt sie sofort, was los ist, und erfaßt die Zusammenhänge.

»Ja«, frage ich aufstehend, »was ist denn das für ein Narbenbruch? Davon hat der Jakob mir nie etwas erzählt. Ich weiß bloß, daß er vor zwei Jahren eine Blinddarmentzündung durchgemacht hat.«

»Jawohl, Herr Professor, des hat er mir auch verzählt. Die Wund isch damals schwer vereitert und sie isch wieder aufgange. Er hat ein Bruch bekomme und isch nochemol operiert worde, hat er gsagt. Sell hat wieder nix gnützt, der Bruch isch wieder komme.«

»So – das wußte ich nicht. – Gehen wir gleich mal hin. So was kann gefährlich werden.«

Jakob hat also vermutlich einen eingeklemmten Bruch. Darmteile haben sich durch die Bruchpforte in den Bruchsack gedrängt und können nicht mehr in die Bauchhöhle zurückschlüpfen.

»Lasse nie die Sonne über einem eingeklemmten Bruch untergehen«, so lautet die goldene Regel unserer alten Meisterchirurgen. Das schießt mir durch den Kopf, als wir uns auf den Weg machen.

Jakob ist in der Männer-Poliklinik, einem hellgekachelten Raum. Wir finden ihn schon völlig entkleidet auf dem Untersuchungstisch liegend. Zwei Volontäre stehen hilflos bei ihm. Anfallweise laufen schwere Darmsteifungen über seinen Leib, sie können das Hindernis nicht überwinden. Jedesmal krümmt sich Jakob vor Qual. Unsere Hilfsschwester hält ihm die Brechschale vor. Ein Blick auf den Leib läßt mich sofort erkennen, daß sich tatsächlich in der alten Blinddarmnarbe ein großer Bauchbruch entwickelt hat. Man sieht eine halbkugelige, faustgroße Geschwulst, über die eine derbe, strahlige, weiße Narbe hinwegzieht. Jakob hält den Mund zur Klage offen. Er sieht mich verzweifelt an und schließt dann vor Erschöpfung die Augen.

Schwester Hildegardis hat die Situation wieder einmal richtig erkannt – eine bewundernswerte Frau.

Die Geschwulst ist prall gespannt, auf Druck schmerzhaft, so schmerzhaft, daß sich die Bauchdecken bei jedem meiner vorsichtigen Versuche, den Inhalt in die Bauchhöhle zurückzudrücken, stark spannen.

Natürlich hat Jakob draußen in seiner Not immer wieder versucht, den Bruch zu reponieren, und dabei wahrscheinlich die eingeklemmten Gedärme ziemlich geschunden. Zuletzt ist er trotz der schrecklichen Schmerzen ins nahe Dorf gelaufen, und man hat ihn auf einem Leiterwagen in die Klinik gefahren. Ich wende mich an die jungen Doktoren:

»Sehen Sie sich diese Darmsteifungen an. Die Darmperistaltik läuft sich an dem Hindernis tot.« Ich erkläre ihnen noch kurz einiges, dann frage ich unseren Schäfer:

»Jakob, sagen Sie mir bitte genau, wann hat sich der Bruch eingeklemmt?«

»In der Nacht, Herr Professor, gegen zwei Uhr.«

Das Sprechen fällt ihm sichtlich schwer. Nur leise und stoßweise kommen die Worte.

»Warum haben Sie mir nie erzählt, daß Sie ein zweites Mal operiert worden sind und sich danach dieser Bruch gebildet hat? Ist eine solche Einklemmung in der letzten Zeit häufiger vorgekommen?«

Er nickt: »Sell schon, Herr Professor, aber immer hab i's Gedärm zurückdrücke könne, die letzte Nacht nimme.«
Soll ich gleich operieren oder noch einmal eine Reposition versuchen, um Jakob in einen besseren Zustand zu bringen? Er gefällt mir gar nicht, er ist auffallend stark mitgenommen und elend. Die andauernde Brecherei hat ihn Kräfte gekostet. Abgesehen davon erkenne ich erst jetzt, daß er gewisse Entwicklungsstörungen aufweist. Deshalb zögere ich.
»So kann die Geschichte nicht bleiben. Es muß gleich etwas geschehen, Jakob. Vielleicht muß ich operieren.«
Kaum habe ich das Wort ausgesprochen, wirft er den Kopf ängstlich herum: »Nei – nei«, klagt er, »net schneide, net schneide, Herr Professor!«
Aber das nehme ich vorerst nicht allzu ernst. Viele Menschen fürchten das Messer und sind dann doch sehr tapfere Patienten. Nach kurzem Überlegen sage ich zu Schwester Hildegardis:
»Bitte lassen Sie ein heißes Bad machen und stecken Sie den Jakob hinein. Wenn es soweit ist, rufen Sie mich.«
Schwester Hildegardis begreift, was ich vorhabe, die Herren Volontäre aber schauen verdutzt drein und sind recht enttäuscht. Offenbar haben sie mit einer sofortigen Notoperation gerechnet. Deshalb erkläre ich ihnen den Trick, die Bauchdeckenspannung im heißen Bad zu lösen, so daß die Bruchpforte sich erweitert. Vielleicht lassen sich dann die eingeklemmten Darmschlingen doch noch lösen und reponieren. Unsere alten Wundärzte haben bei einem eingeklemmten Leistenbruch die Menschen an den Beinen aufgehängt, und wenn die eingeklemmten Darmteile nicht von selbst, der Schwere folgend, in die Leibeshöhle zurückrutschten, mit der Hand nachgeholfen. Ich will es lieber einmal mit dem heißen Bad versuchen.
Bald ruft man mich, es ist soweit. Jakob liegt im dampfenden Wasser, immer noch mit verquältem Gesichtsausdruck, trotz der wohligen Wärme, die seinen leicht aufgeschwemmten Körper umspült. Ein kläglicher Anblick.

Die jungen Männer sehen zu, wie ich meinen weißen Mantel ausziehe, die Ärmel hochkremple, neben der Wanne niederknie und ganz vorsichtig den entspannten Leib abtaste. Hildegardis beugt sich tief zu Jakob hinunter. Sie spricht mit ihm, um ihn zu beruhigen und abzulenken.

Immer noch liegt der prallgefüllte Bruchsack unter der Haut. Vorsichtig umfasse ich das Gebilde und versuche es mit den Händen konzentrisch in Richtung der Bruchpforte auszupressen. Vielleicht gelingt es mir, Gas aus den eingeklemmten Darmteilen zum Entweichen zu bringen, dann wäre viel gewonnen. Jakob klagt zwar, aber er läßt alles über sich ergehen. Plötzlich fällt die Geschwulst zusammen, Gas ist unter glukkernden Geräuschen in die gesunden Därme entwichen. Nach einer kurzen Weile bringe ich unter sanftem Druck von außen her die Darmschlingen in Bewegung, so daß sie überraschend, wie von selbst, in die Bauchhöhle zurückschlüpfen.

»Jetzt isch er drin«, reagiert Jakob prompt. Die Schmerzen lassen nach, er erholt sich zusehends. Wir nehmen ihn aus dem Bad heraus und trocknen ihn ab.

Viel schwieriger als dieses ganze Manöver ist es nun, den Schäfer zur Vernunft zu bringen und davon zu überzeugen, daß er in der Klinik bleiben muß. Er will sich nämlich gleich anziehen und zur Herde zurücklaufen.

»Das geht doch nicht, Jakob«, ermahne ich ihn, »absolut nicht. Dann klemmt sich der Darm heute nacht wieder ein, und das ganze Elend geht von vorne los. Wir müssen die Bruchpforte schließen; das ist nur durch eine Operation möglich. Seien Sie endlich vernünftig und bleiben Sie da. Ich darf und kann Sie so nicht gehen lassen.«

»Net operiere – net operiere«, jammert er weiter wie ein ängstliches Kind. »Ich stirb Ihne – ich stirb –«, wiederholt er monoton und bleibt völlig unbeeinflußbar.

»Aber Mann, wer wird denn solche Angst haben. So eine Bruchoperation ist doch heute keine große Sache mehr. Jetzt reißen Sie sich mal zusammen!«

Aber er läßt sich nicht beirren und wiederholt in fast tierischer Angst immer wieder: »Net operiere – Herr Professor – net operiere, ich stirb Ihne, ich stirb, ich weiß es gwiß.«
Was sollen wir bloß tun?
Auch Schwester Hildegardis ist von der Angst Jakobs überrascht und irgendwie beeindruckt. Trotzdem redet sie ihm zu, in der Klinik zu bleiben.
»Jakob«, sagt sie mit ihrer mütterlichen, warmherzigen Stimme, »das geht doch net, daß Sie dem Professor einfach davonlaufe. So ein eingeklemmter Bruch isch gfährlich. Lasse Sie sich vom Professor operiere, dann wird alles gut. Es muß sei.«
Aber er will nicht.
Mit Mühe und Not und nur nach meinem feierlichen Versprechen, daß ich noch am gleichen Abend zum Bürgermeister des Dorfs fahren werde, um seine Herde versorgen zu lassen, willigt er ein, wenigstens die Nacht in der Klinik zu verbringen. Immerhin! Später wird man schon weitersehen.
Vorerst scheint alles geregelt, aber das Verhalten des Schäfers gibt mir Rätsel auf. Er ist weiß Gott nicht zimperlich, das haben wir in der Poliklinik des öfteren bemerkt, dazu ist sein hartes Leben auch nicht angetan. Warum also hat er jetzt solche Angst, ein tiefes, wirklich beunruhigendes Angstgefühl? Ich werde vorsichtig: Lieber nicht gleich am nächsten Morgen operieren, sondern ihn erst genauer ansehen.
Die Voruntersuchung überlasse ich keinem Assistenten, sondern führe sie selber aus. Ich horche genau die Lungenflügel ab, überprüfe das Herz, kontrolliere den Puls an verschiedenen Stellen des Körpers, messe den Blutdruck. Dann sehe ich mir noch die Bindehaut der Augen bei hellem Licht an. Keine Spur von gelblicher Verfärbung. Die Leber muß in Ordnung sein. Ich finde den Körper nur etwas aufgeschwemmt, das ist alles. Man soll ein Blutbild machen, die Blutsenkung bestimmen, und natürlich lasse ich auch den Urin, wie es üblich ist, mit den verschiedensten Testmethoden untersuchen.

Den Leib taste ich gründlich ab. Die Nierenlager sind in Ordnung: nichts – die Milz ist nicht vergrößert. Auch die Leber ist nicht zu groß, eher erscheint sie mir zu klein. Dann sehe ich mir nochmals die Bruchpforte genau an. Sie ist für drei Finger bequem durchgängig. Nein, die Operation kann nicht allzu schwierig werden. Die Lücke in der Bauchwand läßt sich ohne Plastik glatt verschließen. Unsere Internisten machen auf meinen Wunsch ein Elektrokardiogramm. Das Ergebnis ist günstig: kein Anlaß zu besonderer Sorge oder gar dazu, die Operation abzulehnen.

Aber leider haben wir auch noch keine Erklärung für die merkwürdige Angst Jakobs, die aus den Tiefen seines Lebensgefühls und seiner Widerstandsfähigkeit kommt. Alle chemischen Proben sind negativ ausgefallen. Seltsam – denn die Seele eines Menschen reagiert bei jeder kleinen Störung mit.

Noch einmal gehe ich zu ihm und teile ihm die guten Untersuchungsergebnisse mit, um endlich seine Einwilligung zur Operation zu erreichen. Aber Jakob bleibt unzugänglich. Er zieht die Stirn in angstvolle Furchen und wiederholt stereotyp: »Net operiere – net operiere, ich stirb!«

Schließlich packt mich doch ein leichter Zorn. So geht das nicht weiter mit dem Mann!

»Ich kann dich zwar nicht zwingen, aber du bist heillos unvernünftig. Und wenn du dabei bleibst, dann werde ich dich und deine Herde nie mehr im Ried draußen besuchen – hast du verstanden?«

Ich duze Jakob, das klingt vertrauter, und die Menschen hierzulande nehmen es ernster. Ohne mich nach ihm umzusehen, verlasse ich sofort den Raum. Mag er schmoren, vielleicht wird er dann vernünftig.

Andere Patienten im selben Krankensaal haben alles mitangehört. Sie fangen an, ihn zu hänseln, nennen ihn einen Schlappschwanz und Feigling. Patienten sind unter sich manchmal sehr grausam und erbarmungslos.

Auch die Kollegen meckern, ich merke es wohl. Mein Zögern

paßt ihnen nicht, sie halten es für unbegründet. An einen solchen Fall geht man doch ran, meinen sie.
Mein Oberarztkollege stellt gerade das Operationsprogramm für den nächsten Tag zusammen. Plötzlich fragt er mich:
»Na, wie ist es nun mit Ihrem Schäfer? Kann ich die Operation endlich ansetzen, oder gedenken Sie Ihren Mann noch weiterhin zu konservieren?«
»Keine Ironie, wenn ich bitten darf. Ich weiß sehr genau, warum ich zögere.«
»Also nicht?«
»Nein – noch nicht!«
Schon seit längerer Zeit meide ich diesen Kollegen ganz bewußt. Sein bösartiger Charakter und seine Besserwisserei gehen mir ziemlich auf die Nerven.
Dann mischt sich auch noch der Herr Verwaltungsdirektor ein, der »zufällig« die Station besucht. Sein Nachrichtendienst scheint gut zu funktionieren.
»Also, entweder der Mann wird operiert, oder wir müssen ihn entlassen, Herr Oberarzt. Wir können Ihren Schäfer doch nicht ewig hier behalten, schließlich brauchen wir die Betten dringend. Pflegefälle haben hier nichts verloren.«
Schlimmer ist eine kurze Aussprache mit dem Chef. Wir treffen uns auf dem Gang zum großen Operationssaal, da hält er mich an:
»Sagen Sie mal, was ist denn das mit Ihrem Schäfer? Werden Sie den Mann nun endlich operieren, oder sind Sie plötzlich unter die Zauderer gegangen? Das wäre mir neu. Männer ohne Entschlußfreudigkeit können wir in der Chirurgie nicht brauchen.«
»Nein, Herr Professor. Ich gebe zu, in diesem Fall aus schwer definierbaren Gründen mit einem Eingriff zu zögern, obwohl die Laboratoriumswerte alle in Ordnung sind.«
Ich nenne ihm einige wichtige Daten.
»Ich kenne diesen Schäfer seit Jahren. Der Mann hat eine sonderbare Angst vor dem Messer, das ist mir nicht geheuer.

Irgend etwas Unbekanntes steckt dahinter. Es gibt eben Zustände, die wir nicht mit physikalischen oder chemischen Mitteln und Methoden erfassen können.«
»Ja natürlich«, brummt er, »dennoch liegt eine absolute Indikation zum Eingriff vor. Wo kämen wir hin in der Chirurgie, wenn wir nicht unverbesserliche Optimisten wären! Sprechen Sie noch mal mit ihm und operieren Sie ihn morgen. Es wird schon gut gehen.«
Damit läßt er mich stehen.
»Ich liebe die kühne und verantwortungsfreudige Chirurgie«, hat der Chef mir einmal bekannt. Soll ich mich als schwächer erweisen? Keinesfalls.
Also gehe ich nochmals zu unserem Schäfer und überrumple ihn einfach mit der Mitteilung, ich würde am kommenden Morgen Punkt neun Uhr seinen Bruch beseitigen. Völlig zerschmettert setzt er sich auf den Bettrand und starrt mich mit verglasten Augen an, als hätte ich ihm sein Todesurteil verkündet. Er spricht kein Wort. Jakobs Klage ist stumm, verzweifelt und vorwurfsvoll. Seine erschreckten dunklen Augen verfolgen mich beim Hinausgehen. Mir ist recht unbehaglich zumute.
Hinsichtlich der Operation ist die Entscheidung gefallen. Jetzt gilt es noch, die Art der Schmerzbetäubung zu wählen. Solche Bauchwandbrüche lassen sich, der idealen Entspannung wegen, gut in meiner einseitigen Rückenmarksbetäubung operieren. Aber dabei bleibt mir der Mann bei vollem Bewußtsein. Die Rückenmarksanästhesie ist auch für den Kreislauf und das Herz recht belastend. Chloroformnarkosen gibt es in unserer Klinik seit vielen Jahren nicht mehr. Also bleibt nur die Lachgas-Sauerstoff-Narkose mit Ätherzusatz.
Da fällt mir plötzlich noch eine andere Lösung ein. Seit über einem Jahr haben wir Versuche mit einem neuartigen Äther gemacht, einem eigenartig riechenden Divinyläther, den man in den USA propagiert. Er gelangt sehr rasch in den Körper, fast wie ein Narkosegas, und verschwindet auch schneller als

der gewöhnliche Äther wieder aus dem Organismus. Chemisch ist er etwas heikel, leicht zersetzlich. Meine anfänglichen Bedenken, dieser wasserklare, sehr rasch verdunstende Divinyläther könnte Leberschäden verursachen, sind durch langfristige, günstig verlaufene Toxizitätsversuche der Amerikaner zerstreut worden. Auch wir haben während unserer vielen Tierversuche und der klinischen Erprobung niemals nachteilige Wirkungen oder gar Schäden durch den neuen Äther erlebt. Da ich Jakob schonen will, entschließe ich mich für diese Narkoseart. Sollte die Entspannung während des Eingriffs nicht ausreichen, können wir immer noch die zuführenden Nervenkabel in der Bauchwand durch örtliche Betäubung ausschalten. Natürlich muß der Patient gut vorbereitet werden. Am besten ist es wohl, wenn mein Mitarbeiter Dr. Friedrich die Narkose ausführt. Er besitzt durch unsere gemeinsame Arbeit genügend Erfahrung mit dem neuen Äther und beherrscht die etwas anders geartete Technik. Alle diese fachlichen Überlegungen beruhigen mich etwas.
Ich suche nach Dr. Friedrich, um ihn zu orientieren. Auf seiner Station ist er nicht, auch nicht in unserer Bibliothek. Schließlich finde ich ihn in meinem Laboratorium. Er sitzt im Dunkeln und stellt gerade einige unserer optischen Geräte für einen Tierversuch ein, den wir morgen in der Nacht durchführen wollen. Es handelt sich um einen Versuch über die Druckverhältnisse im Brustraum und die Blutdurchströmung in den Lungen, immer eine aufregende und anstrengende Sache. Diese Experimente müssen sehr sorgfältig vorbereitet werden.
Friedrich sieht mich überrascht an, vom plötzlichen Licht geblendet. Wieder einmal fällt mir sein gutgeschnittenes Gesicht und seine durchtrainierte schlanke Gestalt auf. Ein netter und sehr begabter Mitarbeiter, stets heiter und ausgeglichen. Er stammt aus guter Familie, der Vater ist ein bekannter Professor einer technischen Hochschule. Vor allem hat Friedrich begriffen, um was es mir bei all unseren mühevollen Arbeiten über chirurgische Probleme und die Narkose geht.

Lächelnd kommt er mir entgegen, den Schraubenzieher immer noch in der rechten Hand. Er ist ein leidenschaftlicher Bastler – genau das, was wir zur Mitarbeit brauchen.
»Wollen Sie mir einen Gefallen tun, Friedrich? Sie wissen doch, morgen früh operiere ich unseren Schäfer. Bitte machen Sie dem Mann eine Divinyläther-Narkose.«
»Gern, Herr Professor.«
»Seien Sie vorsichtig mit der Dosierung, der Mann hat heillose Angst vor der Operation, und so was ist nie angenehm. Er ist wohl auch leicht endokrin gestört. – Also bis morgen früh und – danke.«
Er begleitet mich noch bis zur Tür und dunkelt dann wieder das Labor ab.

Eine schwüle Nacht vergeht. Der ersten Morgensonne folgt ein fahles, diffuses Licht. Es wird ein Gewitter geben, denke ich auf der Fahrt in die Klinik. Rasch bin ich umgezogen und eile hinauf in den großen Operationssaal, wo schon Hochbetrieb herrscht. Man operiert an zwei Tischen. Jakob wird auf den dritten Tisch gehoben. Ich gehe hin, um kurz mit ihm zu sprechen, wie ich das vor einem Eingriff zu tun pflege. Das erhält den Kontakt mit dem Patienten. Schließlich ist jede Operation ein gemeinsames Vorhaben und immer eine Vertrauensangelegenheit. Aber Jakob erkennt mich nicht mehr, er döst schon. Die Vorbereitungsmittel haben anscheinend sehr stark gewirkt. Um so weniger Narkotikum werden wir brauchen.
Friedrich bereitet eben meine große Narkosemaschine vor. Er hat das dunkle Glas schon mit Divinyläther aufgefüllt und kontrolliert die Füllung der Gasbomben.
»Fangen Sie mit der Narkose bitte erst an, wenn wir uns waschen. Wir wollen die Narkosezeit so kurz halten wie irgend möglich.«
Friedrich schleicht sich schonend ein, er beginnt mit sehr niedrigen Konzentrationen, so daß Jakob die Dämpfe wider-

standslos einatmen kann. Schon nach zwei Minuten beginnt er zu schlafen, und nach knapp zehn Minuten ist er so entspannt, daß der Doktor mir das Zeichen gibt.

Ich arbeite sehr schnell, lege die ganze Bruchpforte frei, eröffne danach den Bruchsack, so daß die Bauchhöhle offen ist. Teile des großen Netzes sind an dem derben Sack angewachsen. Sie müssen gelöst und sorgfältig unterbunden werden, damit keine Blutung in die Bauchhöhle entsteht. Das kostet Zeit. Dann präpariere ich mir die Bauchdecken, um die offene Lücke mantelartig zu verschließen.

Es gibt keinerlei Schwierigkeiten, auch keinen Narkosezwischenfall. Alles verläuft ganz glatt – fast zu glatt.

Der Verband wird angelegt.

Ich wende mich an Dr. Friedrich: »Wie war es?«

»Die Narkoseführung war schwierig – der Mann hat eine sehr geringe Narkosetoleranz. Ich habe mich an die unterste Grenze der noch erträglichen Schlaftiefe und Entspannung gehalten.«

»Gut – und wieviel haben Sie gebraucht?«

»Etwa 160 bis 180 Kubikzentimeter.«

»Soo – das ist ziemlich viel. Na ja, wahrscheinlich hängt das mit unserer relativ verschwenderischen Technik zusammen, mit der Darreichung im kontinuierlichen Sauerstoffstrom.«

Jakob liegt inzwischen auf einer Bahre. Er macht die ersten Bewegungen – ein gutes Zeichen. Nun, da alles überstanden ist, muß ich mich wirklich fragen, warum ich mit dem Eingriff so lange gezögert habe.

Der Chef wirft einen Blick in den großen Operationssaal.

»Wie war die Operation?«

»Alles glatt verlaufen, Herr Professor.«

»Na sehen Sie«, meint er und wendet sich befriedigt ab.

Und die Herren Kollegen haben das natürlich alles im voraus und viel besser gewußt.

Erst gegen zwölf Uhr habe ich einen Augenblick Zeit, um kurz nach Jakob zu schauen. Eine junge Schwester bewacht ihn. Meine erste Frage:

»Wann ist er aufgewacht, Schwester?«
»Vor einer Viertelstunde etwa.«
»Das ist aber ziemlich spät«, entfährt es mir. Ich versuche, mit ihm zu sprechen, aber er gibt mir noch keine richtigen Antworten. Er ist noch nicht wieder so ganz auf dieser Erde. Der Nachschlaf ist also unzweifelhaft, ganz im Gegensatz zu meinen Erwartungen, verlängert. Dabei habe ich doch den Divinyläther gerade deshalb für die Narkose ausgesucht, weil seine Dämpfe sehr rasch wieder aus dem Körper verschwinden und die Vergiftung durch das Narkotikum daher sehr kurz ist.
Bei der Abendvisite ist Jakob ganz wach. Er liegt friedlich in seinem Bett, ist glücklich darüber, daß alles überstanden ist, und gibt mir klare Antworten. Der Leib ist weich und völlig in Ordnung. Die Wunde schmerzt ihn noch etwas, der Puls ist noch beschleunigt, nicht normal gefüllt, aber das ist nichts Besonderes. Sicherheitshalber lasse ich eine Glykoseinfusion machen und ermahne Jakob:
»Ruhig liegen bleiben und schlafen.«
Die nächsten 24 Stunden verlaufen völlig störungsfrei. Nur trinkt Jakob auffallend viel. Auch ist er ziemlich lebhaft geworden. Ganz im Gegensatz zu sonst redet er fast ununterbrochen.
Am Abend kommt die kleine Schwester zu mir und meldet, der Schäfer benehme sich so komisch, er rede wirres Zeug. Tatsächlich finde ich ihn in einem merkwürdigen Erregungszustand. Die Schwester hat ganz recht: Jakob phantasiert und fabuliert. Na, na, sollte der Schäfer dem Alkohol zugetan gewesen sein? Bisher habe ich davon nie etwas bemerkt. Es könnte ein Delirium ausbrechen. Wer hätte das nach Operationen nicht schon erlebt?
Ich überlege einen Augenblick und wende mich dann zur Schwester:
»Geben Sie Jakob doch bitte ein Glas Wein zu trinken. Wir wollen einmal sehen, wie er darauf reagiert.«
Jakob trinkt das Glas gierig aus, aber er phantasiert weiter,

bleibt weiter erregt, also: *sine effectu* – keine Wirkung. Ich taste nochmals nach seinem Puls. Er ist zwar sehr klein geworden und trotz der laufenden Infusion schlecht gefüllt, aber durchaus regelmäßig. Was könnte da bloß vorliegen? Vielleicht kommt es zu einer Lungenkomplikation. Dafür ist aber die Atmung vorläufig noch zu gut, nicht wesentlich vertieft und regelmäßig. Die Temperaturkurve zeigt lediglich den normalen postoperativen Anstieg. Vorsichtshalber verordne ich einige Beruhigungsmittel und vorbeugende Mittel gegen einen Lungeninfekt. Wir warten ab.

In der gleichen Nacht noch werde ich von der Klinik aus angerufen. Die Stationsschwester ist am Telefon. Sie meldet mir, Jakob sei plötzlich so schläfrig geworden. Beunruhigt fahre ich hinüber und finde ihn in einem wesentlich schlechteren Zustand. Der Puls ist jagend und fadenförmig, der Blutdruck viel zu niedrig. Wir geben Kampfer und andere Herzmittel und beschleunigen die Zuckerinfusionen zur Stützung des Kreislaufs.

Die Situation wird mir unheimlich. Ich bleibe den Rest der Nacht in der Klinik, lege mich nur auf das Sofa in meinem Arbeitszimmer, um in der Nähe des Schäfers zu bleiben. Ich kann es nicht leugnen, ich bin sehr beunruhigt.

In den Morgenstunden ist Jakob nicht mehr richtig ansprechbar. Er macht mir den Eindruck eines Bewußtlosen. Nun ist auch die Atmung jagend geworden. Im ersten Morgenlicht bemerke ich zu meiner größten Bestürzung eine leicht gelbliche Verfärbung der Augenbindehaut. Ich reiße die Bettdecke weg, betrachte mir die Haut des Körpers, kann aber nur eine Andeutung von Gelbsucht feststellen. Der Leib ist in Ordnung, weich, nicht gespannt. Auch der Verband und die Wunde sind in Ordnung. Böse Ahnungen erfüllen mich. Da entwickelt sich offenbar ein Leberschaden. Es droht eine akute gelbe Leberatrophie, der Schrecken der Chirurgen während der Chloroform-Ära. Bernhard von Langenbeck, der berühmte Chirurg, hat als erster den Zusammenhang solcher Leberschäden mit

einer Chloroformvergiftung entdeckt. Tausende sind im Lauf der Jahrzehnte an einer akuten Zerstörung des Lebergewebes durch Chloroform zugrunde gegangen.
Was soll ich tun? Jakob verfällt immer mehr in einen komatösen Zustand, seine Leber versagt vollkommen. Riesige Mengen Gallenflüssigkeit sind in sein Blut geraten. Seine Gelbsucht wird immer intensiver. Die Zerstörung ist unaufhaltbar, ich kann nur machtlos zusehen. Eins steht für mich fest: Dieses Unheil hat der neue Divinyläther angerichtet.
Ich muß den Chef informieren, vielleicht weiß er noch einen Rat. Durch meine Mitteilung aufgeschreckt, aber noch zweifelnd, begleitet er mich sofort, um sich den Schäfer selbst anzusehen. Wir treten in den kleinen Raum ein, in dem Jakob allein liegt. Die Schwester zieht die Vorhänge beiseite, damit man die Verfärbung des Patienten besser sehen kann. Der Chef erkennt sofort den komatösen Zustand, betrachtet die schwere Gelbsucht, prüft selbst den Puls, der jetzt auf 200 hinaufgeschnellt ist. Er sagt kein Wort, sieht mich nur düster an, schüttelt den Kopf. Auch er ist ratlos. Schließlich hat er mich ja selbst zur Operation veranlaßt. Ich verstehe ihn nur allzu gut. Was soll er mir denn sagen? Auch er weiß keinen Rat mehr – Jakob ist verloren.
Sein Verfall schreitet unaufhaltsam und rapide voran. Das Antlitz bekommt jene fatale, merkwürdig bläulich-grüne Farbe, die so erschreckend auf uns wirkt. Er ist völlig reflexlos, das unheilvolle Ende kündet sich an. Kein einziges Medikament kann diesen Zustand noch irgendwie ändern, auch Sauerstoffgaben nützen nichts mehr. Gegen Abend geht er an seiner schweren akuten Lebervergiftung jämmerlich zugrunde.
Nun meckern die Herren Kollegen nicht mehr, sie vermeiden es sichtlich, mir zu begegnen und in die Augen zu sehen.
Dem Chef läßt der Fall keine Ruhe:
»Wir müssen unbedingt näheren Aufschluß über die Todesursache bekommen. Veranlassen Sie die Sektion im Pathologischen Institut.«

»Ist schon geschehen, Herr Professor.«
Drüben im Pathologischen Institut herrschen unsere Nachrichter. Sie haben es leicht gegenüber dem Chirurgen. Wenn sie in den Körper einschneiden, spritzt kein Gefäß und es tritt kein Organschaden auf. Immer ist man in zweifelhaften Fällen auf die Hilfe und Mitarbeit des Pathologen angewiesen.
Die Sektion ist auf den Nachmittag des folgenden Tages anberaumt. Zur genannten Stunde begeben wir uns hinüber in den alten kleinen Sektionsaal des Pathologischen Instituts, eine historische Stätte. Unser Pathologe, Geheimrat Wiegand, will selbst die Sektion ausführen, wie ich höre.
Was haben wir nicht schon alles in diesem kleinen Raum erlebt! Hier kommt es noch zu einem persönlichen Kontakt mit dem Lehrer. Man spürt seine Nähe, gerät unter seinen Einfluß.
In der Jugend galt Geheimrat Wiegand als stürmisch, kämpferisch, aggressiv, im Alter hat er sich zu einem weisen, gütigen Menschen entwickelt. Immer wieder fällt mir sein scharf geschnittenes Profil, die hohe Stirn, seine klare Sprache auf. Für uns jüngere Ärzte ist er zu einem wahren Vater geworden. Alle verehren und bewundern ihn wegen seines enormen Wissens. Jedesmal, wenn er vorträgt oder demonstriert, verläßt man tief beeindruckt sein Institut.
Wir warten und plaudern leise. Endlich kommt Geheimrat Wiegand durch den schmalen Gang zwischen den Bänken in den Innenraum des kleinen Hörsaals und schreitet auf den Sektionstisch zu, eine riesige weiße Marmorplatte, auf der die Leiche Jakobs liegt. Er begrüßt uns kurz, dann läßt er sich eine dunkelrote Gummischürze umbinden, schlüpft in die dicken Sektionshandschuhe und wendet sich gleich an mich:
»Bitte berichten Sie kurz.«
Ich habe alle Unterlagen mitgebracht und referiere in knappster Medizinersprache:
»42jähriger Mann, von Beruf Schäfer. Angeblich nie ernstlich krank gewesen. Vor zwei Jahren Appendicitis mit Appendektomie. Schwere Vereiterung der Operationswunde und der

umgebenden Bauchdecken. Entstehung eines Narbenbruchs, der nachoperiert wurde. Kein Erfolg. Rezidiv ...«

Ich berichte weiter von den Einklemmungserscheinungen, der Reposition des eingeklemmten Bruchs im heißen Wasserbad und schließlich von der Operation in Divinyläther-Narkose und den tragischen Vorgängen, die sich daran anschlossen.

»Sagen Sie, hat er nicht schon früher einmal eine Gelbsucht gehabt, nie über irgendwelche Steinkoliken geklagt – oder wurde er etwa in den letzten drei Wochen von einer Ratte gebissen?«

»Nein, Herr Geheimrat, davon ist uns nichts bekannt.«

»Ihre Diagnose?«

»Akute gelbe Leberatrophie.«

»Wie bitte?«

»Akute gelbe Leberatrophie, Herr Geheimrat, das ist meine Meinung.«

Wiegand blickt kurz von der Leiche auf, an der er sich schon zu schaffen gemacht hat:

»Tatsächlich, der intensiven Gelbsucht nach könnte es stimmen. Aber welche Ursache liegt vor?«

»Wir haben einen Divinyläther zur Narkose verwendet, der von amerikanischer Seite propagiert wird.«

»So – den kenne ich noch gar nicht. Sie verwenden doch meines Wissens gewöhnlich Diaethyläther.«

»Ganz richtig, Herr Geheimrat. Der neue Divinyläther hat aber eine günstigere Lage des Siedepunkts als der gewöhnliche Narkoseäther. Daraus ergeben sich andere physikalische Eigenschaften und Vorteile. Der neue Äther verhält sich beinahe wie ein Gas. Er gelangt schneller in den Körper und wird auch schneller wieder ausgeschieden. Das ist der Grund, warum ich im vorliegenden Fall zur Schonung den Divinyläther verwenden ließ. Ich wollte die Vergiftungszeit abkürzen.«

»Und weiter?«

»Herr Geheimrat, diese Divinylverbindungen habe ich nie für harmlos gehalten. Zwischen uns und den Amerikanern hat sich ein Streit entwickelt, weil ich den dringenden Verdacht auf Leberschädigung ausgesprochen habe. Drüben hat man das strikt geleugnet und aufgrund toxikologischer Reihenversuche und klinischer Erfahrungen jegliche Schädigung des Leberorgans abgestritten. Ich bin aber doch der Meinung, daß die Leberintoxikation, die offenbar bei dem Schäfer vorliegt, entweder durch diesen neuen Äther selbst oder durch toxische Zersetzungsprodukte ausgelöst worden ist. Die Untersuchung der Reste des verwendeten Äthers auf Aldehyde und Peroxyde ist im Gang.«

»Danke, wir werden ja sehen, ob Sie recht haben.«

Nun greift Professor Wiegand zu einem der großen, unförmigen Sektionsmesser, wie sie die Pathologen verwenden, und beginnt die Leicheneröffnung mit jener unglaublichen Sicherheit und Schnelligkeit, die man nur erreichen kann, wenn man schon Tausende von Fällen seziert hat. Gleichzeitig diktiert er das Protokoll, monoton und sachlich. Hie und da macht er eine kleine Zwischenbemerkung oder demonstriert uns einen Befund.

Ringsum auf den Bänken des Amphitheaters sitzen nicht nur unsere Assistenten, meine Mitarbeiter, sondern auch die Herren des Pathologischen Instituts. Alle schauen gespannt zu. Ich selbst sitze am Ende der ersten Reihe und kann so Geheimrat Wiegand gut über die Achsel sehen und jede Einzelheit verfolgen. Er fängt mit der Sektion, wie üblich, im Halsbereich an. Es folgt die Kontrolle der Brusthöhle, des Herzens, der Lungen, und so werden wir auf eine harte Geduldsprobe gestellt. Die Spannung wird immer größer, denn wir warten auf den Bauchbefund. Außer dem schweren intensiven Ikterus, der Gelbfärbung des ganzen Körpers, ist noch nichts Auffallendes zu sehen.

Endlich ist es so weit. Geheimrat Wiegand präpariert die Bauchdecken ab und eröffnet die Bauchhöhle. Mein Puls geht vor Aufregung schneller. Werde ich mit meinem schlimmen Verdacht und meiner Diagnose recht behalten? Weit klafft die riesige Öffnung in der Mitte der Bauchhöhle. Da stutzt der Geheimrat, sieht in den Bauchraum hinein, dreht sich zu mir um und deutet in Richtung der Leber. Ich stelle mich neben ihn, um zu sehen, was es gibt. Mein Blick fällt in die Leibeshöhle, in den rechten Oberbauchraum, dorthin, wo normalerweise die mächtige Leber sitzt. Entsetzt fahre ich zurück. Was da vor mir liegt, ist keine gut durchblutete rote Leber mehr, sondern nur noch ein kümmerlicher Rest des Organs von tief dunkelgelber Farbe. Das ist einmal eine Leber gewesen, nun ist sie völlig zerstört.

Auch Geheimrat Wiegand sieht man die Betroffenheit an.

»Das sieht allerdings nach einer akuten gelben Leberatrophie aus! Kommen Sie mal alle her, man muß das gesehen haben. Wer einen solchen Befund je erblickt hat, kann ihn nie wieder vergessen. Ich werde an manchen gleichartigen Fall nach einer Chloroformnarkose erinnert.«

Während die Kollegen einzeln herunterkommen und sich den totalen Leberschwund und Leberzerfall ansehen, entwickelt sich ein Gespräch zwischen dem Pathologen und mir über die speziellen Gefahren der Divinylverbindungen. Professor Wiegand hat offenbar noch gewisse Zweifel:

»Hat der Patient sonst keine anderen schädlichen Medikamente bekommen?«

»Soviel ich weiß, nein, Herr Geheimrat. Es kann sich meines Erachtens nur um eine Intoxikation durch den Divinyläther oder seine Zersetzungsprodukte handeln.«

»Merkwürdig. Und der Mann hatte wirklich keinen Leberschaden vor der Operation?«

»Unseren Testen nach bestimmt nicht. Auch klinisch haben wir nichts dergleichen erfassen können. Mir ist lediglich seine große Angst vor der Operation aufgefallen, für die ich keine Erklärung finden konnte. Der Schäfer kam oft in unsere Poliklinik und war nie zimperlich. Nach diesem Befund allerdings hege auch ich den dringenden Verdacht, daß vor der Operation eben doch schon ein Leberschaden vorhanden war, der durch die toxische Wirkung der Divinylverbindung verschlimmert wurde.«

Professor Wiegand nimmt das kranke Organ heraus und zieht mehrere Schnitte hindurch, um die Schnittflächen zu kontrollieren. Von einer richtigen Leberstruktur ist nichts mehr zu sehen. Das Organ ist matschig zusammengeschrumpft. Er trennt kleine Teile der Leber ab und wirft sie in ein Glas mit Konservierungsflüssigkeit.

»Wir wollen nicht voreilig urteilen, sondern erst die histologische Untersuchung abwarten. Ich werde mir die Präparate selbst ansehen. Kommen Sie morgen nachmittag gegen sechs Uhr zu mir, dann sprechen wir noch einmal über die Sache.«

Ich bedanke mich sehr herzlich und gehe wieder hinüber in die Klinik. Wer Zeit genug hat, bleibt da, um das Ende der Sektion mitzuerleben.

Meine Diagnose scheint also zu stimmen, trotzdem bin ich bedrückt und unglücklich. Natürlich berichte ich sofort dem Chef über das Ergebnis der Sektion. Er brummt nur ärgerlich:

»Verdammtes Zeug! Was haben Sie vor?«

»Herr Professor, wenn meine Diagnose ›akute gelbe Leberatrophie durch Divinyläther‹ sich bestätigt, muß der Fall unbedingt veröffentlicht werden. Wir müssen vor diesem Äther warnen. Ich selbst werde ihn auf keinen Fall mehr verwenden. Aber noch etwas anderes erscheint mir wichtig: Unsere Leberteste reichen nicht aus. Es müssen neue, empfindlichere Methoden entwickelt werden, damit wir vor operativen Eingriffen die Leberfunktion überprüfen können. Dazu brauchen wir natürlich die Chemiker und Internisten.«

»Suchen wir eben aus dem traurigen Fall soviel zu lernen wie möglich.«

Tags darauf sitze ich im Pathologischen Institut vor dem Mikroskop und sehe mir die frischen Präparate an. Von der Leberstruktur ist nichts mehr zu erkennen, die Grenzen der Leberläppchen sind verwischt. Man sieht nur ein Chaos verfetteter, untergegangener Leberzellen, ein furchtbares Bild der

Zerstörung. Einer der Assistenten bittet mich, zu Professor Wiegand zu kommen. Er empfängt mich mit den Worten:
»Der Fall ist geklärt. Es handelt sich tatsächlich um eine akute gelbe Leberatrophie. Aber sagen Sie mir bloß, wie erklären Sie sich das Ganze?«
»Herr Geheimrat, dieser Divinyläther, der auch Divinyloxyd genannt wird, enthält zwar kein Halogen wie das Chloroform, aber er hat im Molekül zwei Doppelbindungen, und darin besteht die Gefahr. Man hat der Lösung deswegen schon einen chemischen Stabilisator beigegeben, ein Gemisch von Alkohol mit flüchtigem Phenyl-α-naphtylamin. Übrigens haben die chemischen Untersuchungen keine Zersetzungsprodukte ergeben, weder Aldehyde noch Peroxyde. Die Zerstörungen sind also eindeutig durch den Äther selbst hervorgerufen worden. – Ich habe eine Bitte, Herr Geheimrat: Kann ich Fotogramme von den Schnitten haben?«
»Selbstverständlich. Sie wollen den Fall veröffentlichen?«
»Jawohl, Herr Geheimrat. Dazu sind wir doch verpflichtet. Ich werde vor diesem Äther warnen. Übrigens – darf ich noch eine Frage an Sie richten?«
»Bitte!«
»Halten Sie es für möglich, daß die seltsame Angst des Mannes mit einem Leberschaden zusammenhing, der uns verborgen blieb, und daß der Schäfer eben doch irgendwie das Gefühl hatte, krank zu sein?«
Der Geheimrat überlegt einen Augenblick.
»Das ist durchaus möglich, sogar wahrscheinlich. Aber darüber schreiben Sie besser nichts in Ihrer Publikation, sonst halten gewisse Herren Sie für einen Mystiker.«

Wochen später wandere ich wieder einmal über den Hügel, an dem die Herde Jakobs immer zu finden war, und schaue hinab ins Tal. Weit und breit ist kein Schaf zu erblicken. Das stimmt mich sehr traurig. Ein jüngerer Schäfer ist Jakobs Nachfolger geworden und mit der Herde weitergezogen.

Die Versuchung

Es gibt für einen Mann nichts Höheres als die Treue zu seiner ehrlichen Überzeugung. Er muß jederzeit bereit sein, für sie Opfer zu bringen, ohne Rücksicht auf die eigene Person. Wenn er seine Überzeugung preiswert verkauft, erweist er sich als genauso minderwertig wie der Versucher.

Längst bin ich zum Chirurgen geworden und kann selbständig Operationen durchführen.

Da sickert eines Tages die Nachricht durch, eine große pharmazeutische Firma habe ein neues Schlafmittel hergestellt. Man hat es zunächst bei Kindern ausprobiert, und zwar gegen Keuchhusten, um damit eine Milderung der quälenden Hustenanfälle zu erreichen. Die Kinder bekamen das Zeug, in Wasser gelöst, zu trinken, vertrugen es aber nicht.

Schön, meinte der Oberarzt einer Kinderklinik, dann geben wir es ihnen eben mal von hinten als Klistier. Und nun schliefen seine Kinder zu tief. Sie wurden nämlich richtiggehend narkotisiert. Der Pharmakologe Ahrens, der dieses Präparat X 200 voruntersucht hatte, hörte davon. Er sagte sich: Warum nicht von hinten? Machen wir ein Operationsschlafmittel daraus – und so entstand die Darmnarkose.

Zunächst lohnte sich der Optimismus des Erfinders. Das Einschlafen nach dem Einlauf mit einer zwei- bis dreiprozentigen Lösung des X 200 vollzog sich so schonend für den Patienten und so angenehm gegenüber der Qual einer Ätheranflutung, daß die Kranken danach verlangten. Sie wurden einfach todmüde und schliefen ohne jegliche Erregung mitten in einem Gespräch ein. Sie erwachten nach einigen Stunden wie aus einem tiefen Schlaf, oft ohne zu wissen, daß sie inzwischen längst operiert worden waren. Es entstand eine vollkommene Erinnerungslücke. Außerdem bekamen sie nach einer solchen Darmnarkose weder Übelkeit noch Erbrechen. Das alles schien überaus befriedigend.

Eines Tages bekomme ich Besuch in meinem Laboratorium. Es liegt im Kellergeschoß, ist ziemlich dunkel, aber gemütlich. Besucher sind selten, und das ist angenehm, denn oft stören sie nur. Mein Besucher ist Chemiker, ein prächtiger Mann: feinsinnig und von umfassender Bildung, bestens orientiert und hilfsbereit. Unter anderem sprechen wir auch über die neue Darmnarkose, denn er vertritt die Herstellerfirma des X 200.
»Ihr Pharmakologe will also einen Operationsschlaf im Sinne einer Allgemeinnarkose erzeugen?«
»Genau das. Eine Darmnarkose.«
»Gut. Und wie will er sie denn steuern, nach Bedarf steuern? Die gute Steuerungsmöglichkeit der Chloroform- und Ätherinhalationsnarkose, natürlich auch der Gasnarkose, ist, wie Sie sicher wissen, mit Recht als eine der segensreichsten Entdeckungen bezeichnet worden. Erst sie macht den narkotischen Schlaf relativ ungefährlich. Wie denkt sich denn Ihr Professor die Führung der Darmnarkose? Das würde mich brennend interessieren.«
»Er berechnet eben die Dosis im voraus, nach Körperzustand, Alter usw. Genau wie bei einem gewöhnlichen Schlafmittel, nur viel exakter.«
»Da kann ich die Courage Ihres Herrn Ahrens nur bewundern. Ich hätte nämlich nicht den Mut dazu.«

Wie oft schon habe ich mich gefragt, wovor denn nun eigentlich unsere Patienten Angst haben. Vor der Operation? Nein, vor der Narkose, und zwar vor der abscheulichen Form der Äthernarkose mit all ihren Qualen. Deshalb ist es so notwendig, vor einem Eingriff Kontakt mit dem Patienten zu bekommen, zu wissen, wie er anzupacken ist, damit er das seelische Gleichgewicht behält und die Angst vor der Narkose verliert.

Aus gutem Grund habe ich jahrelang die Gesichter, die Mimik meiner Kranken studiert, um meine Menschenkenntnis zu vertiefen, meinen Patienten Vertrauen einzuflößen. Vertrauen zu gewinnen, ist nicht nur ein göttliches Geschenk, sondern auch die Frucht langer Erfahrung und Arbeit. Man muß sehen und fühlen lernen. Wie tröstlich kann ein Gespräch zwischen Arzt und Patient wirken! Das hört sich sehr vernünftig und einfach an, ist aber oft voller Tücken und Klippen. Immer wieder bin ich mit meiner ganzen Weisheit und Menschenkenntnis hereingefallen.

Da liegt zum Beispiel ein kräftiger, wuchtiger Bursche, ein Metzger, vor einem. Man glaubt, man könne mit diesem Mann offen in der Landessprache reden, und was geschieht? Der Bulle bemitleidet sich selbst: Tränenströme rinnen ihm über die Backen, und er heult ohne Hemmung los, wenn er hört, daß er operiert werden muß. Was soll man da machen? – Umschalten. – Also redet man mit ihm wie mit einem kleinen Kind, halblaut und verhalten. Und siehe da, der Kerl wird augenblicklich ruhig und still. Er ist getröstet und schickt sich in das Unvermeidliche.

Oder umgekehrt: Man wagt es kaum, einer zierlichen, gebrechlichen Frau vor der Narkose klarzumachen, daß wahrscheinlich ein größerer Eingriff erforderlich sei. Plötzlich antwortet sie mit einem Schwall kräftiger, sogar deftiger Ausdrücke: eine innerlich völlig gefestigte Person, die alles Geschehen mutig und seelenruhig auf sich nimmt.

So ist das eben. Vor uns, den Chirurgen, schrumpft mancher Renommierer in sich zusammen, und manches Kind wächst über sich hinaus und entpuppt sich als kleiner Held.

Übrigens ist ein großer Unterschied zwischen Heulen und Weinen. Einen Patienten, der heult, nehmen wir nicht besonders ernst. Wenn aber einer wirklich weint, so weint er aus tiefstem Herzen heraus und nicht aus Überempfindlichkeit,

Heuchelei, Wichtigtuerei oder Selbstbemitleidung. Seine Seele schmerzt ihn. Solchen Kranken muß sich unser ganzes Mitgefühl zuwenden.
Bittere Tränen wirken immer beunruhigend, manchmal sind sie sogar ein Zeichen drohender Gefahr.
Zurück zum X 200.
Die Äthernarkose verfluchen nicht nur unsere Patienten, sondern auch wir Chirurgen, aber wir sind vorläufig noch auf sie angewiesen. Die neue Methode mit dem X 200 befindet sich erst im Versuchsstadium, und das Präparat ist noch nicht zur allgemeinen Verwendung freigegeben.
Einmal stehen wir Assistenten der Klinik beisammen und diskutieren das Problem.
»Eine verfluchte Geschichte«, schimpfe ich vor mich hin. »Wir können diese Darmnarkose nicht steuern, das ist das Fatale. Die Vorteile sind bestechend – schön –, aber eben viel zu teuer erkauft. Immer diese Gefahr der Überdosierung! Was hilft schon eine Vorausdosierung nach Körpergewicht, Zustand, Alter, Geschlecht, wenn man sie über den Daumen peilen muß? Niemand kennt doch die Empfindlichkeit eines Patienten wirklich.«
»Und was haben Sie sonst noch auszusetzen?« fragt einer.
»So einiges, Herr Kollege. Zum Beispiel das folgende: X 200 setzt eine gut funktionierende Leber zur Entgiftung voraus. Haben alle Patienten eine gut funktionierende Leber? Eben nicht. Wenn nun die Leber *per exemplum* schlecht funktioniert, was dann? Peinliche Frage, wie? – Das Zeug bleibt dann viel zu lang im Körper und erzeugt einen viel zu langen Schlaf. Ergo wird eine normale Dosis einen solchen Menschen schon in Gefahr bringen.«
»Können Sie das etwas präzisieren?« fragt ein anderer.
»Na ja, solche Kranke liegen nach einem Eingriff in Darmnarkose noch stundenlang bewußtlos da, mit herabgesunkenem Unterkiefer, und die Atmung wird immer schlechter. Sie sind leicht bläulich verfärbt – das beruht natürlich auf Sauerstoff-

mangel – und müssen sorgfältig überwacht werden, bis sie dann endlich nach sechs bis acht Stunden oder später wieder aufwachen. Das heißt aber klipp und klar: die Entgiftung ist schlecht. Dabei sind wir doch bestrebt, die Narkosezeiten möglichst abzukürzen, um Kreislauf und Atmung zu schonen.«
Schweigen ringsum. Endlich fragt einer:
»Und was wollen Sie jetzt tun?«
»Das ist doch klar! Ich werde mir das X 200 experimentell und klinisch noch einmal haarscharf unter die Lupe nehmen, und zwar ganz unabhängig von dem pharmakologischen Exposé. Die Zahl der Todesfälle durch X 200 hat nach den letzten Statistiken zugenommen. Davon steht natürlich nichts in dem wunderschönen Exposé!«

Also zurück ins Laboratorium. In jeder freien Minute beschäftige ich mich mit der Pharmakologie des X 200. – Von den verschiedensten Seiten her wird das Präparat eingekreist. Wir untersuchen das Herz im Elektrokardiogramm, die Blutverteilung im Organismus unter der Wirkung des X 200, besonders aber die sehr intensive und unangenehme Verminderung der Atemleistung in Darmnarkose. Das scheint mir die Achillesferse des neuen Verfahrens zu sein.
Während dieser ganzen Zeit bin ich aufgelockert, heiter und zuversichtlich. Ein Vorstoß ins Unbekannte, Ungewisse ermuntert mich allemal und verändert mein ganzes Wesen. Hunderterlei Versuche führen wir aus, da unten in meinem Kellerloch. Einige von ihnen sind noch lebendig in meiner Erinnerung, darunter die drollige Geschichte mit den Fischen.

»Ich muß unbedingt wissen, wie rasch das in Wasser gelöste X 200 in den Körper übergeht. Wie macht man das?«
Mein Freund Eberhardt drüben im Pharmakologischen Institut weiß immer einen Rat:
»Sehen Sie doch mal in der Literatur über Schlafmittel nach, irgendwann hat da einer was mit Fischen angestellt.«

»Mit Fischen? Ja wie denn?«

Meine Neugier ist erregt. Ich grabe in verschiedenen Arbeiten über Veronal, Luminal, Medinal nach, und tatsächlich – da ist was mit Fischen! Silberfohren hat der Mann verwendet. Kleine Fischchen, etwa so groß wie die Stichlinge, die wir als Jungen aus den Tümpeln holten. Wo aber in aller Welt soll ich Silberfohren herkriegen? Ich renne in alle Tierhandlungen. Nichts. – Sie haben nur wunderbare exotische Fische aller Art, aber die taugen nicht für meine Tierexperimente. Außerdem sind sie viel zu teuer. Als Assistenzarzt schwimmt man nicht gerade im Geld.

Schließlich komme ich dahinter, daß es doch eine zoologische Firma gibt, die Silberfohren züchtet, und bestelle gleich drei Dutzend. Bald tummeln sich die Biester heiter in meinem Aquarium. Es kann losgehen.

Gerade sitze ich vor meinem Glasbecken und rechne die Minimalkonzentrationen einiger narkotisch wirkender Schlafmittel aus, deren Wirkung ich mit der des X 200 vergleichen will, da kommt der Chef herein. Ein seltener Besuch in meinem Orkus. Er sieht die Fische und fragt verblüfft:

»Was wollen Sie bloß mit denen? Wir sind doch kein Zoologischer Garten. Ist das ein Hobby?«

»So kann man's auch nennen«, antworte ich verschmitzt, »die sind für eine wissenschaftliche Spielerei bestimmt – mit X 200 natürlich.«

»Aha« – er grinst mich an – »nun sind Sie also vollends verrückt geworden.«

»Das muß sich erst erweisen«, gebe ich zurück, worauf er schallend lacht und wieder verschwindet.

Schade. Wäre er dageblieben, hätte er wirklich Grund zum Lachen bekommen.

Vor mir aufgebaut steht eine ganze Batterie von Zwei-Liter-Pullen, in denen sich das Licht spiegelt. In jede fülle ich die Lösung eines Schlafmittels, und zwar in einer Konzentration, die eben Narkose erzeugen kann. Isopral, Veronal, Urethan,

Paraldehyd, Chlorhydrat... und schließlich auch die entsprechende Lösung von X 200. Mit einem Handnetz praktiziere ich in jede dieser verschiedenen Lösungen drei Fischchen. Schnell noch die Zeit markiert, und dann beginnt das große Warten... Ganz allmählich wandern die Schlafmittel aus der wäßrigen Lösung in die Fischleiber und wirken sich dort aus. Je nach der Aufnahmegeschwindigkeit der Salze muß bis zum totalen Schlaf der Silberfohren verschieden lange Zeit verstreichen, und wie lange bei jedem Mittel, das eben will ich haargenau wissen.

An sich ein sturer Versuch, ein stures Warten. Aber wie immer, wenn man sich ins Ungewisse vorantastet, treten die guten und die bösen Geister aus den dunklen Nischen des Laboratoriums und sehen heimlich zu. Sie lauern, sie lächeln – oder sie lästern und meckern, daß es einem durch Mark und Bein geht. Die guten Geister bleiben ruhig, bescheiden, die bösen Geister aber, der Neid und die Neugier, die schauen uns hämisch über die Achsel und verfolgen jede Einzelheit mit geiferndem Gezische. Daher ist das Warten immer unheimlich, spannungsgeladen, nie langweilig.

Es geht los. Wie gebannt starre ich auf meine Pullen, denn was sich darin abspielt, ist urkomisch. Die Fische werden besoffen, regelrecht besoffen. Ihre Peilung kommt durcheinander, sie schwanken durchs Wasser wie vollgetankte Seemänner. Die Steuerung klappt nicht mehr, sie machen die merkwürdigsten Saltos. Ob sie doppelt oder unscharf sehen? Wer weiß. Manche stoßen zusammen oder bumsen mit dem Maul gegen die Glaswände, andere schwimmen friedlich mit dem Bauch noch oben – bei denen versagt wohl die Stabilisierung durch die Schwimmblase. Jetzt fehlt nur noch, daß sie zu grölen anfangen! – Ich muß so laut lachen, daß es die Kollegen hören. Neugierig kommen sie, einer nach dem anderen.

»Seht euch das an! Da...«, und ich weise auf meine Silberfohren in der Urethan-, Paraldehyd- und X 200-Flasche. Sie betrachten meine besoffenen Fische. Ein Höllenlärm bricht aus,

Witze werden gerissen, wir platzen fast vor heiterem Gebrüll.
Dabei ist mir die ganze Sache doch so furchtbar ernst.
Sehr bald stellt sich heraus, daß die Silberfohren je nach Schlaf- oder Narkosetiefe sehr verschieden lange bis zum narkotischen Schlaf brauchen. Sie sinken langsam und bewegungslos zu Boden und bewegen nur noch automatisch das Maul und die Kiemen. Schließlich schlafen sie, auf der Seite liegend, ein. Bei den echten und schweren Schlafmitteln, wie Veronal, Medinal, dauert es nahezu drei Stunden, bis dieser Zustand erreicht wird. In den Lösungen von Paraldeyhd, Amylenhydrat und auch mit X200 geht es auffallend schnell, in 20 bis 30 Minuten.
Die schlafenden Silberfohren nehme ich aus den Pullen heraus und bringe sie in frisches Wasser. Jetzt vollzieht sich die ganze Geschichte in umgekehrter Richtung: Die einen wachen bald auf, bekommen sehr rasch wieder ihre richtige Peilung und schwimmen schließlich munter herum, als wäre nichts geschehen; die anderen, natürlich die aus den Gläsern mit schweren Schlafmitteln, dösen stundenlang.
Damit ist klargestellt, daß X200 zu den Substanzen gehört, die aus wäßrigen Lösungen sehr schnell in den Körper gelangen und nach der Narkose auch schnell wieder daraus verschwinden. Ein klares, brauchbares Ergebnis. Aber das ist noch nicht alles.
Wir stellen mit einer raffinierten Technik echte Kurven der Schlaftiefe mit X 200 auf, und damit rühren wir an die schwache Stelle des neuen Verfahrens: die viel zu starke Hemmung der Atmung in Vollnarkose.
Wir basteln uns hochempfindliche Atemschreiber und stoßen in unbekanntes Gebiet vor – ein herrliches Gefühl.
Nur zu denken, was andere auch schon dachten und taten, ist banal und verleiht nie jenen hinreißenden Schwung, der alle Mühsal der Arbeit aufwiegt. Die Gedanken der anderen hinter sich bringen, sich allein ins Ungewisse vorwagen, nichts vor

sich als einen Silberstreifen der Hoffnung auf das unbekannte Neue, das ist der Magnet, der uns anzieht und vorantreibt.
Nächtelang schreibe ich Atemkurven, und was stellt sich heraus? Die Atmung wird in Vollnarkose mit X 200 immer langsamer, die Atemtiefe immer geringer. Die Tiere werden bläulich, sie bekommen zuwenig Sauerstoff.
Damit bin ich aber noch nicht zufrieden. Wir müssen wissen, wie sich die Atmung im letzten Stadium der Vollnarkose während der Gefahrenzone verhält. Also registriere ich den Verfall der Atmung bis zum Atemstillstand, unter absichtlicher Überdosierung des X 200, und bemerke Dinge, die mich staunen lassen. Die einzelnen Atemzüge liegen nicht nur beängstigend weit voneinander, sondern es trennt sich auch die Einatmung von der Ausatmung. Das ist verblüffend, fast unbegreiflich. Zweifelnd schaue ich in den Sehschlitz meines optischen Registriergeräts. Nein, ich irre mich nicht. Das Tier atmet jetzt nach folgendem Modus: Einatmung – Pause – Ausatmung – Pause – und so weiter.
Ich stoppe, schneide den Film ab, renne in die Dunkelkammer, entwickle klopfenden Herzens den Streifen, mache hell – und sehe zum erstenmal saubere Kurven des Zerfalls der Atmung unter einer Vergiftung mit X 200.
Wolkenballen von Gedanken stürmen auf mich ein, bedrängen mich, denn was ich sehe, spricht – ganz gegen ältere Angaben – für die Existenz zweier getrennter Atemzentren: eines für die Einatmung und eines für die Ausatmung. Ein übergeordnetes Zentrum der Atmung muß dann wohl das Ganze sinnvoll steuern. Ein Wunderwerk entsteht in meiner Vorstellung!

Der Streit um die neue Darmnarkose wächst sich zu einem erbitterten Ringen aus. Es spricht sich herum, daß einige Chirurgen gute, geradezu erstaunliche Erfolge mit dem X 200 haben. Das reizt natürlich andere. Die Patienten sind hoch zufrieden, sie verlangen nach der Darmnarkose. Manche wollen sich sogar nur operieren lassen, wenn man ihnen eine Darmnarkose macht, obwohl X 200 noch gar nicht für den klinischen Gebrauch freigegeben ist. Einige werden sogar aggressiv: Will ihr Chirurg aus berechtigter Vorsicht und Gewissenhaftigkeit vorderhand keine Darmnarkose anwenden, so gehen sie einfach zu einem anderen, der ihren Wunsch erfüllt. Das wirkt sich auf die Praxis der Vorsichtigen schädigend aus. Die Bedenkenlosen, Kühnen, haben den Vorteil. Eine ziemlich üble Situation. Das kann nicht gut gehen, denke ich mir, und es geht auch nicht gut.

Damals noch frohgemut und voller Zuversicht, bringe ich meine Einwände und Bedenken gegen die neue, unsteuerbare Methode der Darmnarkose und gegen das Präparat X 200 vor. Ich warne – aber niemand hört auf mich, den kleinen Assistenten. Man *will* nicht hören. Plötzlich stehe ich mitten im Getümmel einer Schlacht, einsam und allein gegen ein ganzes Heer rabiater Spötter und Besserwisser. Bedeutende, von mir verehrte Kollegen setzen sich mit wahrer Passion für X 200 ein, sie preisen den Fortschritt. So etwas kann einen mürbe, unsicher und verwirrt machen. Aufgrund meiner Versuche bleibe ich aber ein harter Warner und »Meckerer«.

Meine Lage wird ziemlich verteufelt. Die Herstellerfirma empfindet meine offene, herbe Kritik als höchst unliebsam und lästig, zumal sie bedrängt wird, das Mittel endlich für die Praxis freizugeben. Trotz vieler günstiger Gutachten prominenter Chirurgen wagt man es aber noch nicht, weil ein kleiner Assistenzarzt im Interesse der Kranken rücksichtslos opponiert und die Darmnarkose mit X 200 nicht etwa als Geschenk des Himmels betrachtet, eher als Versuchung des Teufels. So kommt es, wie es kommen muß. Die Firma will gegen den unangenehmen Patron endlich energisch vorgehen und fordert kategorisch eine entscheidende Aussprache an neutralem Ort. – Bitte sehr.

Als Kampfarena wird ein Pharmakologisches Institut vorgeschlagen. Der Direktor, Professor Schänzle, soll die Rolle des Schiedsrichters übernehmen. – Bitte sehr.

Ich erzähle meiner Frau, was mir bevorsteht.
»Mach uns keine Schande, stirb wie ein Held, wenn es sein muß«, sagt sie vor dem Abschied.
Meine Gegner kenne ich noch nicht. Aber der Herr Schiedsrichter, ein blondlockiger Schwabe, ist mir bekannt. Ein gutmütiger Mensch, aber launisch. Man kann nie wissen, woran man mit ihm ist, denn er wechselt gern seinen Standort, je nach Windrichtung und -stärke.
Zur verabredeten Stunde betrete ich gemessenen Schrittes den Konferenzraum. Gemurmel der gegenseitigen Vorstellung: Ahrens, Peukert. Ich sage zweimal Killian, und damit hat sich's. Wie es sich unter »hochstehenden« Menschen gebührt, beehren wir uns mit der Andeutung einer Verbeugung.
Der Mensch hat gute und schlechte Tage. Hat er einen schlechten und muß in ein unangenehmes Unternehmen einsteigen, sagt er im stillen Goethes großes Wort: »Allen Gewalten zum Trotz sich erhalten, nimmer sich beugen...« Wenn er einen guten Tag hat, braucht er Goethe nicht. Ich fühle, daß ich einen guten Tag habe.
Wir sitzen an einem runden Tisch im Arbeitszimmer Professor Schänzles. Alle entscheidenden Unterredungen finden an runden Tischen statt. Zuerst spricht Herr Peukert, kaufmännischer Vertreter der Firma, jovial, nett, zuvorkommend und sehr gewandt. Man merkt ihm die Absicht an – und die Übung:
»Herr Doktor, wir sind hergekommen, um uns einmal von Mann zu Mann über die Darmnarkose zu unterhalten, ich meine auszusprechen. Sie sind gegen das X 200 und die neue Darmmethode. Sie sind ein mutiger Mann, denn Sie stehen gegen eine Übermacht – das wissen Sie natürlich. Wir haben alle Ihre Einwände, Ihre scharfen kritischen Äußerungen genau geprüft und empfinden sie als Störung einer gesunden Entwicklung. Wir kommen heute, um diese dauernden Störungen zu beseitigen.«
»Dazu müßten Sie mich aus der Welt schaffen. Ich weiß, daß ich Ihnen unangenehm bin, aber glauben Sie denn, ich meckere

zum Pläsier? Ich kritisiere aus triftigen wissenschaftlichen Gründen und im Interesse unserer kranken Menschen.
Ich bin kein Geschäftsmann wie Sie, Herr Peukert. Wenn Sie also meinen Widerstand nur als geschäftliche Störung empfinden, kann ich mich sofort empfehlen. Das wollen wir von vornherein klarstellen. Wir sitzen hier zusammen, um uns über das X 200 und die rektale Narkosemethode wissenschaftlich – und nur wissenschaftlich auszusprechen.«
Herr Peukert hastig:
»Ist doch klar, völlig klar – etwas anderes kommt für uns nicht in Frage.«
Ich sehe ihn etwas ironisch an, sage aber noch nichts, worauf er fortfährt:
»Die Herren Chirurgen sind begeistert, die Patienten glücklich. Das dürfte Ihnen bekannt sein.«
»Aber« – ich formuliere betont langsam – »so mancher Patient, der so angenehm einschläft, wacht erst im Himmel oder in der Hölle wieder auf.«
Herr Peukert schluckt einige Male heftig, offensichtlich angeschlagen.
»Ich bin ja nur Kaufmann. Wenn Sie gestatten, wird sich Herr Ahrens als Fachmann zu Ihrer Bemerkung wissenschaftlich äußern.«
Der Professor sitzt steif aufgerichtet mir gegenüber. Er rafft sich zusammen. In leicht arroganter Tonart versucht er, sich als Professor und Leiter einer großen pharmakologischen Abteilung in Szene zu setzen und mich als kleinen Mann abzufertigen.
»Herr Doktor«, hebt er mit gekünsteltem Wohlwollen an, »Sie können sich wohl denken, daß wir kein Brett vor dem Kopf haben und an einer Klärung des Falles interessiert sind. Selbstverständlich habe ich das X 200 gründlich untersucht, bevor es einigen bekannten Kliniken zur Prüfung gegeben wurde. Wir haben die Atemleistung, die Wirkung auf das Herz studiert. Wir haben das Verhalten des Blutdrucks genauestens beobach-

tet. Wir haben Dauerversuche angesetzt, um toxische Schäden an den Organen festzustellen, und so weiter und so fort. Alle Resultate fielen günstig für uns aus, sehr günstig sogar, Herr Doktor.

Ich spreche offen und meine, Sie wissen das alles genauso gut wie wir. Sie wollen die Vorteile des X 200 nur nicht zugeben. Die Vorzüge der Darmnarkose gegenüber der Äther-Inhalationsnarkose sind aber so markant, daß niemand mehr berechtigt ist, an dieser Tatsache zu zweifeln.«

»Aha! Ich verstehe Sie vollkommen, Herr Professor Ahrens. Aber Sie gestatten doch, ich habe solche Zweifel. Einige Vorteile, von denen Sie sprechen, sind in der Tat vorhanden, gewiß. Das ändert aber leider gar nichts an der völligen Unsteuerbarkeit des Verfahrens.

Darf ich Sie daran erinnern, daß es eine Zeit gab, in der man die Steuerbarkeit einer Narkose als den größten Fortschritt bezeichnet hat? Und das ist gar nicht so lange her. Jetzt plötzlich soll dieses Grundprinzip nicht mehr gelten? Wieso denn? Wenn wir die Forderung nach Steuerbarkeit einschränken oder aufgeben, wird sich das nur zum Unheil auswirken. Ein Narkotikum in den Körper hineinzubekommen ist leicht, aber wie bekommt man es wieder heraus? Das ist doch die entscheidende Frage!«

Jetzt komme ich erst richtig in Fahrt. Ich greife ihn mit haarscharfen Formulierungen an, um seine allzugroße Selbstsicherheit ins Wanken zu bringen:

»Sie behaupten, alles sehr sauber untersucht zu haben. Schön. Aber Sie müssen zugeben, sich mit der üblichen Routine, dem Schema banaler Teste, begnügt zu haben, nicht wahr? – Siehe Ihr Exposé!«

Er starrt mich entgeistert an. Ich weiß vielleicht nicht viel, aber in diesem Punkt bin ich sicher.

»Herr Professor, das genügt nicht mehr. Wenn ich mich so despektierlich ausdrücken darf, haben Sie die Hauptsache außer acht gelassen, nämlich daß wir in der Zwischenzeit

Fortschritte gemacht haben. Gestatten Sie mir einige kleine Fragen.«

Jetzt kommt es darauf an. Jetzt muß du ihn kriegen, oder du wirst dich nie mehr durchsetzen. Wie ein Maschinengewehr lege ich los:

»Haben Sie zum Beispiel die Veränderungen der Atmung volumetrisch nach Schlaftiefe registriert, Versuche über die Störungen des Gasstoffwechsels gemacht, den Anstieg der Kohlensäurespannung im Blut kontrolliert? Haben Sie das Ausmaß des Sauerstoffmangels unter X 200 im Toleranzstadium gemessen? Haben Sie eine Bilanz der Darmnarkose mit X 200 gemacht? Wissen Sie, wie groß die Oberfläche des Darms ist, von der aus die Salzlösung resorbiert wird? Haben Sie festgestellt, wie sehr die Resorptionsgeschwindigkeit nach Oberfläche bei den verschiedenen Menschen schwankt? Haben Sie reelle Kurven der Schlaftiefe ermittelt? Haben Sie den Stoffwechsel gesondert überprüft, die Veränderungen des Säurebasenhaushalts beobachtet? Wissen Sie, ob das X 200 eine Übersäuerung oder Alkalisierung des Organismus erzeugt? – Gewiß, Sie haben Intoxikationsversuche nach Schema F gemacht, aber wie steht es mit der Leberfunktion unter der Wirkung Ihres Präparats? Haben Sie endlich den Einfluß auf die Nierenfunktion festgestellt? Fast nichts von alledem finde ich in Ihrem Exposé.«

Mir bleibt die Luft weg, ich mache eine Pause. Habe ich zuviel gewagt? Na wenn schon! Gesagt mußte das alles einmal werden.

»Was erlauben Sie sich, Herr Doktor? Ich muß doch sehr bitten, sich zu mäßigen. Sie reden ja wie ein Ankläger.«

»O nein«, antwortete ich so schlicht wie möglich, »es war nur die Rede eines kleinen, lästigen Assistenzarztes.«

»Tja«, fährt er völlig unerwartet fort, »eines sehr forschen, zugegeben auch fleißigen Assistenzarztes...«

Er brütet vor sich hin, scheint nachzudenken, wie er sich aus der Situation winden kann. Endlich erklärt er frostig:

»Das Wesentliche ist klar. Für unbedingt notwendig halte ich solche Ergänzungsversuche nicht. Sie werden das günstige Resultat, zu dem wir gekommen sind, nicht im mindesten ändern.«

»Ach – und die vielen Zwischenfälle, die stören Sie wohl nicht?« fragte ich eisig.

Jetzt greift Peukert ein. Ihm wird angst und bange.

»Aber ich bitte Sie, Herr Doktor«, beschwört er mich, »Sie übertreiben. Schon Tausende von Darmnarkosen sind ohne Zwischenfälle verlaufen. Halten Sie uns für leichtsinnige Leute?«

»Herr Peukert, ich übertreibe nicht! Greifen wir nur einen einzigen Punkt heraus: Sehen Sie, die Chirurgen haben sich daran gewöhnt, daß ihre Patienten unter einer Vollnarkose mit X 200 alle bläulich aussehen. Sie haben das als selbstverständlich hingenommen. Ich habe mich nicht daran gewöhnt und es nicht als selbstverständlich hingenommen. Mir ist das aufgefallen. Ich habe darauf hingewiesen, und eben deshalb sitzen wir hier zusammen. Manche Chirurgen geben Sauerstoff. Sie meinen, das genügt. Aber es genügt eben nicht, wie sich gezeigt hat. Es kommt auch auf die Abgabe der Kohlensäure an, auf die Ventilationsleistung, und die wird unter X 200 schwer gestört. Ich kann Ihnen durchaus erklären, warum so mancher Patient nach einer Darmnarkose trotz Sauerstoffgabe jämmerlich zugrunde gegangen ist.«

»Zugrunde gegangen«, murmelt Peukert ärgerlich vor sich hin und wirft mir einen bösen Blick zu.

Das Wort scheint ihn in der Magengegend zu drücken.

»Zugrunde gegangen – jawohl«, wiederhole ich absichtlich laut. »Ich lehne wegen der viel zu starken Atemdepression die Vollnarkose mit X 200 rundweg ab. Die Gipfelzone ist jedesmal schon mit allgemeinem Sauerstoffmangel und mit Cyanose verbunden.«

Der kritische Augenblick ist da.

Professor Ahrens und Herr Peukert sehen sich unsicher an. Ich

habe das Gefühl, Peukert weiß nicht mehr aus noch ein. Jetzt sind beide angeschlagen.
Der Professor versucht sein Letztes und nimmt Zuflucht zur Schnoddrigkeit.
»Doktor – Kollege – Sie übertreiben ja blödsinnig. Sehen Sie sich doch gefälligst mal unsere Statistik an. Allgemeine Begeisterung bei Arzt und Patient! Wie kommen Sie dazu, das einfach zu ignorieren? – Das ist doch unerhört!«
Sein Ton wird schärfer, fast gehässig:
»Hören Sie mal genau zu, Herr Doktor. Ich werde nicht dulden, daß Sie die Freigabe des X 200 und die Verbreitung der Darmnarkose weiter stören. Ich dulde nicht, daß Sie ununterbrochen das Präparat in den Dreck ziehen. Von jetzt an müssen Sie sich darauf gefaßt machen, daß ich jeden Ihrer unqualifizierten Angriffe zurückweise, und zwar mit allem Nachdruck!«
»Na, denn mal los, meine Herren, in drei Deibels Namen. Ich freue mich auf die Rauferei«, knalle ich ihnen heiter ins Gesicht.
Für diese Tonart scheint mein Gegner durchaus empfänglich zu sein. Er lächelt mich geradezu wohlwollend an, beugt sich rasch vor und meint halblaut:
»Wie wäre es, Herr Doktor, wenn Sie nachgeben würden? – Überlegen Sie sich das. Wir hätten nicht nur Frieden im Land, sondern Sie hätten Vorteile davon – Vorteile!«
Auch Herr Peukert säuselt:
»Lieber Herr Doktor, man könnte sich doch arrangieren! Eine Kleinigkeit!«
Da soll doch das Donnerwetter dreinschlagen! Mit grimmigem Humor und Gemütsathletik ist bei mir ja viel zu machen, aber so nicht! Welch eine Infamie! Eine glatte Bestechung, wobei man auf mein ärmliches Assistentengehalt von 200 Mark anspielt! Schärfer als eigentlich beabsichtigt, fahre ich sie an:
»Meine Herren, ich sehe zu meinem großen Bedauern, daß Sie mich nicht verstanden haben. Sie wollen mich ja gar nicht ver-

stehen. – Gut. – Damit erübrigt sich eine weitere Aussprache. Vielleicht hat Herr Professor Schänzle die Güte, Ihnen einiges über unsere Versuche mit X 200 zu sagen. Er hat sie zum Teil hier im Institut miterlebt, weiß also Bescheid. Mir erlauben Sie bitte, mich zu empfehlen – die Klinik wartet auf mich.«
Alle sind in der Erregung aufgestanden. Jetzt endlich schlägt sich unser Herr Schiedsrichter auf meine Seite:
»Einen Augenblick, meine Herren«, sagt er ernst und nachdenklich, »auch mir erscheint es so, als seien einige wichtige Dinge noch nicht mit genügender Gründlichkeit untersucht worden. Bitte nehmen Sie das zur Kenntnis. Sie wollen meine Ansicht, also bitte. Das X 200 sollte noch nicht freigegeben werden. Tut mir leid, aber es geht noch nicht. Der Herr Doktor hat recht. In den letzten Jahren sind auf dem Gebiet der Narkose eine ganze Reihe neuer Gesichtspunkte aufgetaucht, das läßt sich nicht leugnen. Man muß sie berücksichtigen.«
Ich versuche, die bittere Auseinandersetzung mit einer freundlichen Geste zum Abschluß zu bringen:
»Meine Herren, ich danke Ihnen sehr für Ihren Besuch. Wir haben uns zwar in der Sache nicht einigen können, aber die Aussprache war doch außerordentlich interessant.«
Jedem reiche ich die Hand, keiner drückt sie freundschaftlich. Ich bin ihnen unbequem, und sie wissen, daß das auch fernerhin so bleiben dürfte. Es wird ein frostiger Abschied.
Professor Ahrens und Herr Peukert gehen wortlos und, wie mir scheint, doch etwas bedrückt hinaus. Zurück bleiben Professor Schänzle und ich. Und nun erst zeigt sich der grimmige Humor Professor Schänzles:
»Mein lieber Mann«, sagt er in seinem Schwäbisch, »des isch ja allerhand. Aber mer kann sich doch net älles biete lasse. Jetzt hat nur noch gfehlt, daß sie Ihne a paar Tausender auf de Tisch pfeffere, damit Sie ihr ungwaschnes Maul halte.«
Dabei schlägt er mir freundschaftlich auf die Schulter.
Zu Hause empfängt mich meine Frau mit gespielter Verwunderung:

»Aber Sie haben dich ja gar nicht hingerichtet!«
»Nein – im Gegenteil. Es war ziemlich heiter.«
»Wie stark sind sie denn gegen dich angetreten?«
»Der Pharmakologe besaß die Sturheit eines Kaltblüterhengstes, Doktor Peukert die Anpassungsfähigkeit eines Chamäleons, und unser Schiedsrichter betrachtete das Ganze mit bissigem Humor aus der Perspektive einer Giraffe.«
»O Gott«, stößt sie hervor, »welch ein zoologischer Garten.«
Dann zwitschert sie harmlos:
»Du übertreibst.«
»Ich übertreibe? – Das muß ich heute schon mal gehört haben.«

Flurschaden

Die Dankbarkeit eines Patienten ist keine absolute Größe und keine konstante Verpflichtung. Sie richtet sich nach dem Grad des Erfolgs oder Mißerfolgs und ist bei den meisten Menschen recht kurzlebig. Diejenigen sind am dankbarsten, welche am wenigsten davon reden. Daß der Dank eines Kranken auch peinlich werden kann, sollten wir gelegentlich einer Geschoßentfernung erleben, die zu erheblichen »Flurschäden« führte. An das Ende dieser Geschichte kann man die schlichten Worte setzen: Wir sind noch einmal davongekommen.

Langsam gehe ich nach der Abendmahlzeit vom Ärztekasino hinüber zum Zimmer des Wachhabenden unserer chirurgischen Klinik, denn ich habe Nachtdienst. Der Weg führt über meine Männerstation. Da taucht Schwester Helene auf, ein wohlproportionierter blonder Engel – man kann sie gelegentlich, schick gekleidet, mit ihrer Freundin in einer Nachtbar antreffen.
»Herr Doktor, wir haben eine Neuaufnahme. Der Mann klagt über Schmerzen im Hals.«
»Was hat er denn, eine Angina?«
»Nein, das nicht. Er sagt, eine Schrapnellkugel aus dem Weltkrieg mache ihm bei jeder Drehung des Kopfes mächtige Beschwerden.«
»Was – eine Schrapnellkugel? Das ist ja allerhand.«
Mit Schrapnells hat die Feld-Artillerie 1914/16 geschossen. Das weiß ich nur zu genau, schließlich war ich von Anfang bis Ende dabei. Später gab es nur noch Brisanzgranaten, Gas- und Brandgranaten, die Schrapnells verschwanden.
Nun bin ich doch neugierig und bleibe gleich auf der Station, um den Patienten einmal anzusehen.
Er liegt in Zimmer 111, allein. Schwester Helene öffnet mir die

Tür, wir treten ein. Ein noch relativ junger Mann erhebt sich langsam und wartet, bis ich näher komme. Kurze Begrüßung. Er nennt aber nicht seinen Namen. Ich schaue ihn genauer an, da durchfährt es mich plötzlich: Den kennst du doch, dem bist du irgendwo schon einmal begegnet! Aber ich lasse mir nichts anmerken.

»Also Sie haben Beschwerden von einem Steckschuß, einer Schrapnellkugel im Hals? Wohl ein Andenken aus dem Krieg?«

»Jawohl, Herr Doktor. Sie sitzt in der linken Halsseite, soviel ich weiß, in Höhe des dritten Halswirbels. Wenigstens haben das die Ärzte damals gesagt.«

»Wo haben Sie denn die Kugel erwischt?«

»Bei Lunéville, Ende August 1914. Das Geschoß ist glatt eingeheilt, hat mir lange Zeit keine besonderen Beschwerden gemacht – aber seit drei Monaten, Herr Doktor, nehmen die Schmerzen ständig zu und werden langsam unerträglich. Sie ziehen von der linken Halsseite herunter in den Arm, so daß ich ihn manchmal kaum mehr bewegen kann. Deshalb möchte ich mir die Kugel entfernen lassen. Man kann den Einschuß hinten am Hals noch gut erkennen, sehen Sie, hier!«

Dabei deutet er auf eine kleine, weißliche Narbe im seitlichen hinteren Halsbereich.

Der Mann gibt ganz klare Auskünfte, alles scheint zu stimmen.

»Hat die Wunde längere Zeit geeitert?«

»Nein, kaum. Ich war nur acht Tage im Feldlazarett, dann kam ich wieder zu meiner Truppe.«

Das alles sagt er mit einer klangvollen, durchdringenden, etwas singenden Stimme, die mich erstaunt aufhorchen läßt, denn sie ist faszinierend, von seltener Eindringlichkeit. Wiederum bedrängt mich das Gefühl: Die Stimme kennst du doch! Den Mann hast du schon irgendwann einmal sprechen hören.

»Nun, Herr... wie ist Ihr Name?«

»Watzka – Jesus Maria Watzka.«

»Also, Herr Watzka, wir müssen das natürlich genauer untersuchen. Es sind eine Reihe von Röntgenaufnahmen notwendig, um den Sitz der Kugel genau zu bestimmen. Danach wird es sich richten, ob wir die Kugel entfernen müssen – oder überhaupt können.«

Das leuchtet ihm ein. Morgen werden wir weitersehen. Ich verabschiede mich und gehe mit Schwester Helene den Gang hinunter. Wie gewöhnlich hängen ein paar kleine blonde Härchen unter ihrer Schwesternhaube hervor, aber das stört sie nicht – mich übrigens auch nicht. Da halte ich noch einmal an.

»Schwester, diesen Mann kenne ich, den habe ich irgendwo schon einmal gehört oder gesehen. Wenn ich nur wüßte, wo! Mein Gedächtnis läßt mich vollkommen im Stich. Was ist er denn von Beruf?«

»Genaueres weiß ich nicht, Herr Doktor, aber es heißt, er sei ein ganz großer Kommunist.«

»Was sagen Sie da? – Ein Kommunist?«

Endlich erinnere ich mich: Ruhrgebiet... Massendemonstration... Winter 1920/21... Die ganze Szene wird mir wieder gegenwärtig.

Wir schlendern durch die Straßen der unruhigen Stadt, mein Vetter und ich. Es ist Generalstreik. Trostlos die Stimmung der Männer, die alle in einer Richtung laufen, so düster und trostlos wie der Himmel über uns. Nasser Schnee ist gefallen, aber gleich wieder getaut. Es muß irgend etwas los sein. Wir reihen uns in den Strom der Menschen ein. Aus allen Straßen und Gäßchen kommen die Massen und drängen zu einem großen Platz, auf dem einige verlassene, kahle Bäume stehen. Schon von weitem sieht man eine Rednertribüne, sie ist mit roten Tüchern und Fahnen geschmückt. Wir drücken uns an den Häusern entlang und steigen schließlich auf die niedrigen Stufen einer Haustreppe. Das Gebäude ist uralt, an vielen Stellen fällt der Verputz von den Wänden. Eine traurige Gegend. Von unserem erhöhten Posten übersehen wir die riesige Menschenmenge, aus der überall Spruchbänder und Plakate emporragen. Einige Buben und jüngere Männer drängen sich zwischen den Leuten hindurch und verteilen die »Rote Fahne«, das Zentralorgan des Spartakusbundes. Es beginnt zu nieseln. Wir frieren vor Trostlosigkeit und Nässe. Tausende von Arbeitslosen füllen den Platz, verzweifelte, armselige Gestalten, die um den Arbeitsplatz und um die Familie bangen. In ihren abgetragenen, zerschlissenen Kleidern stehen sie da und harren auf das Kommende. Viele tragen noch feldgraue, auf Zivil umgearbeitete Uniformen oder Militärmäntel ohne Achselstücke. Auch einige Matrosen sind darunter, sie haben rote Kokarden an ihre Mützen gesteckt.

Die Kapitulation hat zur Auflösung der Ordnung geführt, die wir für unverrückbar hielten. Nun werden wir belehrt, daß Hunger und Not springflutartige Gewalten sind. In Berlin scheint man zwar um eine neue Ordnung zu ringen, aber wer weiß, wie das enden wird. Die schlimmste Gefahr ist der Hunger.

Die Gesichter der Männer sind faltig und ausgezehrt, nur die Augen flackern, die Blicke brennen vor Verzweiflung. Plötzlich erhebt sich über den Platz hinweg eine Stimme, die uns aufhorchen läßt. Ein Bulle vom Typ eines Transportarbeiters steht auf der Tribüne vor dem Rednerpult, umgeben von Arbeitskameraden. Jedes Wort dieses Mannes ist zu verstehen, denn er brüllt aus Leibeskräften. Der neuen, in bitterer Not entstandenen Berliner Regierung unter Ebert gilt seine Schimpfkanonade:

»Arbeiter und Soldaten! Genossen hört! Ich und meine Leute haben euch hierhergerufen, weil ein Abgesandter der Berliner Marinebrigaden heute zu uns kommt und zu uns sprechen wird. Ihr wißt, der Sozialdemokrat Ebert hat am Marstall des Berliner Schlosses auf die Arbeiter schießen lassen. Das ist der Mann der blutigen Weihnachtsnacht. Genossen, wie lange noch sollen wir uns das gefallen lassen? Nieder mit Ebert! Nieder mit diesem Volksverräter!«

Tosendes Gebrüll ringsum.

»Dieser Bluthund Ebert hat sich noch etwas anderes ausgedacht. Er hat den Sozialdemokraten Noske beauftragt, Freikorps gegen uns aufzustellen. Genossen! – Wißt ihr, warum? – Die Sicherheitsmannschaften und die Soldatenwehren der Regierung Ebert haben sich mit uns, mit den Marinebrigaden verbrüdert. Die friedliebenden Männer sind zu uns übergelaufen. Kameraden! Die entscheidende Stunde ist gekommen. Wir werden Widerstand leisten. Nieder mit Ebert und Noske, den Bluthunden! Meldet euch bei den Leitstellen der Marinebrigaden! Dort bekommt ihr Waffen und was zu fressen. Es lebe die Revolution!«
Orkanartig fegt das Geschrei der Männer über den Platz. Ihre Verzweiflung macht sich Luft.
Stumm hören wir zu. Plötzlich wird die erregte Menge still. Das Rattern eines Motors nähert sich, der Mann auf dem Podium tritt zurück. Ein offener Kraftwagen voll bewaffneter Männer, mit roten Fahnen geschmückt, rollt langsam bis vor die Tribüne, hält an, die Männer springen ab. Unter ihnen Matrosen mit Handgranaten am Koppel und umgehängten Karabinern. Nach einer kleinen Pause steigt ein jüngerer Mann auf die Tribüne, kein Bulle, im Gegenteil: von schmächtiger Gestalt, barhaupt. Er hat vom Wind zerzaustes dunkles Haar, am rechten Arm trägt er die rote Binde. Ich wende mich zu meinem Vetter um:
»Wer ist denn das?«
»Keine Ahnung, es wird sich schon herausstellen.«
Trotz der Entfernung sind seine Gesichtszüge gut zu erkennen: slawischer Einschlag, etwas hervorspringende Jochbogen. Die Wangen sind rot und voll und wirken beinahe feminin. Eigentlich macht er einen ziemlich friedlichen Eindruck, und doch – eine eigenartige Faszination geht von ihm aus. Er weiß haargenau, wie man mit den einfachen Kumpels da unten umgehen muß. Längere Zeit steht er nur schweigend da. Das Raunen hört auf, keiner wagt mehr ein Wort. Schließlich ist es so still, daß man jedes feinste Geräusch hören könnte. Leise

beginnend, dann lauter werdend, fängt er an zu sprechen. Über die Lauschenden hinweg klingt es hell und klar zu uns herüber:
»Genossen – Brüder – Männer von der Ruhr! Ich bringe euch die Grüße der Berliner Kampfbrigaden, die Grüße der Genossen Radtke und Dornbach, der Führer der beiden Volksmarinedivisionen, die ihr Blut und ihr Leben für unsere gerechte Sache einsetzen. Sie sind die Elite der Revolutionsarmee, sie werden uns den Sieg erkämpfen. Genossen – hört! Das Berliner Schloß ist besetzt. Der preußische Landtag wurde gestern von den Unsrigen genommen und« – eine spannungsgeladene Pause – »hört, Genossen! Gestern abend haben die Helden der Revolution die Reichsbank besetzt!«
Die Menge tobt. Jubelschreie überall.
»Genossen! Die jämmerliche Regierung ist zersprengt. Überall sind Arbeiter- und Soldatenräte eingesetzt. Sie üben die Macht aus, das Volk regiert. Lange genug haben wir die Befehle ehrgeiziger Offiziere erduldet, lange genug unter einer Obrigkeit gelitten, die nur die Interessen der Industriekapitäne gegen die Arbeiterschaft schützt. Unsere Geduld ist zu Ende. Nieder mit den Verrätern Ebert, Noske und Konsorten! Vernichtet sie! Alle Macht dem Volke!«
Minutenlanges Lärmen, dann hebt er beschwichtigend die Hand. Es wird wieder still.
»Genossen! Das Volk, dem aller Besitz gehören muß, steht nicht allein im Kampf um das Recht und die Macht. Unsere Freunde im Osten unter dem großen Lenin haben uns Hilfe zugesagt, Brot und Waffen. Genosse Radeck ist als Beauftragter der Sowjetunion in Berlin. Wir verhandeln mit ihm über die Linderung der Hungersnot an Rhein und Ruhr.
Wir fordern die Sozialisierung der Industriekonzerne, wir verlangen die Sozialisierung aller Großbetriebe. Eisen, Stahl und Kohle gehören in die Hand der Arbeiter. Wenn das Volk erst Eigentümer der Industrien geworden ist, fließen die fetten Profite nicht mehr in die Kassen der Unternehmer, der Aufsichts-

ratsmitglieder, sondern in unsere Taschen. Schluß mit der Stilllegung von Betrieben, Schluß mit der Wirtschaftskrise! Es wird keine Arbeitslosen mehr geben, keine Hungernden, keine Unzufriedenen, keinen Krieg. Ihr werdet euren Arbeitsplatz wiederbekommen, Kleidung und Nahrung. Erst wenn die große Revolution alle Völker dieser Erde befreit hat, wird Friede sein, Genossen, Friede in Deutschland, Friede in Europa und Friede in der ganzen Welt. Es lebe der Friede, es lebe die Revolution!«

Das Tosen um uns ist unbeschreiblich. Die Männer sind außer sich, recken die Fäuste hoch.

Wir haben genug gehört und gehen durch die leergewordenen Gassen zurück zur Klinik.

Vor dem riesigen Gebäudekomplex angelangt, verabschieden wir uns. Nachdenklich und niedergeschlagen gehe ich durch das große Portal...

So war das damals.

Und der Mann, der in jenen Tagen die Menge begeisterte, ist heute mein Patient. Ich brauche einige Sekunden, um mir der Situation bewußt zu werden, dann gebe ich Schwester Helene Anordnungen für den kommenden Tag. Wir brauchen hauptsächlich Röntgenaufnahmen der Halsregion in den verschiedensten Ebenen, um den genauen Sitz der Schrapnellkugel festzustellen. Außerdem will ich eine exakte Tiefenbestimmung durchführen, um zu ermitteln, wie man am zweckmäßigsten an das Geschoß herankommt.

Bei der Abendvisite ergibt sich nochmals die Gelegenheit, mit unserem Kommunisten Watzka zu sprechen.

»Ich habe Sie für morgen früh auf der Röntgenabteilung angemeldet und mit Dr. Frey, dem Leiter, über Ihren Fall gesprochen. Er weiß also Bescheid.«

Übrigens habe ich meinem Kollegen Frey verschwiegen, welch einen »hochprominenten« Mann wir unter uns haben. Er soll in ihm nur den Patienten sehen, nichts anderes. Außerdem will ich so lange wie möglich verhindern, daß die ganze Klinik über Herrn Watzka redet.

»Wenn wir den genauen Sitz des Geschosses kennen, werde ich Ihnen sagen, ob wir die Kugel entfernen können oder nicht. Es gibt nämlich im oberen Halsbereich einige Stellen, an denen man nicht so ohne weiteres herumoperieren kann. Herr Watzka, die letzte Entscheidung, ob wir die Kugel entfernen sollen, liegt dann bei Ihnen. Sie stehen also nicht unter Zwang, sondern haben ihren freien Willen, das möchte ich besonders bemerken.«

Der Mann ist sehr vernünftig. Er begreift sofort, was ich meine, zeigt keinerlei Furcht oder Besorgnis und stimmt allen meinen Maßnahmen zu. Nur fragt er mich noch:

»Doktor, können mich hier in der Klinik Parteigenossen besuchen?«

»Bitte, halten Sie die Männer zurück. Hier in diesem Haus sind Sie nur Patient und nichts anderes. Hoffentlich verstehen Sie das. Übrigens, sind Sie verheiratet?«

»Nein.«

Er lebt also nur für die Partei, der er aus tiefer Begeisterung und Überzeugung dient. Man errät es aus jeder Geste, vor allem aus seiner auffallend sicheren Haltung. Dabei geht von ihm durchaus nichts Herrisches aus. Aber er fordert doch irgendwie Unterordnung, das spürt man. Von seinen Parteigenossen, den einfachen Arbeitern, kann er sie erwarten, von mir nicht. Das merkt er sofort und richtet sich danach, was mich einigermaßen überrascht.

»Übrigens, wenn Sie Schmerzen haben und nicht schlafen können, darf Ihnen Schwester Helene ein Beruhigungsmittel geben.«

Ich nenne ihr ein Barbiturat und gebe die Dosierung an. Im Weitergehen besprechen wir noch die Vorbereitung für die Röntgenaufnahmen am nächsten Tag. Das wäre für heute alles.

Am nächsten Morgen gehe ich mit Watzka auf die Röntgenstation. Wir machen Aufnahmen der Halswirbelsäule in verschiedenen Ebenen, außerdem noch Spezialaufnahmen der obersten drei Halswirbel, denn sie sind bei der üblichen Technik manchmal schlecht zu übersehen. Die Filme werden zum Entwickeln gebracht.

»Doktor«, sage ich zu Kollege Frey, »ich möchte mir gern die Lage des Geschosses vor dem Schirm ansehen. Können wir ihn mal durchleuchten? Wir müssen wissen, ob das Geschoß seine Position bei Drehbewegungen fix hält oder am Ende in den tiefen Halsmuskeln liegt und sich bei Drehungen des Kopfes mitbewegt.«

Wir stellen Watzka vor den Röntgenschirm, gewöhnen unsere Augen an die Dunkelheit und erkennen nun tatsächlich im Gebiet des linken Querfortsatzes des dritten Halswirbels eine runde Kugel.

»Da, sehen Sie, die Kugel ist am Querfortsatz aufgeschlagen und deshalb auf einer Seite plattgedrückt.«

Nun lassen wir Watzka den Kopf hin- und herdrehen und seitlich neigen. Kein Zweifel, die Kugel projiziert sich über den Seitenteil des linken dritten Halswirbels oben und behält bei allen Bewegungen ihre Position. Von der Seite gesehen, ist das Geschoß schlecht zu erkennen. Wir können nicht sicher sagen, ob die Kugel hinter oder vor der *Massa lateralis* dieses Halswirbels eingebettet liegt, aber die Höhe entspricht wiederum dem dritten Halswirbel.

»Haben wir Bleibänder? Ich möchte gern eine genaue Tiefenbestimmung vornehmen.«

Das geschieht nach einem sehr einfachen Verfahren, das der Chef noch während des Ersten Weltkriegs in seinem Feldlazarett entwickelt hat. Zwei flache Bleibänder werden durch ein Gelenk miteinander verbunden. Legt man das Scharnier genau über die Mitte der Wirbelsäule hinten, kann man die beiden Bänder dem Körper beiderseits so anlegen, daß sie beim Abnehmen ihre Form behalten. Fügt man sie nach der Abnahme vorn wieder genau zusammen, so entspricht die Innen-

fläche der Form des Querschnitts der betreffenden Körperregion, zum Beispiel der Brust.
Bei Watzka legen wir das Scharnier in Höhe des Dornfortsatzes des dritten Halswirbels und biegen die Bänder um den Hals herum, bis sie sich vorn kreuzen. Die Kreuzungspunkte werden gekennzeichnet. Dr. Krüger hält mir die Bleibänder so lange in Position, bis ich auf ihnen in drei verschiedenen Strahlenrichtungen je vorn und hinten den Schatten der Kugel mit rotem Fettstift markiert habe. Eine ganz einfache Sache. Dann wird hell gemacht. Wir nehmen die Bleibänder ab, fügen sie wieder in derselben Position zusammen, legen sie auf ein Pauspapier und fahren mit dem Bleistift der inneren Umrandung nach. Die Zeichnung entspricht dem Querschnitt des Halses. Natürlich werden die Strahlenmarkierungsstellen mit übertragen. Nun verbinde ich die korrespondierenden Punkte so, daß sich die drei Linien auf dem Papier kreuzen. Genau dort muß das Geschoß sitzen. Jetzt wissen wir, wie tief es im Hals steckt. Frey holt seinen anatomischen Atlas, der Querschnittsbilder aller Körperregionen in verschiedenen Höhen enthält. Wir schlagen das Bild im Niveau des dritten Halswirbels auf, legen unser Pauspapier darauf und können nun die anatomischen Verhältnisse genau überblicken: Knochen, Muskeln, Nerven, Gefäße.
»Sehen Sie mal, die Kugel sitzt genau an der Seite der *Massa lateralis* des dritten Halswirbels, wahrscheinlich etwas dahinter. Der Weg am hinteren Kopfnickerrand entlang ist der kürzeste, so kommt man wohl am besten an das Ding heran.«
»Herr Watzka, wir sind fertig. Sie können nun wieder auf die Station gehen. Ich möchte noch mit dem Chef sprechen.«
Während er sich anzieht und fortgeht, betrachten wir die entwickelten Bilder vor dem Röntgenschirm – und werden ziemlich nachdenklich. Frey spricht aus, was wir alle denken:
»Das wird eine heikle Prozedur, meine Herren.«
Die noch nassen Röntgenbilder nehme ich gleich zum Chef mit, ebenso die kleine Zeichnung der Tiefenbestimmung.

»Herr Professor, da ist ein Fall, der Sie sicherlich interessieren wird. Der Mann hat ein Andenken aus dem Weltkrieg, eine Schrapnellkugel in Höhe des Querfortsatzes des dritten Halswirbels. Hier, bitte, sind die Röntgenbilder.«
Er sieht sich die Aufnahmen aufmerksam an, dann zeige ich ihm meine Zeichnung der Tiefenbestimmung. Er schmunzelt erfreut über die korrekte Anwendung seiner netten Methode.
»Den Mann möchte ich gern selbst operieren. Sie sollen mir assistieren. Der Tiefenbestimmung nach gehen wir wohl am besten vom Hinterrand des Kopfnickermuskels aus an die Querfortsätze der oberen Halswirbel heran.«
»Jawohl, Herr Professor, das habe ich auch gedacht.«
Er betrachtet noch einmal die Röntgenbilder und überlegt:
»Große Gefäße haben wir nicht zu befürchten, eher Nerven, zum Beispiel den *Nervus accessorius*, der zur Schulter und zum Kopfnicker führt. Vielleicht auch einige andere, aber die liegen weiter vorn.«
»Wann wollen Sie operieren, Herr Professor?«
»Morgen kann ich nicht, da ist jede Minute besetzt. Sagen wir übermorgen acht Uhr, als erster Fall. Bereiten Sie bitte alles sorgfältig vor.«
»Eine Frage: Lokalanästhesie oder Allgemeinnarkose? Was wünschen Sie?«
»Ja«, meint der Chef nachdenklich, »in diesem Fall würde ich eine Allgemeinnarkose vorziehen. Wir wissen eben nicht, was wir in der Tiefe vorfinden. Es könnte unangenehm werden, wenn der Patient spannt und unsere Gespräche während der Operation mithört. Eine alte Erfahrung. Sagen Sie mal, wie alt ist der Mann?«
»Noch recht jung, etwa 32 Jahre. Nicht sehr kräftig. Ein etwas weicher Typ, aber durchaus nicht zimperlich. Ich komme auf der Station recht gut mit ihm aus.«
»Welcher Beruf?«
»Tja – das ist so eine Sache. Über seinen Beruf sind wir uns nicht im klaren. Er redet sehr viel. Anscheinend Politiker.«

»Hm –«, brummt der Chef.
Auch ihm sage ich vorerst nicht, daß es sich um einen bekannten Kommunistenführer handelt.
»Dann ist ja alles klar, oder gibt es noch etwas? Sind die Voruntersuchungen abgeschlossen?«
»Noch nicht ganz, Herr Professor, aber bis morgen bin ich damit fertig.«
»Gut, also übermorgen acht Uhr.«

Am übernächsten Morgen – es ist ein Freitag – wird Watzka in leichtem Dämmerschlaf in den Operationssaal gefahren. Er ist noch weckbar, ich kann einige Worte mit ihm wechseln. Er ist ruhig und benimmt sich tadellos. Die Einleitung der Narkose bereitet uns nicht die geringsten Schwierigkeiten. Wir lagern ihn halb auf die rechte Seite und drehen noch den Kopf, so daß der Chef mühelos am Hinterrand des linken Kopfnickermuskels eingehen kann. Dabei müssen einige feine Nervenfasern, die in die Halshaut ausstrahlen, durchtrennt werden. Das läßt sich nicht ändern. Da der Hals Watzkas mager ist, springt der Hinterrand des Kopfnickermuskels gut vor und ist durch die Haut leicht zu erkennen. Anatomisch gesehen, bieten sich keine besonderen Schwierigkeiten.
Der Chef beginnt. Er zieht einen geraden Schnitt entlang der linken Halsseite und durchtrennt auch gleich die derben Unterhautschichten. Wir assistieren ihm zu zweit, fassen rasch die blutenden Gefäße mit Bergmannschiebern, unterbinden sie aber noch nicht, denn der Chef zieht es vor, das Operationsfeld in einem Zug bis in die Tiefe freizulegen. Dann erst macht er gewöhnlich eine Pause und beginnt mit der Blutstillung. Wir setzen runde, breite Haken in die Wunde ein, um sie zum Klaffen zu bringen. Der starke, lange Kopfnickermuskel läßt sich ganz gut nach vorn wegziehen, so daß man die Querfortsätze der oberen Halswirbel abtasten kann.
Und nun beginnt die Suche nach der Kugel, deren Sitz und Tiefe wir ja durch die Röntgenbilder so exakt wie irgend

möglich bestimmt haben. Der Chef legt die Querfortsätze des zweiten und dritten Halswirbels frei. Er korrigiert mehrfach die Lage unserer Haken, um bessere Sicht zu bekommen oder an ihnen vorbei in die Tiefe vordringen zu können. Wir müssen ständig tupfen, denn Blut sickert in die Wunde und verhindert das Aufspüren der Kugel. Der Chef wird ungeduldig und brummt ärgerlich:
»Nun ziehen Sie endlich einmal die Haken kräftig nach oben und nach der Seite. So komme ich nicht vorwärts.«
Es klappt immer noch nicht. Er läßt uns schmalere, längere, stumpfe Haken in die Wunde einsetzen, und wir ziehen, so gut wir eben können, die Wundränder auseinander. Allmählich werden die Finger gefühllos.
Und der Chef sucht und sucht... Immer wieder läßt er seine Fingerspitzen über die Querfortsätze der oberen Halswirbel gleiten, in der Hoffnung, die Kugel zu ertasten. Aber zu seinem großen Verdruß und Schrecken kann er das Geschoß nicht finden.
»Merkwürdig – ich verstehe das nicht. Das Ding muß doch da sein. Vielleicht ist die Kugel irgendwo in den Muskeln eingeheilt«, murmelt er vor sich hin und beginnt die Querfortsätze des zweiten und dritten Halswirbels von den feinen Längs- und Drehmuskeln zu befreien. Gewöhnlich sieht eine solche Kugel im Gewebe durch Oxydation schwarz aus, aber wir können nichts Schwarzes entdecken. Der Chef sucht nun schon fast eine Stunde – die Situation wird allmählich peinlich.
Die Querfortsätze liegen, von den Weichteilen entblößt, vor unseren Augen. Der Chef läßt sich noch einmal die Röntgenbilder und meine Tiefenbestimmung zeigen. Er schüttelt den Kopf, schaut wieder in die Wunde.
»Verstehe ich nicht. Vor dem Querfortsatz kann die Kugel eigentlich nicht sitzen, eher dahinter, aber ich sehe nichts. Der Knochen scheint nicht verletzt.«
Ich schaue zusammen mit ihm in die Tiefe, betrachte mir die

Formation des Querfortsatzes genau. Da fällt mir ein kleiner, merkwürdiger Höcker am hinteren Anteil des Querfortsatzes auf. Ich habe das Gefühl, daß dieser Höcker eigentlich nicht dorthin gehört. Das Ding ist höchstens sechs bis sieben Millimeter groß, etwas vorgewölbt und schimmert weißlich.

»Herr Professor, sehen Sie sich doch mal diese Stelle an. Womöglich ist die Kugel im Knochen eingeheilt. Sie muß ja auf den Knochen aufgeschlagen sein, sonst wäre sie nicht platt.«

»Weiß Gott, Sie könnten recht haben.«

Er läßt sich einen kleinen, eleganten Lexer-Meißel geben, setzt ihn genau an der Basis des Knochenwulstes an, schlägt mit dem Handballen auf den Knauf und entfernt mit einem einzigen Schlag die Kuppe der Knochenspange.

Da – nun sieht man, im Knochen eingebettet, eine schwärzliche Masse auftauchen: die Kugel. Die verletzte Knochenhaut hat eine knöcherne Umscheidung erzeugt, und dieser Höcker hat dann wohl auf den dritten Halsnerv gedrückt. Ohne Schwierigkeit entfernt der Chef das Projektil, legt vorsichtshalber ein dünnes Gummirohr in die Höhle und verschließt befriedigt die Wunde. Erleichtert atmen wir auf.

Raus ist die Kugel ja nun, aber als ich Watzka am späten Nachmittag auf der Station besuche, fährt mir ein eisiger Schreck in die Glieder: Er ist wach, aber seine linke Gesichtshälfte hängt schlaff herab. Kein Zweifel, Watzka hat eine Lähmung des linken Gesichtsnerven, des *Nervus facialis*. Dieser Nerv beherrscht die gesamte mimische Muskulatur. Das äußere Hauptkabel zieht dicht unter dem Ohr vorbei nach vorn, und die feinen Fasern verteilen sich fächerförmig auf die gesamte Muskulatur einer Gesichtshälfte, den Bereich der Wangen, des Mundes, des Kinns, aber auch auf die Stirnpartie und die Augen. Die Lähmung muß durch den Druck und scharfen Zug eines unserer Haken entstanden sein, denn das Kabel des Nerven ist uns während des ganzen Eingriffs nie zu Gesicht gekommen. Der Operationsschnitt hat auch nicht so weit hinaufgereicht, daß der Nerv direkt getroffen sein könnte.

Eine üble Geschichte! Den Verband lasse ich liegen, befreie nur die Brust, wie ich das immer zu tun pflege, um die Atmung zu kontrollieren. Da gibt es einen neuen Schreck: die linke Zwerchfellhälfte arbeitet nicht mehr richtig mit!
»Atmen Sie einmal tief!«
Kein Zweifel, die linke Brusthälfte hinkt nach. Ich klopfe die Brusthälften ab. Das linke Zwerchfell ist, dem Unterdruck folgend, in die Höhe gestiegen. Das bedeutet einen weiteren »Flurschaden«, nämlich die Lähmung des linken Zwerchfellnerven, der vor der Halswirbelsäule nach unten zieht. Bei der Suche nach der Kugel muß auch er durch einen der langen Haken gequetscht worden sein. Eine schöne Bescherung.
Watzka klagt auch über seine linke Schulter. Er könne sie nicht richtig anheben und den Kopf nicht nach links drehen. Was er mir angibt, bedeutet nichts anderes als eine Lähmung des *Nervus accessorius*, des Schulternerven, der offensichtlich auch etwas abbekommen hat. Er sagt das alles mit einer rauhen, tonlosen Stimme – und nun muß ich mich doch setzen. Das linke Stimmband ist also auch gelähmt. Wir müssen mit einem der Haken den *Nervus recurrens*, den feinen linken Stimmbandnerv, erwischt haben. Zu sehen bekamen wir alle vier Nerven keinen Augenblick.
Watzka ist sich der Situation natürlich nicht bewußt. Um so bedrückender aber lastet sie auf meinem Gemüt und Gewissen. Hat sich dieser Eingriff gelohnt?
Peinlich, höchst peinlich die ganze Angelegenheit. Und obendrein fällt mir nun die angenehme Aufgabe zu, einerseits dem Chef den Flurschaden beizubringen – möglichst schonend natürlich – und andererseits unseren Patienten zu trösten, ihm Hoffnungen zu machen, daß all diese Erscheinungen bald wieder zurückgehen werden. Dabei plagen mich in dieser Hinsicht hochgradige Zweifel. Ob die Beschwerden, derentwegen die ganze Operation stattfand, nun verschwinden werden – wer kann das schon sagen? Peinlich, alles sehr peinlich.
Heute werde ich noch nicht mit dem Chef sprechen, lieber

einen Tag abwarten. Vielleicht bessert sich die eine oder andere Lähmungserscheinung bis morgen.
Aber am nächsten Tag hat sich gar nichts gebessert, im Gegenteil. Watzka hat – durchaus gewöhnlich nach einer Operation – leichtes Fieber. Die linke Halsseite ist etwas geschwollen, die Wunde schmerzt bei jeder Drehung und, was viel schlimmer ist, er hat die Schäden selbst bemerkt. Er will ganz genau wissen, warum er nicht mehr mit klarer Stimme sprechen kann, und traktiert mich mit den unangenehmsten Fragen. Was tun? Ich erzähle ihm Einzelheiten des schwierigen Eingriffs, um ihn abzulenken, zeige ihm auch die herausgenommene Schrapnellkugel. Die kann er behalten.
»Wir mußten die Kugel aus großer Tiefe herausholen, Herr Watzka, sie war im Knochen fest eingeheilt. Der Professor mußte sie herausmeißeln. Durch den Druck der Wundhaken – an denen wir eben ziemlich stark ziehen mußten, um die Wunde zu öffnen – wurden wahrscheinlich einige Nerven, die in der Nähe hindurchziehen, gequetscht. Sie müssen Geduld haben. Im Augenblick ist das natürlich alles recht unangenehm, besonders daß Sie nicht richtig sprechen können, aber das geht vorüber«, behaupte ich kühn und mit schlechtem Gewissen.
Das Wunder geschieht, Watzka glaubt mir und beruhigt sich. Zeitgewinn ist alles. Natürlich bleibe ich äußerst skeptisch und verlasse ihn mit schweren Sorgen. Wenn nur ein Rest dieser Lähmungen zurückbleibt, hat sich der Eingriff vielleicht doch gelohnt, aber so...?
Schließlich gehe ich zum Chef hinunter. Ich merke, daß er mit seinen Gedanken woanders ist – ein psychologisch günstiger Augenblick.
»Dem Watzka, Herr Professor, geht es relativ ordentlich. Er hat den Eingriff gut überstanden. Nur... ich meine... na ja – er kann seine linke Schulter nicht recht bewegen. Der *Nervus accessorius* ist anscheinend ausgefallen.«
»Den haben wir doch gar nicht zu Gesicht bekommen.«
»Ja – aber der Druck der Langenbeck-Haken ...«

Der Chef brummt nur. Jetzt muß ich rangehen!
»Und das linke Zwerchfell steht auch hoch. Der linke *Phrenicus* hat etwas abbekommen – und die linke Gesichtshälfte ist erschlafft!«
»Hören Sie auf!« schimpft er los. Aber jetzt muß es schon vollends heraus:
»Das ist noch nicht alles, Herr Professor. Der linke *Recurrens* ist gelähmt, das eine Stimmband funktioniert nicht. Der Mann spricht rauh und heiser.«
Da ächzt der Chef nur noch und wirft mich hinaus.
Er kann diese Operation bestimmt nicht unter seine chirurgischen Glanzleistungen einreihen. Aber was soll er anderes tun als abwarten, wie wir alle.
Das Fieber vergeht, und die Wunden heilen glatt. Watzka steht auf. Er ist friedlich und sehr geduldig. Wir nehmen ihn wegen der Lähmung des linken Zwerchfells noch einmal vor den Röntgenschirm. Der Zustand hat sich merklich gebessert. Die Stellung der linken Zwerchfellhälfte ist schon fast wieder normal. Ihre Kuppe steht unter Spannung und ist tiefer getreten. So weit – so gut.
Die Schulter hängt noch ein bißchen und ist schwach, aber das stört Watzka weniger als die entstellende Gesichtslähmung. Der Mund ist scharf nach rechts verzogen, es fehlt der aktive Gegenzug der Wangenmuskulatur. Seine Mimik ist grotesk, die Facialislähmung hat sich also leider noch nicht gebessert. Und über die scheußliche Stimme beginnt Watzka heftig zu klagen:
»Doktor, ich kann immer noch nicht richtig sprechen. Hören Sie doch bloß. Das klingt ja schauderhaft – ganz rauh und unklar. Wie soll ich denn so vor die Männer treten? Die Stimme ist völlig klanglos, kein Mensch versteht mich.«
Er sagt es vorwurfsvoll, ärgerlich und verzweifelt. Wiederum stehe ich sozusagen blamiert vor ihm und kann ihm nur Geduld und Zuversicht predigen – die mir selbst fehlt.
»Sie müssen Geduld haben. Die empfindlichen, gequetschten

Nerven erholen sich immer nur sehr langsam. Ich finde, die Stimme ist schon etwas besser geworden.« Natürlich glatter Schwindel.
Zum erstenmal fixiert er mich mißtrauisch. Seine Sprache ist nun schon seit drei Wochen unverändert tonlos und rauh. Es ist soweit: er denkt sich sein Teil.
Tags darauf unterhalte ich mich mit einigen Kollegen in der Bibliothek. Schließlich kommen wir auch auf den Fall Watzka zu sprechen. Alle wissen natürlich längst, daß es sich um einen bekannten kommunistischen Massenredner handelt. Da ertönt plötzlich die helle Stimme eines unserer Volontäre aus dem Hintergrund:
»Na, vielleicht behält er die Stimmbandlähmung. Dann kann er wenigstens keine kommunistischen Reden mehr halten.«
Erschrocken wenden wir uns um und starren den Sprecher an. Es herrscht eine verdächtige Stille, keiner wagt eine Erwiderung. Die fatalen Worte bleiben in der Luft hängen. Schweigsam gehen wir auseinander, manch einen drückt sein schlechtes Gewissen.
Neben mir geht der nette Kollege Richard den Gang entlang. Da fällt mir eine kleine Geschichte ein, die ich als Student in Berlin während der Kämpfe um den Marstall erlebte. Ich erzähle ihm davon:
»Damals half ich dem bekannten Chirurgen Professor Kroll – vielleicht kennen Sie ihn –, einen jungen Spartakisten zu versorgen, dessen rechte Hand durch eine Handgranate ziemlich zerfetzt war. Sie sah bös aus. Kroll hatte die Hand örtlich betäubt, und während er sie mühsam zusammenflickte, fragte er den jungen Mann plötzlich:
›Wie kommst du eigentlich dazu, auf deine Mitmenschen zu schießen und diese scheußlichen Handgranaten zu schmeißen?‹
Der Junge wandte den Kopf und antwortete im Berliner Jargon: ›Na ja, Herr Dokta, durch die Kommune.‹
›So – und wenn ich dir jetzt deine Hand zusammengeflickt habe, dann schmeißt du damit wieder Handgranaten auf uns?‹

›Ja – det kann sind‹, meinte er bieder, lächelte und fand nichts Besonderes dabei.«
Sechs Wochen ist Watzka nun schon in der Klinik. Man tut, was man kann, die restlichen Lähmungserscheinungen zu beseitigen. Tatsächlich hat sich die Gesichtslähmung schon weitgehend zurückgebildet, aber mit der Sprache geht es nicht voran. Es kommt zu einer letzten verzweifelten Aussprache. All meine Trostworte, meine hoffnungsvollen Tiraden wirken nicht mehr. Grollend und niedergeschlagen verläßt er die Klinik. Der wird nicht mehr, denke ich.

Monate vergehen. Längst ist der Fall Watzka aus unserem Gedächtnis geschwunden. Andere Ereignisse drängen sich in den Vordergrund. Da öffnet sich eines Morgens die Tür meines Stationszimmers, und wer kommt herein – lächelnd, freudestrahlend? Watzka, unser Volksredner. Er begrüßt mich freundlich, mit völlig klarer Stimme! Ich kann es kaum glauben. Sein Gesicht ist heiter, die Atmung in Ordnung, die Zwerchfellähmung verschwunden. Er bedankt sich sehr herzlich bei mir. Ich hätte doch recht behalten, alle Schäden seien weg, auch die Beschwerden im Hals und im linken Arm.
»Na, und was machen Sie jetzt?« frage ich, nachdem ich mich gefaßt habe.
»Oh, ich bin seit langem wieder für die Partei tätig. Ich habe schon in den verschiedensten Städten gesprochen.«
»Und gegen die gottverdammte Bourgeoisie gewettert, nicht wahr?«
»Natürlich. Schließlich glaube ich an den Kommunismus, die Weltrevolution. – Es würde mich interessieren zu hören, Herr Doktor, was Sie vom Kommunismus halten.«
»Das ist gar nicht so einfach zu beantworten: Sehen Sie, Herr Watzka, ich halte die persönliche Freiheit, die Initiative und Phantasie des einzelnen für sein wertvollstes Gut. Sie bestimmt sein Streben, seine Leistung. Wer die Entfaltung eines Menschen zu regulieren sucht, verkümmert sein individuelles Sein,

die Quelle aller schöpferischen Kräfte. Jedermann muß am Erfolg seines Denkens, seiner Arbeit interessiert sein und bleiben, wenn fruchtbare Wirksamkeit erhalten bleiben soll. Und genau gegen diese natürlichen Gesetzmäßigkeiten des menschlichen Wesens, der menschlichen Gesellschaft, verstößt das Dogma des Kommunismus. Ich habe dies einmal ganz anders auszudrücken versucht:

Der Geist – entzweit,
Die Einfalt – bindet,
Indes Gewalt
Die Menschheit schindet.

Mit der Eingliederung in einen Bienen- oder Ameisenstaat sind unweigerlich Gewaltmaßnahmen verbunden. Die Befreiung des Individuums von diesem Zwang kommt meines Erachtens nicht von außen, sondern von innen, von euren Leuten selbst. Das ist meine Überzeugung.«

»Herr Doktor, Sie gefallen mir. Wir können solche Männer gebrauchen. Wollen Sie nicht zu uns kommen, in die kommunistische Partei eintreten?«

»Ach Gott, Herr Watzka, mit mir werden Sie kein Glück haben. Ich muß Ihnen gestehen, daß mir die alten Zeiten am besten gefallen haben. Damals war unser Baden ein »Musterländle« in einem wirklichen Vaterland. Da hatten wir auch noch ein Europa, das heute nicht mehr existiert. Man konnte überall hinfahren, sich überall niederlassen, und unser Geld hatte in allen Ländern bleibenden Wert. Wer diese glücklichen Zeiten erlebt hat, lernt nicht mehr um.«

Damit verabschieden wir uns. Er will noch zum Chef gehen und sich für die großartige Operation bedanken.

»Tun Sie das – tun Sie es wirklich – er wird sich mächtig freuen.«

Einige Stunden später treffe ich den Chef im Operationssaal:

»Sie«, sagt er, »der Watzka war eben bei mir. Ich habe es ja gleich gesagt, es ist alles wieder in Ordnung.«

»Ja, ja, ich weiß – und Reden hält er auch schon wieder!«

Eine Sternstunde

Der berühmte Pharmakologe Walter Straub, mein unvergeßlicher Lehrer, sagte mir einmal während eines stillen, nachdenklichen Zwiegesprächs: »Fragen Sie nie nach dem Warum, sondern immer nur nach dem Wie! Die Frage nach dem Warum kann letzten Endes doch niemand beantworten.«

Die Frage nach dem Wie aber ist eine Kunst, die man nur im Schatten eines großen Mannes erlernen kann. Sie erfordert äußerste Konzentration und Präzision. Nur wer richtig fragt, hat die Chance, auch eine richtige, verwertbare Antwort zu erhalten – sei sie nun Ja oder Nein. Beides ist fruchtbar, jede Ungewißheit aber vom Übel.

Um diese Dinge handelt es sich in meiner Geschichte über die Entdeckung des Evipans und der intravenösen Narkose durch Helmuth Weese. Auch er kam aus der Schule Walter Straubs, und vielleicht beruhte darauf der Gleichklang unserer Gedanken.

Eines Abends besuche ich wieder einmal meinen Freund Weese. Er ist nicht Chirurg, sondern Pharmakologe und steht mir viel näher, als er weiß.

Unterwegs befällt mich eine jener rätselhaften, vagen Traurigkeiten, von denen ich bisweilen ohne sichtbaren Grund heimgesucht werde. Es ist jene eigenartige Niedergeschlagenheit, von der Priester, Dichter und Ärzte wissen – das trostlose Gefühl, daß sie die Welt doch nicht weiterwuchten können: die Priester nicht, die aus einer bösen Welt eine gute machen wollen, die Dichter nicht, die aus der häßlichen Welt eine schöne schaffen wollen – und die Ärzte nicht, die eine kranke Welt gesund machen möchten. Die Enttäuschungen, die persönlichen Kränkungen im Kampf um neue Formen der Narkose haben mich ermüdet und zermürbt. Wenn diese Traurigkeit über mich kommt, wühlt sie in mir wie ein Wurm.

Dabei stehen die Dinge gar nicht so schlecht. Man ist im Ausland auf uns aufmerksam geworden, mein erbittertster Gegner ist eingeschüchtert, und Weese, zu dem ich eben gehe, hat die Leitung eines großen Instituts mit fast unbeschränkten Möglichkeiten übernommen.
Helmuth Weese liegt mir in seinem ganzen Wesen, denn er hat Phantasie und Ideen. Oft hocken wir zusammen und kippen in Gedanken die Welt aus den Fugen. Zunächst allerdings wollen wir das X 200 durch etwas Besseres ersetzen. Der blonde, kleine, stämmig gebaute Mann ist wie ich von süddeutscher Art. Seine Jugend hat er in einer Schweizer Stadt verbracht. Er ist eine heitere Natur, liebt die Berge, die Kunst und die Frauen. Was er auch sagt, ist klar und bestimmt, nichts Verschwommenes ist an ihm zu entdecken. Helmuth Weese ist ein schöpferischer und zäher Mann. Wir verstehen uns glänzend. Er mag mich, weil auch ich ziemlich zäh und respektlos bin. Doch bin ich gewiß viel schwieriger, unruhiger, stürmischer, und deshalb rechne ich es ihm hoch an, daß er mir stets treue Freundschaft gehalten hat – auch zu einer Zeit, als Kollegen, darunter Kapazitäten, mich als lästigen Gesellen empfanden und entsprechend schlecht behandelten.
Das kleine Arbeitszimmer Weeses liegt im dritten Stock. Es ist eng, aber um so gemütlicher. Wir haben uns eine hervorragende Flasche Oberbergener Ruhländer Spätlese aus dem Keller geholt, und meine Traurigkeit verfliegt bald, aber weniger durch den edlen Wein als durch den Elan, mit dem wir wieder einmal dem Narkoseproblem zu Leibe gehen. Während ich im Zimmer auf und ab laufe, qualmt Weese, in seinem Sessel sitzend, eine Virginia. Sooft ich ans Fenster komme und in den Himmel starre, will mich wieder ein verzweifeltes Gefühl anfallen. Die ganze Narkosegeschichte ist zu einem tragischen Abenteuer geworden.
Herr des Himmels, denke ich, wie armselig sind wir eigentlich! Auch der Freund ist heute auffallend verträumt – er sinniert. Das Gespräch schleppt sich dahin, unsere Worte fallen wie

schwere Tropfen. Jeder von uns beiden fühlt eine seltsame Spannung. Wir sind an einem kritischen Punkt angekommen. Die Darmnarkose mit X 200 muß verschwinden, auf ihre Vorteile jedoch wollen wir auf keinen Fall verzichten – aber wie?
»Hör mal«, sagt Weese plötzlich, »eine Frage... Du sollst mir eine einzige Frage aufrichtig beantworten!«
»Wenn es keine intime ist, gern. Also was willst du wissen?«
Er kneift die Augen zusammen und fixiert seine Virginia:
»Betreibst du eigentlich deine Forscherei, um deinen Kranken zu helfen, oder aus reiner Neugier – nennen wir es Wissenschaft, was dasselbe ist?«
Ich werde wütend.
»Verdammt noch mal, Mann, das ist keine Gretchenfrage, das ist eine Frage des Mephisto. Aber bitte, ehrlich und aufrichtig: Ich weiß es selber nicht!«
»Sehr gut«, sagt Weese höchst zufrieden und lächelt, »ich weiß es nämlich auch nicht. Vermutlich ist es beides!«
Wir versinken in tiefes Grübeln. Aus einem Nebenzimmer erklingen die Töne einer Klarinette. Da spielt einer immer das gleiche Thema.
»Das geht nun schon den ganzen Abend«, klagt Weese, »der Kerl macht mich noch wahnsinnig – und immer dieselben Töne, immer dasselbe Thema.«
»Er übt eben. Das ist eine Passage aus der »Unvollendeten« von Schubert. Was ist der Mann da drüben?«
»Er spielt im Philharmonischen Orchester.«
»Na also. Es ist sein gutes Recht, schwierige Passagen zu üben. Wir reiten ja auch immer auf der gleichen Sache herum.«
Wieder schweigen wir eine Weile. Ich stehe am Fenster und schaue hinaus ins Dunkel. Überraschend drehe ich mich um und überrumple Weese:
»Weißt du eigentlich, daß die ganze Kalamität der Äthernarkose – die elende Brecherei, die Exzitation, die Krampfungen – hauptsächlich von der Darreichungsart, der Inhalation, herrührt – mindestens während der Anflutung?«

»Wieso?«
»Ganz klar«, antworte ich und merke, daß ich in Fahrt komme, »die Pharmakologen halten es doch für eine absolute Binsenwahrheit, daß einer narkotischen Lähmungsphase eine Erregungsphase, eben die Exzitationsphase, vorausgeht – nach physiologischen Gesetzen vorausgehen muß!«
»Richtig – und weiter?«
Weeses Zigarre fängt heftiger an zu dampfen, auch er scheint in Schwung zu kommen.
Ich bleibe dicht vor ihm stehen:
»Das stimmt aber nicht! Wenn man die Ätheranflutung langsam und vorsichtig durchführt, kommt es nicht zu diesen üblen Reizerscheinungen, zu keiner Exzitation!«
»Wie bitte? Du behauptest also, sie sei vermeidbar?«
»Genau das. Am deutlichsten kannst du es daran erkennen, daß man bei einer Umgehung der Luftwege – also der Inhalation – gewöhnlich keine Exzitation zu sehen bekommt. Na, was meinst du dazu? – Sieht doch so aus, als stammten die Kalamitäten aus den Luftwegen – oder nicht?«
Erregt gehe ich auf und ab.
»Denke doch einmal an die gewöhnliche Äthernarkose und vergleiche ihre Reizerscheinungen mit dem klinischen Verlauf einer Äther-Öl-Rektalnarkose. Dabei wird doch der Äther vom Dickdarm und nicht durch die Lunge aufgenommen, und regelmäßig fehlt die Exzitation. Es fehlen überhaupt alle Reizerscheinungen und Unannehmlichkeiten – die Menschen schlafen einfach ein.«
Er betrachtet mit halb geschlossenen Augen die Rauchspiralen seiner Zigarre.
»Weese, ich höre geradezu dein Gehirn knarren.«
»Es knarrt auch«, brummt er nur.
»Durch meine klinischen Erfahrungen bin ich schon lange auf den Gedanken gekommen, daß alle Übel aus den oberen Luftwegen stammen. Man müßte sie umgehen, das heißt die Inhalation vermeiden!«

»Mann – das stimmt!« entfährt es Weese. »Das leuchtet mir ein – absolut! – Die Klarinette macht mich noch wahnsinnig ...«
»Nicht die Klarinette, das X 200 soll dich wahnsinnig machen.«
Er lacht.
Die qualmüberfüllte Bude, die Quäktöne der Klarinette und mein instinktives Gefühl, daß wir dem Kern einer noch verschleierten Sache immer näher kommen, versetzen mich in eine begeisterte Nervosität. Weese ist jetzt ganz konzentriert, sein Gesicht hat einen harten Zug bekommen.
»Ja«, sagt er halblaut, »die Geschichte leuchtet mir ein – sehr sogar. Deine Beobachtungen stimmen auch mit gewissen pharmakologischen Erfahrungen überein. Erinnere dich an die Versuche von Burkhardt. Der hat einmal schwache, wäßrige Lösungen von Äther oder Chloroform direkt in die Vene einfließen lassen. Auch er hat meiner Erinnerung nach keinerlei Reizerscheinungen, kein Erbrechen beobachtet.«
»Richtig.«
»Aber man konnte dieses Verfahren praktisch nicht verwenden, weil die roten Blutkörperchen geschädigt und zerstört wurden.«
»Man müßte eben andere Narkotika oder Hypnotika nehmen, die das nicht tun.«
»Was heißt, man müßte?« Weese wird ungeduldig. »Man hat es doch versucht – mit Schlafmitteln vom Typus des Chloralhydrat, des Hedonal, Amytal, Soneryl, und zuletzt mit dem Somnifen. Man hat sie alle intravenös gespritzt und – verdammt noch mal – nie Exzitationszustände gesehen.«
»Stimmt haargenau, Weese. Die Patienten schliefen nur zu lange – und mancher wachte nicht mehr auf.«
»Und mancher wachte nicht mehr auf – ja«, wiederholt er ganz versunken.
Auf und ab gehend, rede ich vor mich hin:
»Übrigens – es scheint ganz gleichgültig zu sein, ob man eine

solche narkotische Lösung unter die Haut, zwischen die Muskeln, in eine Vene oder durch einen Einlauf in den Körper bringt. Der Eintritt des Schlafs erfolgt zwar nach verschieden langer Zeit, aber all diesen Applikationsformen fehlen Reiz- und Erregungserscheinungen. Die Leute schlafen uns genauso wunderbar ein wie unter X 200. Ergo ... und nochmals: Entscheidend bleibt die Umgehung der Luftwege!«

»Die Umgehung der Luftwege«, wiederholt er gedankenverloren. Dann richtet er sich plötzlich auf. Seine Stimme bekommt einen helleren Klang:

»Natürlich... Klar... Die ganze Geschichte ist eine chemische Frage und sonst gar nichts – eine rein chemische Frage. Man müßte ein Schlafmittel finden, das sehr leicht löslich ist, sofort nach dem Einspritzen in eine Vene wirkt, dann...«

Er bricht plötzlich ab, schweigt eine Weile – und fährt fort:

»Dieses Schlafmittel müßte im Körper so leicht und rasch zerfallen, daß seine narkotische Wirkung flüchtig bleibt – klinisch sehr schnell abklingt.«

Wir starren einander an. Jeder von uns hat das Empfinden, daß wir uns dem großen Wunschtraum nähern – ganz langsam, ganz behutsam –, aber unweigerlich. Die Bemerkungen Weeses sind bestechend – hinreißend. Es schwebt etwas zwischen uns, aber wir können den Kernpunkt nicht formulieren, präzisieren. Plötzlich schreit Weese:

»Dieser schreckliche Mensch!«

»Was ist denn los?«

»Die Klarinette hat aufgehört« – er ist geradezu wütend.

»Ein Omen«, antworte ich, »vielleicht ein gutes Zeichen.«

Wir müssen unmittelbar vor der verhangenen Lösung stehen. Durch unsere präzisen Fragestellungen haben wir uns nahe herangetastet. Plötzlich befallen mich wieder schwere Bedenken:

»Angenommen, wir haben eine solche Substanz in der Hand, angenommen, du hast sie gefunden. Wir spritzen eine wäßrige Lösung davon in die Vene und erreichen damit in zwei bis drei

Minuten einen narkotischen Schlaf – was nützt uns das? Die Methode bleibt immer noch unsteuerbar, genau wie die vermaledeite Darmnarkose mit X 200.«

Weese ist so versonnen, daß ich frage: »Hörst du zu?«

»Ich höre zu.«

»Also, die Methode bleibt unsteuerbar. Wir können den Schlaf nicht reduzieren. Wir bekommen das Zeug nicht nach Wunsch wieder aus dem Körper heraus. Stimmt das?«

»Es stimmt, du hast recht, aber – wir brauchen doch nicht vorauszudosieren, völlig ungewisse Dosen berechnen wie bei X 200, sondern wir können... wahrscheinlich... wahrscheinlich können wir... Gott sei Dank!«

»Wieso – was hast du?«

»Die Klarinette spielt wieder«, meint er lächelnd. »Ich suche nach einer Formulierung. Wir können nach Erreichen der nötigen Schlaftiefe...«

»Herr des Himmels!« schreie ich auf. »Wir haben es – Weese – wir haben es!«

Berauscht vor Begeisterung rede ich weiter:

»Man müßte bei genügender Entspannung die Injektion stoppen... Das heißt, man müßte – man könnte nach Wirkung dosieren. Ja – ja – natürlich. Wir haben es, Weese, das ist es! Wir können *nach Wirkung dosieren*... Wenn uns das gelingen sollte... Mensch, Weese, wenn uns das gelingen würde – es wäre unvorstellbar. Wir könnten das X 200 hinauswerfen und doch die Vorteile der psychischen Schonung beibehalten.«

Wir starren einander an, zittern vor Aufregung, und Weese ist ganz blaß geworden. Mit einemmal geht uns die Bedeutung dessen auf, was wir ausgesprochen haben. Weese feuert seine Zigarre zum Fenster hinaus. Schweigend füllt er unsere Gläser. Schweigend stoßen wir an...

Wir haben zusammen eine Sternstunde erlebt.

Fast zwei Jahre vergehen, da stößt Weese nach zäher Suche auf eine chemische Verbindung vom Typus der Schlafmittel, die ihm erfreulich verdächtig vorkommt. Er rennt sofort zu seinen Chemikern, läßt sich das Natriumsalz davon herstellen, weil dies leichter in Wasser löslich ist, und jagt einer Reihe von Tieren – gespannt auf das Ergebnis – die Lösung in eine Vene. Sie schlafen ohne alle Anzeichen von Erregung ein und wachen ziemlich bald wieder auf, weil das Präparat sehr schnell vom Organismus abgebaut wird. Der narkotische Schlaf dauert nur kurz.

Das ist die Entscheidung, denn nun kann man damit nach Wirkung dosieren, die Tiefe der Narkose und ihre Dauer beherrschen.

Weese ruft mich an. Noch heute höre ich seine lebhaft erregte Stimme.

»Her mit dem Zeug«, ist meine Antwort.

Dann geht es los. Wir studieren, wie übrigens auch einige andere chirurgische Kliniken, die neue intravenöse Narkose, arbeiten uns ein und haben damit glänzende Erfolge.

Endlich – endlich ist es gelungen, alle Schrecken und Qualen der reinen Äthernarkose zu bannen, die Darmnarkose mit X 200 auszuschalten und unseren Kranken die Angst vor der Narkose und der Operation zu nehmen. Welch ein Segen!

In einem Siegeszug ohnegleichen verbreitete sich die neue intravenöse Narkose über die ganze Welt, und Weese erwarb sich unsterblichen Ruhm. Sie wurde zum Standardverfahren der Narkose überhaupt, zur Grundlage für alle modernen Verbesserungen, und eröffnete uns ungeahnte Möglichkeiten der Chirurgie.

Das Verhängnis

»Ignoramus et ignorabimus«, sagte im Jahre 1872 Emil Du Bois-Reymond, der berühmte Berliner Physiologe, in einer Rede über die Grenzen der Naturerkenntnis, des Wissens über Materie und Kraft. Es war das lautere Bekenntnis eines durch Wissen weise Gewordenen, der sich zu bescheiden gelernt hatte. Er bekannte sich damit zum Irrtum. Doch schimmert Hoffnung aus seinen Worten, wenn er – entgegen seinem skeptischen »Ignorabimus« – hinzufügt, daß den Forschenden doch das stille Bewußtsein erfülle, eines Tages wissen zu können, was ihm bisher verborgen blieb.
Diese Erkenntnis, aus dem Bereich exakter Naturwissenschaft ins Ungewisse des Klinischen übertragen, gibt auch dem Arzt immer wieder Hoffnung, sich vom »Verhängnis« lösen zu können, um durch neues Erkennen tödlichen Gefahren rechtzeitig zu begegnen.

Glückliche Stunden im Hochschwarzwald, fern allem Lärm der Stadt, der ständigen Unruhe des klinischen Betriebs.
Langsam und leise nach Jägerart wandere ich durch ein enges Tal. An den Hängen stehen bemooste, verwitterte Föhren. Ein kleiner Bach gurgelt und plätschert, er füllt weiter unten einen verträumten See. Zauberhaft ist diese spiegelnde Fläche, aus der von Zeit zu Zeit der silbrige Leib einer Forelle im Sprung nach Insekten sichtbar wird. Wellenringe breiten sich von der Stelle aus, wo der Fisch ins dunkle Wasser taucht. Ich setze mich auf einen Felsblock am Ufer, um zu sehen und zu lauschen.
Der Himmel erglüht im abendlichen Licht. Da, ein Reiher – der Märchenvogel. Mit sanftem Flügelschlag schwebt er über den hohen Tannenwald, nähert sich dem See und gleitet über das Wasser hinweg, bis er schließlich auf dem kahlen Geäst einer uralten Fichte aufbaumt. Gelbe Eiszeit-Seerosen heben

ihre Köpfe über den Wasserspiegel. Ihre breiten, flachen Blätter schwimmen an der Oberfläche. Eine ganze Weile bleibe ich am Ufer sitzen und genieße die wunderbare Ruhe und Einsamkeit.
Es wird kühler. Drei Rehe treten aus und ziehen äsend vom Waldrand auf die fette Wiese, die sich dem Rinnsal entlangzieht. Vorsichtig erhebe ich mich, um die Tiere nicht zu stören, und schreite gemächlich auf dem schmalen Waldpfad dahin, der in Windungen zwischen Felsblöcken den bewaldeten Hügel hinaufführt. Droben nämlich liegt die große Sumpfwiese, auf der in den Abendstunden, von allen Seiten kommend, ganze Sprünge Rehe auftauchen. Man findet dort seltene Blumen, so den Sonnentau, gelegentlich auch den herrlichen Frauenschuh und andere Orchideen.
Plötzlich erschreckt mich der mächtige Flügelschlag zweier großer Vögel. Ich habe zwei goldbraun gesprenkelte Auerhennen aus dem dichten Heidelbeerkraut zwischen den Felsen aufgescheucht. Jetzt schweben sie mit ausgebreiteten Flügeln über den grünen Teppich unter den mächtigen Tannen dahin, bis sie meinen Blicken in der Ferne entschwinden. Dachte ich es mir doch, daß hier oben Auerwild vorkommt. Bisher habe ich aber nie welches zu sehen bekommen.
Bald erreiche ich die große Wiese und blicke ringsum. Rehwild steht am Waldrand in kleinen Gruppen beisammen, die Tiere lauschen – dann äsen sie friedlich weiter.
Es ist Zeit, den Heimweg anzutreten. Ein kräftiger Mann tritt aus dem Dunkel des Waldes. Er kommt auf mich zu und ruft schon von fern:
»Ach, Sie sind's, Herr Fesser!«
Die Bauern hier oben im Hochschwarzwald verschlucken gern die erste Silbe des Titels. Es ist, wie ich sehe, der Bürgermeister des nahen Dorfs Herzoghausen, ein prächtiger, lebhafter Mann von stämmigem Körperbau, mit lichtblauen Augen. Er besitzt Riesenkräfte und ist unter den Leuten wegen seiner Gutmütigkeit, Rechtschaffenheit und Tüchtigkeit sehr beliebt. Immer

ist er heiter und läßt auch gern unseren köstlichen badischen Wein durch die Kehle rieseln. Ich warte, bis er herankommt. Wir schütteln uns kräftig die Hände.

»Grüß Gott, Herr Fesser, sind Sie au wieder emol bei uns obe im Schwarzwald?«

»Na klar, Herr Bürgermeister, bei euch gfällt's mir eben am besten. Was gibt's denn Neues drunten im Dorf?«

Und während wir gemeinsam heimwärts wandern, beginnt er von allen kleinen und großen Ereignissen im Dorf zu erzählen, auch von den Sorgen und Fehlern, die vorgekommen sind. Er beendet seinen Bericht mit den weisen Worten:

»Wisse Se, Herr Fesser, s'isch ebe so: Ä Buckel kannsch abkratze, aber ä Loch isch nit rufzuhoble.«

Lachend reichen wir uns die Hand, dann trennen sich unsere Wege. Er geht zum Dorf, ich aber kehre zu dem großen Hof unterhalb des Sees zurück, denn dort bin ich für einige Tage zu Gast.

In diesem Herzoghausen lebt Dr. Scheulin mit seiner großen Familie, ein praktischer Arzt alten Schlages, ein Landarzt, wie man ihn sich wünscht. Der alte Herr hat noch mit meinem Vater zusammen studiert, daher rührt unsere Bekanntschaft und Freundschaft. So manchen Patienten hat er uns in die Klinik nach Freiburg heruntergeschickt, aber meistens zieht er es vor, seine Kranken selbst zu bringen. Dann überreicht er uns gewöhnlich einen Zettel mit eigenhändig niedergeschriebener Vorgeschichte, mit seinen Beobachtungen und einer exakten Diagnose.

Wir Assistenten der großen Universitätskliniken beneiden so manches Mal unsere Kollegen vom Land, die noch das Kommen und Gehen der Geschlechter und Familien miterleben. Wir beneiden sie weniger um ihre praktische Tätigkeit als um den ethischen Inhalt ihrer Arbeit. Nachdem man den Hausarzt als Vertrauensmann und Berater der Familien nahezu ausgerottet hat, erscheint uns Jungen der Landarzt geradezu als Ideal unseres Berufs.

Kalte Tage sind angebrochen, auf dem Hochschwarzwald hat die Frostperiode begonnen. Am frühen Morgen bedecken schon weiße Kristalle Halme und Zweige.
Ganz überraschend kommt eines Tages ein Anruf von Dr. Scheulin aus Herzoghausen. Seiner Stimme merke ich deutlich Erregung und Unruhe an. Es muß etwas Besonderes vorgefallen sein:
»Herr Kollege, ich schicke Ihnen gleich unseren Bürgermeister nach Freiburg in die Klinik hinunter. Leider kann ich ihn nicht selbst begleiten.«
»Den Bürgermeister von Herzoghausen? Was ist denn geschehen?«
»Der Straßenwart hat ihn heute morgen tief schlafend und ausgekühlt im Freien aufgefunden. Er ist in sehr bedrohlichem Zustand. Ich möchte Ihnen am Telefon nichts Näheres sagen. Der Fahrer bringt einen Brief mit, darin steht alles Wissenswerte und auch meine Vermutungsdiagnose. Bitte nehmen Sie sich gleich des Mannes an. Die Situation scheint mir gefährlich.«
»Muß ich eine Notoperation vorbereiten lassen, Doktor?«
»Ja – ich nehme an, daß Sie den Mann gleich operieren werden. Aber – Sie werden ja sehen – und selbst die Entscheidung treffen.«
Es muß wirklich etwas ganz Besonderes vorgefallen sein. Daß mir der gute Doktor Scheulin am Telefon nicht einmal die Diagnose sagt, ist noch nie vorgekommen. Sonst pflegt er seine Meinung stets sehr freimütig zu äußen, auch dann, wenn es anderen nicht paßt.
Sofort orientiere ich den Pförtner und unsere Oberschwester über den Anruf und lasse ein Zimmer vorbereiten. Auch der Operationssaal wird verständigt. Wenn der Bürgermeister eintrifft, soll man mich gleich holen.
Gegen zehn Uhr hält der alte Sanitätswagen vor dem Portal. Zwei Begleiter des Roten Kreuzes tragen den Mann in den Untersuchungsraum. Der Fahrer übergibt mir Dr. Scheulins

Begleitbrief. Ich öffne ihn aber noch nicht, um mir zuerst einen unbeeinflußten Eindruck vom Zustand des Bürgermeisters zu verschaffen. Einen der Sanitäter frage ich dann aber doch, was eigentlich mit dem Bürgermeister geschehen sei. Er fängt zu erzählen an:

»Ja wisse Se, Herr Doktor, den Bürgermeischter, den het heut morge gege fünf unser Schtraßewart gfunde, unterhalb der Böschung der Hauptschtraße nach dem Schluchsee. Die henn im Löwen geschtern abend gfeiert. Er muß en Kanonerausch ghabt habbe. Der Kasper, unser Schtraßewart, hat ihn net wach bracht, so tief hat er gschlafe, und verkühlt war er auch. Der Bürgermeischter hat sich überhaupt net bewegt, derewege hat der Kasper gleich Lüt g'holt. Sie henn en heimbrocht und den Dr. Scheulin g'holt. Der het en gleich untersucht, s'Wasser kontrolliert und nix weiter gsagt als ›gleich runter mit ihm nach Freiburg in die Klinik‹. Den Brief hat er gschriebe und uns mitgebe.«

Die Männer ziehen den schweren Mann vorsichtig aus und heben ihn auf den Untersuchungstisch. Ich erschrecke über das schlechte Aussehen des Bürgermeisters. Sonst bot er immer das Bild strotzenden Lebens. Jetzt sind seine Gesichtszüge verfallen, die Wangen bläulich verfärbt. Er atmet schlecht. Schlimmer noch ist die hochgradige Vorwölbung und Spannung des Leibes. Der Bauch ist zwar nicht so bretthart gespannt, wie man es nach dem Durchbruch eines Magengeschwürs beobachten kann, aber doch erheblich. Der Bürgermeister ist immer noch benommen und nicht ansprechbar. Ist das noch die Folge des Rauschs oder schon ein übles Zeichen der Erkrankung? Im Augenblick läßt sich das nicht entscheiden. Bei der Betastung des Leibes reagiert er immerhin deutlich mit verstärkter Abwehrspannung. Der Mann muß tief im Leib Schmerzen haben.

Ohne die Kenntnis der Vorgeschichte kann ich nach diesen Befunden noch keine genaue Diagnose stellen. Deshalb ziehe ich schließlich doch den Brief Dr. Scheulins aus der Tasche. Da steht es nun schwarz auf weiß, säuberlich in der mir bekannten, sorgfältigen Handschrift niedergeschrieben, was sich ereignet hat. Der gute Bürgermeister hat mit seinen Kriegskameraden mal wieder mächtig gefeiert und ist dann mit einem seiner Freunde gegen drei Uhr aufgebrochen, um nach dem Dorf zurückzugehen. Dabei hat er auf der Landstraße durch den hohen, dunklen Tannenwald offenbar die Peilung verloren, ist ins Torkeln geraten und die zwei bis drei Meter tiefe Böschung in den Wald hinuntergestürzt. Dort blieb er liegen, während sein nicht minder bezechter Begleiter davon nichts merkte, weiterlief und schließlich daheim ankam. Dr. Scheulin schreibt, er sei am Morgen gegen halb fünf Uhr zum Bürgermeister geholt worden, weil die Leute ihn nicht wecken konnten und weil er völlig ausgekühlt und bläulich war. Das Wichtigste in Dr. Scheulins Brief scheint mir folgendes: Seiner Meinung nach sei der Bürgermeister mit übervoller Blase durch den Wald gelaufen. Bei dem Sturz sei es wahrscheinlich zu einem Blasenriß gekommen. Er habe nämlich beim Katheterisieren der Blase nur ganz wenig, aber blutig gefärbten Urin gewinnen können. Eine »Blasenruptur« also.

Das könnte den bedrohlichen Krankheitszustand vollauf erklären. Nun kommt es zunächst einmal darauf an, nachzuprüfen, ob die Blase noch dicht ist oder ob tatsächlich ein Blasenriß dazu geführt hat, daß ihr Inhalt in die Umgebung der Blase oder in die freie Bauchhöhle geflossen ist. Zur Schwester und den Sanitätern sage ich deshalb lediglich:

»Verdacht auf Blasenruptur.«

Die Schwester sieht mich erschreckt an, denn sie weiß, was das bedeutet.

»Lassen Sie bitte den Bürgermeister sofort auf die urologische Abteilung bringen. Ich werde Dr. Roßvogt selbst orientieren. Bitte keine Zeit verlieren.«

Schleunigst laufe ich auf die urologische Abteilung, wo ich Dr. Roßvogt bei der Arbeit antreffe. Er macht gerade eine Blasenspiegelung, ist aber bald damit fertig. Ich kann nicht

behaupten, daß mir dieser Dr. Roßvogt sympathisch ist. Der dunkelhaarige, kleine Hotzenwälder tut allzuviel, um dem Chef zu gefallen. Läuft der Chef Ski, läuft er auch Ski, geht der Chef auf Jagd, gebärdet er sich auch als passionierter Jäger. Davon abgesehen, ist mir der Mann zu überheblich und intrigant. Er paßt im Grunde genommen nicht in unsere Klinik.
»Doktor«, spreche ich ihn an, »ich lasse eben den Bürgermeister von Herzoghausen hierherbringen. Man hat ihn morgens neben der Straße aufgefunden, bewußtlos und völlig ausgekühlt. Er muß im Suff die Böschung hinuntergefallen sein. Dr. Scheulin – Sie kennen ihn ja – denkt an eine Blasenruptur. Bitte prüfen Sie mal gleich nach, ob die Blase dicht ist oder nicht.«
»Na, na«, meint Roßvogt, »was kann schon so ein alter Praktiker wissen, wie will er denn diese fabelhafte Diagnose beweisen?«
»Sagen Sie das nicht, es handelt sich um einen sehr erfahrenen, praktischen Arzt. Er hat gleich katheterisiert, wenig Urin und etwas Blut darin gefunden. Das dürfte als Hinweis auf eine mögliche Blasenruptur genügen. Dem Mann geht es sehr schlecht. Die Unterbauchregion ist hart gespannt, der Leib hochgradig aufgetrieben. Außerdem ist er noch immer benommen.«
Skeptisch sieht der Urologe mich an.
»Das werden wir gleich haben.«
»Ich warte in der Poliklinik auf Ihr Ergebnis.«
Dort drängen sich zur Zeit zu viele Patienten, deshalb kann ich bei der urologischen Untersuchung nicht dabei sein. Am liebsten würde ich die Untersuchung selbst vornehmen, aber das verbietet die Hausordnung.
Es dauert gar nicht lange, da kommt Roßvogt zu mir, auch der Bürgermeister wird auf der Bahre angefahren.
»Na, was habe ich gesagt? Von einer Blasenruptur kann keine Rede sein. Ich habe hundert Kubikzentimeter steriles Wasser in die Blase eingefüllt und genau dieselbe Menge aus der Blase zurückgewonnen. Das Wasser war durch Blutspuren leicht röt-

lich gefärbt. Das kann mit der Erschütterung der Nieren beim Sturz zusammenhängen. Auch die Kontrolle des Blaseninneren mit dem Cystoskop hat nichts Besonderes ergeben: kein Loch, keinen Riß, – nichts. Ergo: Dr. Scheulin hat sich geirrt.«
Es soll also keine Blasenruptur vorliegen? Woher dann dieser gefährliche Zustand? Ich bin enttäuscht und verärgert, vor allem über Roßvogts verächtlichen, triumphierenden Ton.
Was sollen wir im Augenblick tun? Es drängt mich zwar, aufzumachen und selbst nachzusehen, was los ist. Es könnte ja auch eine Darmschlinge geplatzt sein. Aber ich beherrsche mich. Der Bürgermeister soll auf die Station gebracht werden. Ich will ihn in den nächsten zwei Stunden beobachten und versuchen, durch Kreislaufstützung seinen schlechten Allgemeinzustand zu verbessern.
Die sehr erfahrene Stationsschwester Arminia steht neben mir, als ich nochmals untersuche. Sie weiß sehr viel, bringt mich aber manchmal durch ihre Bemerkungen zur Verzweiflung. Eben wieder:
»Herr Doktor, der stirbt Ihne.«
»Nun seien Sie doch still, Schwester Arminia!« herrsche ich sie an. Allerdings sehe ich selbst, daß es ihm nicht besser, sondern rapide schlechter geht.
Es läßt mir keine Ruhe. Schon nach einer Stunde gehe ich von der Poliklinik aus wieder auf die Station, um nach dem Bürgermeister zu sehen.
Zweierlei beunruhigt mich aufs äußerste: Der Mann ist immer noch nicht richtig ansprechbar und wach. Warum nur? Ist es bloß die Nachwirkung der Sauferei, oder müssen wir diesen Zustand schon als Vergiftung anderer Art ansehen? Eine Vergiftung wodurch? Das zweite ist die hochgradige Auftreibung und Spannung des Unterleibs, die direkt auf eine rasch fortschreitende Bauchfellentzündung hindeutet. Sie muß eine Ursache haben, die wir noch nicht kennen. Natürlich kommt ein Durchbruch der Blase dafür in Frage, aber auch andere Gebilde im Bauchraum können durchgebrochen sein, daran denke

ich allerdings erst in zweiter Linie. Andererseits ist so eine Blasenruptur nach Sturz ein seltenes Ereignis, mindestens bei vorher gesunder Blase. Plötzlich stoßen meine Gedanken auf eine neue Spur: War die Blase des Bürgermeisters vor dem Sturz in Ordnung oder krank?
»Schwester, bitte bringen Sie mir Gummihandschuhe.«
Wir wenden den Bürgermeister auf die Seite, ich untersuche und stelle eine stark vergrößerte, harte Vorsteherdrüse fest: »Prostatahypertrophie« lautet die Diagnose. – Folglich müßte der Bürgermeister eine Überdehnung der Blase oder eine Balkenblase mit schwachen Stellen haben. Davon hat bisher keiner der Doktoren etwas gesagt, auch der Herr Urologe nicht. Meine Gedanken verlieren sich wieder, anderes ist wichtiger. Mich quälen stärkste Zweifel, ob die apodiktische Behauptung des Urologen Dr. Roßvogt, von einer Blasenruptur könne keine Rede sein, wirklich stimmt. Schließlich hat Dr. Scheulin doch Blut im Urin gefunden.
Wir drehen den Bürgermeister wieder auf den Rücken. Die Bettdecken sind weit zurückgeschlagen, so daß ich nochmals den Leib abtasten kann. Darauf reagiert er etwas. Er antwortet aber immer noch nicht auf meine wiederholten Anrufe, erkennt mich nicht einmal. Seine Gesichtszüge sind verfallen, die Augen liegen tief und sind beschattet, die bläuliche Verfärbung hat zugenommen. Seine Augenbrauen sind nach abwärts gezogen, über dem Nasenrücken haben sich Schmerzfalten gebildet, die Stirn ist gerunzelt, der Mund leicht geöffnet. Das Antlitz hat jenen fatalen Ausdruck angenommen, den schon Hippokrates beschrieb und welchen ein unbekannter griechischer Plastiker seinem Laokoon verlieh. Es ist der Ausdruck einer permanenten, schmerzlichen Klage, verbunden mit allen Zeichen der Abwehr. Immer ist diese *Facies hippocratica* für uns ein übles Zeichen. Unzweifelhaft hat die Bauchdeckenspannung weiter zugenommen, sie breitet sich jetzt auch auf den Oberbauch aus. Der Leib fühlt sich heiß an, die Körpertemperatur ist gestiegen, der Blutdruck gefallen, der Puls ist

zu schnell, seine Füllung aber noch ausreichend. Und die Urinflasche ist leer geblieben – ganz leer!
Ich spüre förmlich die unheimliche Gefahr, in der unser Bürgermeister sich befindet. Fast zwei Stunden ist er schon in der Klinik, zwei Stunden haben wir verloren. Wir können nicht länger warten. Trotz seines bedenklichen Zustands entschließe ich mich nun doch zur Operation, und zwar entgegen der Meinung des Urologen unter der Anzeige: Verdacht auf Blasenruptur.
Alles wird vorbereitet. Eine halbe Stunde später stehen wir am Operationstisch. Ich lasse nur eine ganz leichte Allgemeinnarkose durchführen. Die Schnittlinie am Unterbauch will ich zusätzlich mit einem lokalanästhetischen Mittel betäuben, damit die Belastung gering bleibt.
Der Eingriff beginnt mit einem Mittelschnitt unterhalb des Nabels. Meine Helfer setzen scharfe Haken in die Wunde ein, so daß ich rasch und sicher zwischen den Muskeln im untersten Teil zur Blase vordringen kann. Mit Mühe schieben wir das Bauchfell des aufgetriebenen Leibes nach oben. Nun liegt die Harnblase vor uns, sie ist zusammengefallen, also völlig leer. Äußerlich kann man an der Blasenwand nichts Krankhaftes erkennen. Wie gewöhnlich ziehen gefüllte Venen über die starke Muskelwand hinweg. Wir setzen auf beiden Seiten runde, lange, flache Haken ein, so daß ich die tiefen Nischen neben der Blase im Beckenraum kontrollieren kann. Nein, auch hier ist keine Veränderung der Gewebe, keine wäßrige Durchtränkung zu finden. Es ist auch keine Flüssigkeit ausgetreten. Dieser Befund berechtigt mich, die Blase vorderhand noch geschlossen zu lassen. Dagegen müssen wir wissen, wie es in der Bauchhöhle aussieht, denn wenn die Blase nach oben durchgebrochen ist, muß der Urin in die freie Bauchhöhle abgeflossen sein.
»Herrschaften«, sage ich zu meinen Assistenten, »wir wollen die Blase noch zulassen, aber das Bauchfell öffnen.«
Mit feinem Scherenschlag schlitze ich die bindegewebige Hülle

auf, soweit der Schnitt reicht. Kaum ist sie geöffnet, fließt uns eine unangenehm riechende Flüssigkeit von schmutzigroter Färbung entgegen. Was ist das? Woher stammt sie? Ist das Urin oder ist es eine Flüssigkeit, die das entzündete Bauchfell ausgeschwitzt hat? Im Augenblick kann ich das nicht entscheiden. Wir sammeln ein wenig davon in ein Reagenzglas zur chemischen Untersuchung.

»Mir scheint, unser Doktor Scheulin behält recht. Das sieht wie Urin aus, der in die freie Bauchhöhle geflossen ist. Also doch eine Blasenruptur. – Wahrscheinlich ist der Bürgermeister mit einer zum Platzen vollen Blase gestürzt, und dann ist sie an irgendeiner Stelle eingerissen. Wir wollen aber doch einmal nach dem Magen und dem Darm sehen. Bitte setzen Sie große Bauchhaken ein.«

Meine Männer machen das trotz der geblähten Darmschlingen sehr geschickt. Ich kann nun den Magen abtasten, fahre mit Tupfern auch nach oben, um mich zu vergewissern, ob in der Oberbauchregion irgendwelche Anzeichen eines Durchbruchs zu finden sind. Das ist nicht der Fall. Die ganzen oberen Darmabschnitte, die wir übersehen können, weisen keine Zeichen eines Durchbruchs auf. Also saugen wir die ganze schmierige, trübe Flüssigkeit aus der Bauchhöhle ab.

»Bitte den Operationstisch senken – Kopftieflagerung – aber nicht zu stark.«

Damit will ich erreichen, daß die Gedärme etwas kopfwärts sinken, um die Unterbauchregion freier zu bekommen. Wir schieben alle Gedärme zur Seite und nach oben, dann stopfen wir den Beckenraum mit Bauchtüchern ab, denn ich muß den ganzen Bauchfellüberzug über der Blase mit allen Nischen und Falten übersehen können, um die vermutete Perforationsstelle zu suchen. Die ganze Prozedur wird ungemein schwierig und mühsam, denn unser Bürgermeister ist sehr dick. Wir quälen uns ab. Die Sucherei dauert endlos. Auf der rechten Seite kontrolliere ich Quadratzentimeter um Quadratzentimeter der hinteren Blasenoberfläche. Jede Nische wird nachgesehen. Mit schneeweißen Tupfern dringe ich tief in den Beckenraum hinab und hinter die Blase, um zu kontrollieren, ob irgendwelche Blutspuren daran haften bleiben. Nichts ist zu erkennen. Die Tupfer saugen sich zwar voll Flüssigkeit, zeigen aber kein Blut. Dieselbe Manipulation vollzieht sich nun im Douglasschen Raum links hinter der Blase, aber auch hier kann ich trotz größter Mühen und besten Willens keinen Riß und keine blutende Stelle finden. Nur die Zeichen einer ganz frischen Bauchfellentzündung sind festzustellen: die Därme sind hochrot, gebläht, gelähmt und mit Gasen gefüllt. Sie arbeiten nicht mehr. Verzweifelt schaue ich auf.

»Verstehen Sie das? – Ich nicht.«

Wir sind alle tief enttäuscht. Ich habe bestimmt damit gerechnet, eine kleine Durchbruchstelle, einen Blasenriß zu finden. Sollte der Urologe doch recht behalten? Ich kann den Bürgermeister nicht schwerer belasten, sonst bleibt er auf dem Tisch. Aufgeben? – Das ist nicht meine Art, aber was soll ich machen? In grimmiger Wut lasse ich eine massive Dauertropf-Infusion zur Kreislaufstützung anlegen, drainiere dann die Bauchhöhle und auch die Region um den Blasenhals. In der Blase selbst liegt ein Dauerkatheter, der jeden aus der Niere fließenden Urintropfen nach außen ableitet und jede Auffüllung der Blase verhindert. Endlich verschließe ich das Bauchfell, die Wunde, soweit das notwendig ist.

Mit einem scheußlichen Gefühl in der Magengrube verlasse ich den Operationssaal. Trotz der gegenteiligen Angaben des Urologen war ich überzeugt gewesen, daß ein Blasenriß vorliegen müsse. Nun habe ich ihn nicht finden können und stehe geschlagen und blamiert da. Und da denken die Leute, das Operieren mache dem Chirurgen Pläsier.

Man bringt unseren Bürgermeister auf die Station zurück. Eine Wache bleibt ständig an seinem Bett. Er erhält hohe Dosen Sulfonamide und Mittel, welche die Atmung und den Kreislauf anregen. Seine Blutgruppe wird bestimmt, und Bluttransfusionen werden vorbereitet. Wir geben Sauerstoff.

In unserem Dienstzimmer lasse ich mich mit Dr. Scheulin verbinden, ich will näheren Aufschluß über den Blasenzustand bekommen. Der Anschluß dauert wieder einmal endlos. Meine Unruhe stört jede Arbeit, auch die kleinste – ich warte und warte. Endlich rasselt der Apparat. Dr. Scheulin meldet sich.
»Ich habe operiert, Herr Kollege, obwohl unser Urologe bei der Cystoskopie und Wasserprobe keine Blasenruptur fand. Auch ich habe trotz aller Mühe keinen Riß finden können.«
»Das ist mir vollkommen unverständlich. Es muß doch ein Blasenriß da sein.«
»Der Meinung war ich auch. – Wir haben zwar in der freien Bauchhöhle fast einen Liter übelriechender, rötlicher Flüssigkeit gefunden und abgesaugt. Aber ich weiß nicht, woher sie stammt und ob es Urin ist. Die chemische Untersuchung läuft. Eine Frage noch: Hat der Bürgermeister vor dem Unfall mit der Blase zu tun gehabt?«
»Ja – natürlich – das habe ich in der Aufregung ganz vergessen. Er hat seit zwei Jahren eine Prostatahypertrophie und schon dreimal Harnverhaltungen gehabt. Ich habe ihn ständig ermahnt, sich operieren zu lassen, aber Sie kennen ihn ja: der ist nicht zu bändigen, er wollte weiterarbeiten.«
»Sooo ... Noch eine Frage, Herr Doktor: War der Urin klar oder trübe?«
»In letzter Zeit immer trüb – sicherlich infiziert –, aber ich habe die Keimart noch nicht bestimmen lassen können, er ist in den letzten Wochen nicht mehr bei mir gewesen. Erst nach dem Unfall habe ich ihn wieder gesehen.«
»Es steht sehr schlecht, Dr. Scheulin. Er hat eine schwere akute Bauchfellentzündung mit kompletter Darmlähmung. Was das bedeutet, wissen Sie ja selbst.«
Er schweigt.
»Ich rufe Sie morgen wieder an.«
Die Nacht über bleibe ich in der Klinik. Immer wieder gehe ich hinauf zu ihm, gedemütigt von der Pein, dem prächtigen Mann in schwerster Schicksalsstunde nicht helfen zu können.

Es geht ihm nicht besser, sondern immer schlechter. Der Weg ins dunkle Nichts ist vorgezeichnet.
Am nächsten Morgen treffe ich Dr. Roßvogt auf dem Gang zur Poliklinik.
Er kommt natürlich sofort auf die Operation zu sprechen und attackiert mich höhnisch:
»Habe ich Ihnen nicht klipp und klar gesagt, daß keine Blasenruptur vorliegt? Aber Sie ... Sie wissen ja alles besser – gehen hin und operieren den Mann. Ich denke nicht daran, mir gefallen zu lassen, daß Sie meine Beurteilung desavouieren und ignorieren. Ich werde mich über Sie beschweren.«
»Das ist mir völlig gleichgültig. Auf jeden Fall mußten wir nachsehen, also operieren, ganz egal, ob Ihre Diagnose stimmte oder nicht. Ihre negative Untersuchung hat mich leider veranlaßt, abzuwarten. Fast zwei Stunden gingen verloren. Übrigens – wir haben viel rötlich gefärbte, übelriechende Flüssigkeit in der freien Bauchhöhle gefunden. Wie erklären Sie sich das? Leider liegt das chemische Untersuchungsresultat noch nicht vor, aber sollte es nicht doch Urin gewesen sein? Nein, Herr Roßvogt, die wahre Diagnose ist noch nicht gestellt. Ich fürchte, wir werden bald Gewißheit haben, denn ich halte den Mann wegen der akuten allgemeinen Bauchfellentzündung für verloren.«
Ein verzweifelter Kampf um das Leben unseres Bürgermeisters beginnt. Er verfällt immer mehr. Der Leib ist trommelhart und aufgetrieben. Seine Atmung leidet schwer darunter. Er deliriert. Aus dem Magen saugen wir Flüssigkeit ab, um das fortgesetzte Erbrechen zu verhindern. Der kompletten Darmlähmung wegen lege ich unter örtlicher Betäubung noch einen künstlichen Darmausgang in der rechten Unterbauchseite an. Nach zwölf Stunden öffnen wir das Ventil, Darmgase und Darminhalt entweichen in ziemlicher Menge, aber auch das hilft nichts mehr. Unser Bürgermeister geht jämmerlich an seiner Bauchfellentzündung zugrunde.
Natürlich muß der Fall aufgeklärt werden. Die Leiche wird

ins Pathologische Institut geschafft. Ich telefoniere mit dem Prosektor, einem guten Bekannten, nenne ihm unsere Diagnose: Verdacht auf Blasenruptur, akute, allgemeine Bauchfellentzündung. Ein Termin wird vereinbart.

Als wir zu dritt – der Urologe ist nicht dabei – den kleinen Sektionsraum im Pathologischen Institut betreten, ist die Autopsie schon im Gang. Professor Gottlieb begrüßt uns kurz, er fängt meinen fragenden Blick auf.

»Nein, nein, es ist noch nicht soweit, ich kann Ihnen noch nichts sagen – außer der Bauchfellentzündung und kompletten Darmlähmung, die wir natürlich gleich bemerkt haben. Treten Sie doch näher. Ich habe das Becken noch nicht ausgeräumt. Wir wollen *in situ* nach dem vermutlichen Blasenriß suchen.«

Professor Gottlieb arbeitet gewandt und schnell, wie wir das an ihm gewohnt sind. Wir warten in großer Spannung.

Endlich ist es so weit. Wir sehen in der Tiefe der Bauchhöhle die Blasenvorderwand. Außer den Zeichen der allgemeinen schweren Bauchfellentzündung ist hier keine stärkere Veränderung zu sehen. An dieser Stelle kann die fragliche Perforation also nicht sitzen. Dann müßte sie irgendwo an der Hinterwand der Blase zu finden sein. Gottlieb schafft sich Platz, um besser sehen zu können. Sorgfältig und geduldig sucht er alle Falten und Nischen ab, soweit die Blase eben reicht. Schließlich richtet er sich enttäuscht auf:

»Nein, ich kann wirklich keine Durchbruchstelle finden. Nun haben wir doch alle Winkel abgesucht... Merkwürdig...«

Ich werfe ein:

»Aber wie soll denn die Flüssigkeit in die Bauchhöhle gekommen sein? – Doch nicht anders als auf dem Weg eines Durchbruchs der Blase. Übrigens – das Ergebnis der chemischen Untersuchung, das uns jetzt vorliegt, weist direkt darauf hin, daß es sich um veränderten Urin handelt. Bitte, suchen Sie weiter. Kontrollieren Sie doch noch einmal die Bauchfellfalten an der Hinterseite der Blase. Ein winziges Loch genügt ja. Oder wollen Sie das Organ als Ganzes herausnehmen und öffnen?«

»Nein, das möchte ich nicht – ich meine, das können wir immer noch tun, wenn wir nichts finden.«
Ein Assistent zieht nun mit einem großen Haken die Blase nach unten, so daß Gottlieb die Douglasschen Räume und die seitlichen Falten besser betrachten kann. Auf einmal stutzt er: »Sehen Sie mal hierhin! Was ist das?«
Er deutet auf einen kleinen graubraunen Punkt.
»Es sieht merkwürdig aus, aber eine Perforation kann ich nicht erkennen. Blutdurchtränkt ist die Stelle auch nicht, nur eigenartig verfärbt.«
Gottlieb ist nun doch neugierig. Er versucht, die betreffende Stelle mit einer ganz feinen Sonde abzutasten – da gleitet sie plötzlich ins Blaseninnere.
»Doktor – Sie haben recht! Also doch: eine Perforation, eine winzig kleine Perforationsstelle. Nun wollen wir die Blase herausnehmen und öffnen.«
Bald ist deutlich zu erkennen, daß eine Aussackung, ein Divertikel der Blase mit sehr dünner Wandung, eine winzige Öffnung aufweist, aus der die eingeschobene Sonde ragt. Durch dieses Loch ist bei dem Sturz über ein Liter Urin in die freie Bauchhöhle gelangt.
»Unglaublich! Dabei habe ich mir während der Operation doch die größte Mühe gegeben, diese Perforation zu finden. Ich mußte abbrechen, sonst wäre mir der Bürgermeister auf dem Tisch geblieben.«
Meine Stimme bebt vor Erregung, denn natürlich werden die Herren Kollegen über mich herfallen und mir vorwerfen, ich hätte eben doch nicht genau genug nachgesehen. Ich mache mir diesen Vorwurf ja selbst. Gottlieb merkt es und sucht mich zu beruhigen:
»Doktor, wenn ich als Pathologe so lange brauche, um die kleine Perforation zu finden, dann kann man dem Chirurgen meines Erachtens keinen Vorwurf machen, wenn er sie während des Eingriffs unter viel schwierigeren Bedingungen nicht bemerkt hat.«

Ein schwacher Trost.
»Wie erklären Sie sich aber, daß bei der Wasserprobe die ganze Spülflüssigkeit wieder zurückfloß – jedenfalls nach den Angaben Dr. Roßvogts?«
Er sinnt einen Augenblick nach.
»Das läßt sich wohl nur dadurch erklären, daß sich das winzige Loch durch Blutgerinnsel und Fibrinausschwitzungen wieder geschlossen hat – zumindest vorübergehend geschlossen.«
»Und eine weitere Frage: Hätte ich den Mann retten können, wenn es mir gelungen wäre, diese kleine Perforation zu finden und zu verschließen? Was glauben Sie?«
Er sieht mich mit seinen klaren Augen durchdringend an und zögert keinen Augenblick:
»Nein. Im Augenblick der Perforation, als der erste Urintropfen mit den septikämischen Erregern in die freie Bauchhöhle geriet, war das Schicksal des Bürgermeisters besiegelt, denn die Todesursache ist die schwere diffuse Bauchfellentzündung.«
Der Fall kann als geklärt gelten, aber das ändert nichts an der Tragik des Geschehens. Ich habe es ja geahnt, daß es so kommen werde.
Wir bedanken uns bei Professor Gottlieb und eilen in die Klinik zurück. In meinem Arbeitszimmer angelangt, muß ich mich erst setzen und beruhigen. Also doch eine Perforation! Nun, dies Ergebnis will ich unserem Herrn Urologen nicht vorenthalten. Warum ist er eigentlich nicht selbst zur Sektion gegangen? Mindestens das hätte man doch erwarten dürfen. Ich suche ihn in der urologischen Abteilung auf.
»Also was ist?« fragt er ziemlich barsch.
»Doktor, wir haben die Perforation gefunden, eine winzige Öffnung in einem Blasendivertikel. Kein Zweifel, daß sich das Divertikel durch die Prostatahypertrophie und die Überdehnung der Blase gebildet hat und während des Sturzes platzte.«
Er sieht mich ziemlich dämlich an, und ich spreche ruhig weiter:

»Sie sehen, der einfache praktische Arzt Dr. Scheulin hat recht behalten und nicht der hochgelehrte Akademiker. Warum? Darüber könnten Sie mal nachdenken.«
Damit lasse ich ihn stehen. Hinter meinem Rücken spüre ich förmlich seine giftigen Blicke.

Viele Wochen später komme ich wieder einmal hinauf in den Hochschwarzwald und wandere an dem kleinen, stillen See entlang. Die Sonne scheint, der Himmel ist sehr klar. Als ich auf der Höhe aus dem Wald trete, liegen die sanften Konturen der Schwarzwaldberge, die zum Rheintal abfallen, der Schweizer Jura und dahinter die Alpenkette vor meinen Augen. Wahrlich ein wunderbarer Anblick. Weiter unten, nicht fern von hier, liegt der Friedhof von Herzoghausen. Ich wandre hinunter und suche nach dem Grab unseres Bürgermeisters. Es ist bedeckt mit Kränzen und verwelkten Blumen. Die Erinnerung wird wieder lebendig. Traurig wende ich mich ab, immer noch tief enttäuscht darüber, daß es mir nicht gelang, diesen prachtvollen Schwarzwälder zu retten.

Kasperle

Der große Kongreßsaal im Langenbeckhaus zu Berlin war überfüllt. Ferdinand Sauerbruch wurde erwartet. Er sollte ein großes Referat halten, wurde aber aufgehalten und kam zu spät. Diesem Zufall verdankte ich es, als erster Redner des Morgens zu meinem Vortrag über das Mittelfell-Emphysem aufgerufen zu werden. Ich sprach frei, ohne Manuskript, und zeigte eindrucksvolle Kurven und Bilder, auch Röntgenbilder einiger Patienten. Besonders die Aufnahmen eines kleinen Jungen erregten beträchtliches Aufsehen.

Der Applaus war nachhaltig – gewiß, aber wer von meinen Herren Kollegen ahnte wohl, was sich hinter meinem nüchternen medizinischen Bericht an menschlicher Not und Dramatik verbarg!

Während ich vom Podium herabstieg und der Beifall verrauschte, tauchten die Ereignisse noch einmal in aller Deutlichkeit aus dem Dunkel der Vergessenheit auf und bedrängten mich. Wie klein war damals der Anlaß gewesen, wie schrecklich die Wirkung!

Die Uhr zeigt zwanzig Minuten vor zwölf. Der Hitze wegen operieren wir im großen OP schon seit sieben Uhr an drei Tischen gleichzeitig. Jeder ist mit seinem Fall so beschäftigt, daß er nicht auf die Vorgänge am Nebentisch achtet. Plötzlich nähert sich meinem Tisch ein Volontär und flüstert mir ins Ohr:

»Herr Oberarzt, eben bringen sie einen kleinen Jungen, der ist im Gesicht und am ganzen Körper aufgeblasen und dunkelblau. Er kann kaum noch atmen, er schnappt nach Luft.«

Das ist eine Alarmmeldung höchsten Grades.

»Rasch rauf damit! Nicht erst auf die Röntgenabteilung bringen. Laufen Sie, so schnell sie können. «

Dann wende ich mich an meinen ersten Assistenten:

»Bitte übernehmen Sie den Fall, die Hauptarbeit ist ja schon getan. Sie werden das schon hinkriegen. Ich muß unbedingt sehen, was mit dem Kind los ist.«
Alle Operationstische sind besetzt. Wo sollen wir den Kleinen hinbringen? Ich rufe den Wärtern zu:
»Bereiten Sie den Notoperationstisch im Nebenraum vor. Vielleicht müssen wir operieren!«
Unterdessen ziehe ich meine schmutzigen Gummihandschuhe aus und lasse mir frische geben.
Da öffnet sich auch schon die Flügeltür, auf einer Rollbahre wird eiligst der Kleine hereingeschoben. Alle verharren einen Augenblick und schauen erschreckt auf. Man sieht den Männern und Schwestern ihr Entsetzen an, denn der Junge sieht furchtbar aus, völlig entstellt. Die Gesichtsregion ist ballonartig aufgebläht, ja der ganze kleine Körper sieht wie ein aufgepumpter Taucher aus. Die Stirnhaut ist vom Knochen abgehoben, die Augenbrauen stehen vor, die Augenlider sind prall mit Luft gefüllt und völlig verschlossen. Nur noch am Schlitz zwischen den Wulsten kann man die Lage der Augen erkennen. Im Gesicht ist bloß noch die Nase in ihrer Kinderform erhalten. Auch die Wangen sind aufgeblasen, das Kinn weniger. Am schlimmsten aber ist die ganze Halsregion aufgepumpt. Dieses Luftkissen geht auf die Brust über. Es ist ein mächtiger, praller Luftpanzer entstanden, der auch die Arme und die Bauchregion einschließt. Das Hodensäckchen des Kindes ist zu Männerfaustgröße aufgebläht.
Die Strangulation im Halsbereich und der Luftpanzer um die Brust sind am gefährlichsten. Die Diagnose ist eindeutig: ein Luftemphysem, das sich überaus rasch entwickelt hat und das Kind zu ersticken droht.
»Weitermachen«, rufe ich den anderen Assistenten zu, »kümmern Sie sich um Ihre Fälle. Ich will versuchen, dem Kleinen zu helfen.«
Im Anblick dieses blaugrau verfärbten, sterbenden Kindes arbeiten die Gedanken fieberhaft. An irgendeiner Stelle muß

ein Lungenriß entstanden sein, eine undichte Stelle mit Ventilwirkung, anders läßt sich dieser Zustand nicht erklären. Der Bub ist tief benommen und ringt nach Luft. Er atmet stoßweise mit letzter Kraft, er bekommt viel zuwenig Sauerstoff, denn durch den Gaspanzer um Brust, Bauch und Hals wird die Atmung mechanisch schwer behindert. Aber ist es das allein? Irgend etwas scheint mir nicht zu stimmen, denn ein Luftemphysem ist im allgemeinen nicht so bedrohlich. Der Zustand des Kindes ist dafür viel zu ernst. Vielleicht hat der Junge Rippenbrüche. Vielleicht hat eine solche gebrochene Rippe die Lunge angespießt. Wir wissen es nicht und können es auch im Augenblick nicht feststellen.

Da schießt mir plötzlich ein fataler Gedanke durch den Kopf: Das Mittelfell im Innern des Brustkorbs hinter dem Brustbein muß mit Gasen prall angefüllt sein, und so werden von innen her die beiden Lungenflügel zusammengedrückt. Wie oft haben wir diesen Zustand am Tier nachgeahmt und studiert! Ja, das muß es sein, ich bin davon überzeugt. Also nicht nur ein gewöhnliches Gewebsemphysem, sondern auch ein mediastinales Luftemphysem. Die Atemoberfläche des Jungen ist viel zu klein. Er stirbt uns in wenigen Minuten, wenn es mir nicht sofort gelingt, das Mittelfell zu entlasten und den Luftpanzer um Hals und Brust zu vermindern.

»Das Notbesteck her« – schreie ich in den Raum – »ein Messer und einige Klemmen, aber rasch, und Sauerstoffbeatmung. Die übernehmen Sie, Dr. Heinz.«

Ich weiß, der blonde Heinz ist zuverlässig, er hat mit mir im Laboratorium gearbeitet und kennt sich aus. Er weiß genau, worauf es ankommt.

Unsere Oberschwester hat die bedrohliche Situation längst bemerkt und sofort danach gehandelt. Unnötig, ihr besondere Anordnungen zu geben. Sie hält mir das mit einem weißen sterilen Tuch bedeckte große Tablett hin, auf dem schon alle notwendigen Instrumente liegen. Rasch pinseln wir den Hals und die Brust des Kindes mit Jod-Alkohol ein – ach was! – wir übergießen die ganze Region, um keine Zeit zu verlieren, und decken Hals und Brust schnell mit sterilen Tüchern ab, während Heinz dem Kind reinen Sauerstoff rhythmisch in die Lungen preßt. Keine Sekunde ist zu verlieren. Niemand weiß in diesem Augenblick, was eigentlich mit dem Kleinen geschehen ist, ob er eine Brustkorbquetschung erlitten hat oder nicht. Aber das spielt jetzt keine Rolle, das ist uns ganz egal.

Ich greife nach dem Skalpell, ziehe direkt über dem Halsansatz vorn einen bogenförmigen, nicht allzu großen Schnitt. Unterdessen ist ein Assistent frei geworden, rennt herbei, hilft mir, die Wunde auseinanderzuhalten und einige Gefäße, aus denen schwarzblaues Blut quillt, zu fassen. Aus allen Gewebsnischen der Unterhaut entströmt Luft, es quirlt vor der Wunde. Aber das genügt nicht zur Entlastung. Genau zwischen den sehnigen Ansätzen der beiden Kopfnickermuskeln dringe ich mit einer gekrümmten, ziemlich spitzen Mayo-Schere in die Tiefe hinter das Brustbein vor und spreize sie, um eine breite Lücke zu schaffen. Da zischen unter hohem Überdruck Gase aus dem Mittelfellraum, so daß sich schaumige Blutblasen vor der Halswunde bilden. Das kann die Rettung des Kleinen bedeuten.

Wir warten einen Augenblick ab, dann versuche ich, den Brustkorb des Jungen zusammenzupressen, um die Gasentleerung zu beschleunigen und die Atmung zu verbessern. Dabei knirscht es bei jedem Druck auf die Haut wie Schneeballen. Das ist immer so, wenn Luft in das sehr feinmaschige, fetthaltige Unterhautzellgewebe dringt.

Die Wirkung ist enttäuschend, der Luftpanzer ist viel zu mächtig. Es bleibt mir nichts anderes übrig, als zu beiden Seiten des Halses und der Brust weitere kleine Öffnungen in die Haut zu schneiden, so daß auch durch diese Lücken Gase entweichen können. Wieder warten wir ab.

Heinz macht seine Sache gut. Er hat sich schleunigst eine meiner neuen Narkosemaschinen heranrollen lassen und beatmet das bewußtlose Kind mit abgedichteter Narkosemaske, nachdem er ihm eine Gummiluftbrücke in den Rachen gelegt hat. Rhythmisch preßt er den Gummibeutel bei jeder spontanen Einatmung aus, so daß möglichst viel Sauerstoff in die Lungen strömt.

Endlich nimmt der Luftpanzer um Hals und Brust etwas ab. Und doch bleibt die bedrohliche blaue Farbe des Kindes, ein schlechtes Zeichen. Die Gefahr ist trotz der Entlastung des Mittelfellraumes nicht vorüber.

Inzwischen haben im großen OP zwei Arbeitsgruppen ihre Eingriffe beendet. Die Männer kommen zu uns herüber und erleben so den Kampf um das Leben des Kleinen mit. Kein Wort wird gesprochen.

»Heinz« – rufe ich – »bitte die Werte!«

Er nennt die Schlagzahl des Herzens, gibt die Höhe des Blutdrucks an. Die Werte sind, wie bei jeder Erstickung, viel zu hoch. Herz und Kreislauf werden enorm überanstrengt. Das ist besorgniserregend. Ist es doch schon zu spät? Alles in mir bäumt sich gegen das Verhängnis auf. Ich will das Kind nicht verlieren – ich will nicht!

»Der Kleine muß noch irgendeinen anderen Schaden haben, den wir nicht kennen. – Weiß denn wirklich niemand, was mit ihm geschehen ist?«

Keine Antwort.

Der Junge bleibt blaugrau, die Pupillen werden weiter, der Puls ist jagend und flackernd, er wird unregelmäßig. Wir kommen so nicht weiter, trotz Unterstützung der Atmung mit reinem Sauerstoff. Er erstickt uns, wenn es nicht gelingt, in den nächsten zehn bis zwanzig Minuten die Krise zu überwinden. Ich ziehe das sterile Tuch von der Brust und beklopfe sie, um festzustellen, ob eine der Lungen zusammengefallen ist. Gewöhnlich kann man das an einem Schachtelton erkennen. Doch hier erweist es sich als unmöglich, denn der Luftpanzer selbst ergibt beim Klopfen überall einen Schachtelton. Was in der Tiefe des Brustraumes vorliegt, ist nicht zu ermitteln.

Nun gibt es nur noch eine letzte Möglichkeit: Wir müssen

röntgen. Aber können wir das Kind in diesem Zustand in die Röntgenabteilung bringen? Das wäre viel zu riskant. Also muß unser Röntgenmann herkommen. Er soll uns rasch eine Übersichtsaufnahme der Brust machen. Die Röntgenkugel steht immer gebrauchsfertig im Nebenraum.
»Rufen Sie die Röntgenstation an – ach, besser es läuft einer von Ihnen zu Dr. Springer und schildert ihm die Situation. Ich lasse ihn bitten, schnellstens mit einer Schwester und Platten heraufzukommen. Die Röntgenkugel bereiten wir inzwischen vor.«
Dr. Springer ist ein hagerer, überaus fleißiger, gewandter Mann, Sohn eines Generals, technich hochbegabt. Auf ihn kann man sich verlassen. Trotz seiner Jugend verfügt er über große Erfahrung, seine Diagnosen sind präzis. Wird die Zeit noch ausreichen?
Da kommt Springer mit einer Schwester angelaufen. Ein Blick auf das Kind, und er weiß Bescheid. Ich nenne nur knapp die Diagnose: »Luftemphysem, mediastinales Emphysem. Wir haben entlastet – Doktor – kommen aber nicht weiter. Wir wissen nicht, was mit den Lungen los ist, vielleicht ein Pneumothorax durch Rippenbrüche. Machen Sie uns bitte eine Brustaufnahme.«
Eine der Schwestern hat schon ein steriles Tuch gebracht, um damit die Kassette einzuwickeln. Wir heben den Kleinen hoch, schieben die Kassette unter den Rücken. Die Belichtung wird eingestellt, und Springer schießt die erste Aufnahme. Die Schwester rennt hinunter in die Dunkelkammer, um den Film sofort zu entwickeln. Und wir stehen oben bei dem Kind, in größter Sorge, und warten – warten. Die Spannung ist schier unerträglich, sie hat jeden erfaßt. Es geht um Minuten.
Das Kind atmet noch spontan, aber sein Atemvolumen reicht nicht aus, um die Lebensgefahr zu beseitigen. Noch immer hilft Heinz mit seinem Sauerstoffstrom bei jeder Einatmung nach. Wiederum blicke ich in das Gesicht des Kleinen und versuche, ein Augenlid zu heben. Die Pupille ist mittelgroß.

»Eins darf man vielleicht sagen: Schlechter geworden ist der Zustand nicht. Wenn nur die Zeit reicht.«
Warten – warten, immer nur geduldig warten, es ist zum Verzweifeln. Meine Augen begegnen denen Dr. Springers. Ich sage kein Wort. Auch ihn hat die erregende Stimmung erfaßt, er versteht meine quälende Ungeduld. Wortlos rennt er davon, um selbst zu sehen, wie weit die Bilder entwickelt sind. Vielleicht kann er schon vor dem Fixieren des Films erkennen, um was es sich handelt: ob Rippenbrüche vorliegen, ob die Lunge angespießt ist...
Eine Minute später stürzt er in den Raum und ruft mir schon von weitem zu:
»Keine Rippenbrüche. – Hochgradiger Spannungspneu links!«
Wir fahren alle zusammen. Das also ist des Rätsels Lösung.
»Das Bild wird gleich heraufgebracht.«
Darauf können wir nicht warten.
»Rasch eine starke Mandrin-Kanüle her!«
Ich stoße sie dem Kleinen in die linke seitliche Brustwand, durchdringe das Luftkissen, gerate auf eine Rippe – es wird die vierte sein –, gleite an ihr vorbei und schiebe die Kanüle unter sanftem Druck durch das Brustfell in den freien linken Brustraum. Sofort ziehe ich den Mandrin-Draht aus der Kanüle – da zischen unter hohem Druck riesige Mengen Luft nach außen. Es dauert eine ganze Weile, bis ein Druckausgleich zwischen der Brusthöhle und außen erreicht ist. Endlich ein Hoffnungsschimmer.
Während ich blitzschnell überlege, ob das genügt, fällt die Entscheidung über unser weiteres Vorgehen ganz von selbst. Denn die Schwester bringt das fixierte Röntgenbild und hält es hoch gegen das Licht, so daß wir es alle sehen können. Nun erst offenbart sich die außerordentliche Gefährlichkeit der Situation. Man sieht die riesigen Luftkissen im Kopf-Hals-Bereich, im Bereich der Brust, an den Flanken und am Bauch, man sieht das mit Gasen gefüllte Mittelfell, aber das ist noch nicht alles. Der linke Brustraum ist völlig leer und kugelig

aufgetrieben. Durch eine Ventilbildung in der Lunge ist ein hoher Spannungspneumothorax mit enormem Hochdruck entstanden. Die linke Lunge ist nur noch ein kleiner, zusammengepreßter Knäuel, und das Zwerchfell hat seine normale Wölbung nach oben verloren. Die linke Hälfte ist weit nach unten in den Bauchraum ausgebeult. Das Herz, das ja normalerweise größtenteils links liegt, ist mitsamt dem Mittelfell weit in die rechte Brusthöhle abgedrängt, so daß auch die rechte Lunge zusammengedrückt, ihre Atemoberfläche verkleinert wird. Damit ist völlig geklärt, warum es uns einfach nicht gelingen wollte, durch den operativen Eingriff die tödliche Erstickungsgefahr und die schwere Blausucht des Kindes zu beseitigen. Schließlich verfügt der Kleine nur noch über ein Viertel der Atemoberfläche, vielleicht noch weniger.

Nie haben wir einen so schweren Spannungspneumothorax erlebt. Anstatt des normalen Unterdrucks im Brustraum, der die Entfaltung der Lunge auf natürliche Weise unterhält, ist durch irgendeine Ventilbildung im Lungenbereich die linke Brusthöhle wie ein Fußball aufgepumpt worden, anders läßt es sich nicht ausdrücken.

Der Bub ist immer noch bewußtlos, aber seine Gesichtsfarbe fängt nun endlich an, sich zu bessern. Auch der bläuliche Schimmer an den Nägeln schwindet allmählich.

Den Überdruck haben wir beseitigt, aber die linke Lunge ist noch nicht zur Entfaltung gekommen. Wie soll sie auch? Ob das Herz wieder in die alte Lage zurückgeglitten ist, ob die rechte Lunge sich wieder entfaltet hat, wer kann das sagen?

»Die Absaugung einschalten!«

Jeder versteht sofort, was ich will. Unser OP-Wärter Karl läuft zu meiner Drillingspumpe nebenan – sie ist eine Eigenkonstruktion – und setzt sie in Gang. Wir schließen einen kleinen Schlauch an die Punktionskanüle an, die in der linken Brusthöhle liegt, stellen aber keine direkte Verbindung mit der Saugleitung her, sondern schalten vorsichtshalber eine Saugflasche dazwischen. Dr. Springer hilft mir bei der Mon-

tage, denn Heinz ist mit der künstlichen Beatmung beschäftigt.
»Vorsicht, Karl, stellen Sie die Saugpumpe nur schwach ein!«
Und zu Springer gewandt, sage ich:
»Sie verstehen, was ich meine. Wir dürfen in der linken Brusthöhle nur ganz langsam und sehr vorsichtig Unterdruck erzeugen, um die linke Lunge zur Entfaltung zu bringen – wenn uns das überhaupt gelingt. Schließlich soll sich ja das Lungenventil schließen. Eine zu rasche und starke Absaugung bewirkt das Gegenteil und hält das Ventil offen.«
Und nun versuchen wir geduldig, in kleinen Portionen, immer wieder Pausen einlegend, im linken Brustraum einen Unterdruck zu erzeugen.
Eine Stunde ist vergangen. Ich habe das Gefühl, nicht mehr weiterzukommen. Vielleicht ist das ein gutes Zeichen. Vielleicht hat sich jetzt die linke Lunge entfaltet und wenigstens zum Teil wieder an die Brustwand angelegt. Es sieht fast so aus, denn dem Kleinen geht es wesentlich besser. Die Blausucht ist geschwunden, die Pupillen reagieren und sind wieder von normaler Größe. Wahrscheinlich wird das Kind bald erwachen.
»Doktor, wollen Sie uns bitte eine Kontrollaufnahme machen.«
Springer ruft die Röntgenstation an. Die Schwester bringt eine neue Kassette. Der Apparat wird sorgfältig eingestellt, und Springer schießt nun in aller Ruhe die Kontrollaufnahme, eine Übersichtsaufnahme des ganzen Brustkorbs, auf der wir alle Einzelheiten erkennen werden. Während wir auf das Ergebnis lauern, verbinden wir die kleinen Wunden mit lockerer Gaze. Keine einzige Wunde darf zugenäht werden, denn für die noch in den Geweben vorhandenen Gase müssen Ausgänge offenbleiben.
Wird unsere einmalige Absaugung genügen? Das ist fraglich, denn das Lungenventil kann sich nicht in so kurzer Zeit schließen. Deshalb meine Anordnung an den Assistenzarzt der Kinderstation:

»Lassen Sie bitte auf Ihrer Station eine Dauersaugdrainage vorbereiten. Karl kennt die Montage und Bedienung der Apparatur, er wird Ihnen behilflich sein. Aber gleich bitte, wir bringen den Jungen in wenigen Minuten nach unten. – Einzelzimmer natürlich!« rufe ich den beiden noch nach, als sie verschwinden.

Dr. Springer kommt zurück, um uns selbst die nasse Kontrollaufnahme zu zeigen. Er strahlt über das ganze Gesicht und hebt die Aufnahme sofort hoch. Was wir zu sehen bekommen, beglückt uns alle. Nicht nur die linke Zwerchfellhälfte hat wieder ihre Wölbung nach oben bekommen, auch das Herz ist in seine normale Mittelstellung zurückgeglitten. Die rechte Lunge hat sich gut entfaltet, und die linke hat sich wieder fast vollkommen an die Brustwand angelegt. Nur ein kleiner Luftmantel umgibt ihre äußere Oberfläche.

Nun hat der Junge wieder genügend Atemoberfläche, beide Lungenflügel arbeiten. Es müßte wirklich gelingen, ihn durchzubringen, das ist unser aller Überzeugung. Doch weiß man nie, was noch bevorsteht. Schließt sich das Ventil nicht, wird wieder ein Pneumothorax, vielleicht sogar ein Spannungspneu, entstehen. Auch infolge einer Lungenkomplikation oder Wundinfektion kann das Kind erneut in Gefahr geraten. Im Augenblick ist der Kleine zwar dem Sensenmann entrissen, und wir sind über diesen Erfolg beglückt. Aber keiner ist überschwenglich in seiner Freude.

Auf meinem Dienstzimmer finde ich den unglücklichen Vater des Jungen vor. Er hat dort zwei schreckliche Stunden bangen Wartens zugebracht. Der kräftige Mann, der da in blaugestreiftem Hemd mit offenem Kragen und grauer Arbeitshose vor mir sitzt, kann sich kaum beruhigen. Tränen der Erregung stehen in seinen Augen.

»Wenn unser Kasperle stirbt, Herr Doktor, bringe ich mich um«, sagt er leise vor sich hin. Weiß Gott, er meint es ernst, so abgrundtief ist seine Verzweiflung über das Geschehene.

Offenbar fühlt er sich irgendwie schuldig. Er sagt es selbst, er wiederholt es monoton:
»Ich bin schuld, Herr Doktor, ich bin an allem schuld.«
Außer diesem Jungen, der noch immer in Lebensgefahr schwebt, hat er daheim drei weitere Kinder. Alle vier sind nette lustige Buben und Mädchen. Ich kenne sie vom Sehen, bin ihnen schon öfters begegnet, wenn mein Weg in seine Schreinerei führte. Auch Fanny, seine tüchtige und anmutige Frau, ist mir gut bekannt. Sie weiß noch gar nicht, was geschehen ist.
»Herr Doktor, ich traue mich nicht heim. Wie soll ich das meiner Fanny sagen?«
In welch schrecklichem Zustand sein »Kasperle« bei uns in der Klinik ankam, das haben wir erlebt, aber Zeit, etwas über den Hergang des Unglücks zu erfahren, hat während der zwei dramatischen Stunden der Rettung des Kindes keiner gehabt. Das heißt, schon von einer Rettung zu sprechen, wäre vermessen. Das kann ich dem verzweifelten Mann nicht sagen, denn er tut mir aus tiefster Seele leid. Im Gegenteil, ich möchte ihn irgendwie beruhigen und ablenken.
Der Schreinermeister, ein blonder, kräftiger Süddeutscher aus dem Markgräflerland, springt in seiner Not auf, er läuft in meinem Zimmer hin und her, bleibt plötzlich vor mir stehen und fragt mit heiserer Stimme:
»Kommt er durch, Herr Doktor?«
Wer weiß das? Soll ich ihn anlügen? Nein, das kann ich nicht.
»Ihr Kasperle ist noch nicht über den Berg, Meister Ketterer, das müssen Sie wissen. Aber im Augenblick ist das Schlimmste – ich meine die unmittelbare Lebensgefahr – überwunden. Er kann wieder atmen, und das ist die Hauptsache. Ich glaube, daß wir den Kleinen durchbringen.«
Zweifelnd schaut er mich an, immer noch von seiner Schuld gequält, und doch löst sich allmählich seine innere Spannung, so daß ich nun endlich einige Fragen an ihn richten kann.
»Sagen Sie mal, was ist denn überhaupt mit dem Buben ge-

schehen? Ist er gestürzt, ist irgendein schwerer Gegenstand auf ihn gefallen und hat ihm den Brustkorb zusammengequetscht? Erzählen Sie mir bitte ganz genau, was Sie über den Hergang wissen.«

»Nein – nein, Herr Doktor, er ist nicht gestürzt, es ist auch nichts auf ihn gefallen. – Ich habe ihm eine gelangt. – Das ist es ja, ich bin schuld.«

Verdutzt schaue ich den Schreinermeister an.

»Sie haben ihm eine Ohrfeige gegeben – nichts weiter? Jetzt verstehe ich überhaupt nichts mehr. Ein kleiner Schlag richtet doch keinen solchen Schaden an.«

»Sie müssen wissen – Herr Doktor – der Kasperle besucht mich hie und da auf dem Bau. Heute morgen ist er wieder hingekommen, um mir bei der Arbeit zuzusehen. Ich schaffe im ersten Stock, und gerade wie ich einen Türrahmen einpassen will, sehe ich, wie der Kleine – er ist ja so leichtsinnig – auf einem schmalen Brett über das Kellergeschoß spaziert. Immer schon habe ich ihm solche Sachen verboten, aber er hat es halt riskiert. Sie wissen ja, wie die Buben sind. Von oben her habe ich ihn angerufen – ausgeschimpft –, bin dann lieber gleich runtergelaufen und habe ihm in der Wut eine gelangt.«

»Haben Sie sehr kräftig zugeschlagen? Wie und wo haben Sie ihn denn getroffen? An der Backe?«

»Nein – eben nicht. Der Bub hat sich plötzlich abgewandt, deswegen habe ich ihn nicht an der Backe, sondern am Kopf getroffen – oben irgendwo am Hinterkopf.«

»Ja Mann, haben Sie denn einen Knüppel oder eine Latte in der Hand gehabt?«

»Nein, Herr Doktor, ich habe nur mit der rechten Hand zugelangt – es sollte doch gar nicht so weh tun. Der Kasperle ist zusammengezuckt, hat aber nicht geschrien und ist auch nicht bewußtlos geworden. Er hat sich auf eine Kiste gesetzt, hat sofort nach Atem gerungen und sich an die Brust gegriffen. Erst ist er ganz blaß geworden, dann blaurot. Er hat mächtig gehustet und gespuckt, aber Blut habe ich keins gesehen.«

»Und was dann?«
»Dann ist es nur wenige Minuten gegangen, und das Gesicht des Kleinen, besonders der Hals, ist immer mehr angeschwollen – gerade so, Herr Doktor, wie wenn man mit der Fahrradpumpe einen Schlauch aufpumpt. Ich habe natürlich um Hilfe geschrien. Die Kameraden haben mich gehört und sind angelaufen gekommen. Sie haben auch gesehen, wie der Junge immer mehr aufgeblasen wurde. Wir haben natürlich Angst bekommen, weil er so blau geworden ist. Dann haben wir versucht, ihn hinzulegen, aber das hat er nicht geduldet. Er hat sich immer wieder aufgerichtet, um mehr Luft zu bekommen. Dann hat einer von unseren Leuten den Doktor Wernicke geholt – Sie wissen ja, der wohnt einige Häuser weiter. Der Doktor war glücklicherweise zu Hause, er ist gleich gekommen, hat sich den Bub angesehen und ihn einige Minuten beobachtet. Wie wir alle hat der Doktor gemerkt, daß die Schwellung vom Gesicht und vom Hals auf die Brust und die Arme überging. Der Kleine hat schrecklich ausgesehen! – Wir haben nicht nach dem Krankenwagen telefoniert, weil der Doktor ihn gleich in seinen Wagen genommen und ins Krankenhaus gefahren hat. Ich bin mitgefahren.«
»Mann – Mann, das ist aber eine seltsame Geschichte, die Sie da erzählen. Sie haben dem Bub also nur einen Schlag auf den Kopf versetzt, er ist zusammengezuckt, hat vielleicht einen Augenblick gepreßt, und erst in der folgenden Viertelstunde ist dann der Junge in den aufgeblasenen Zustand geraten. Stimmt das so?«
»Jawohl, Herr Doktor, so stimmt es.«
»Eine höchst merkwürdige Geschichte...«
Ich überlege eine Weile. Ich soll also glauben, daß ein einfacher Schlag auf den Kopf, ein Klaps, genügt hat, um diesen lebensgefährlichen Zustand herbeizuführen?
»Sagen Sie mal, Herr Ketterer, hat der Kasperle vor einiger Zeit eine Grippe oder eine Lungenentzündung gehabt?«
Er überlegt:

»Ja – ich erinnere mich – vor einigen Monaten hat er eine Grippe mit hohem Fieber gehabt. Aber die ist doch schon lange vorbei, Herr Doktor. Der Bub ist nur ein paar Tage daheim im Bett gelegen, danach war er wieder ganz gesund und munter.«
Mehr kann ich aus dem verzweifelten Vater nicht herausbringen. Immerhin hat er sich durch das Erzählen beruhigt. Schließlich versuche ich, ihm auch sein Schuldgefühl ein wenig auszureden:
»An der Tatsache, daß Sie dem Bub eine gelangt haben, kann man nichts ändern, aber für den Zustand, in den der Kleine nach der verunglückten Ohrfeige geraten ist, können Sie nichts, glauben Sie mir. Es liegt wahrscheinlich ein ganz anderer Grund vor. Später werde ich Ihnen das einmal näher erklären. Wahrscheinlich hat er irgendeine Veränderung an der Lunge...«
Weiter komme ich nicht, die Tür wird geöffnet. Eine junge Schwester von der Kinderstation kommt herein. Sie wirft mir nur einen besorgten Blick zu. Ich weiß, was das bedeutet: Es geht wieder schlechter.
»Ich muß wieder zu dem Jungen, Herr Ketterer. Sie gehen nun sofort nach Hause zu Ihrer Frau. Sie müssen ihr die Wahrheit sagen, das ist doch klar. Der Kleine liegt drüben auf der Kinderstation und wird besonders betreut. Bitte kommen Sie mit Ihrer Frau heute nicht mehr in die Klinik. Lassen Sie dem Kind Ruhe. Morgen früh können Sie ihn besuchen, aber kommen Sie vorher zu mir.«
Ich reiche ihm noch kurz die Hand und verschwinde. Was für eine Komplikation mag bloß eingetreten sein? Wer weiß, ob die Eltern am nächsten Morgen noch ein lebendes Kind finden.
Die vergangenen Stunden haben mich doch ziemlich mitgenommen, das spüre ich. Und nach dem Bericht des Vaters ist der Fall noch rätselhafter geworden. Später will ich den Spuren nachgehen... Jetzt schnell zur Kinderstation!

Kasperle liegt in seinem kleinen Bett. Er scheint noch immer nicht ganz bei sich zu sein, auch krampft er wieder bei der Atmung. Besonders die Einatmung strengt ihn stark an. Nur eine leicht bläuliche Verfärbung der Wangen und Lippen läßt sich feststellen. Unsere Absaugung hat zwar funktioniert, aber sie reicht auf die Dauer nicht aus. Offenbar hat der Kleine bei der Atmung auch Schmerzen, denn er preßt. Es kann sein, daß ihn die Kanüle stört, die noch immer in der linken Brustseite steckt. Wahrscheinlich hat sich das Ventil noch nicht ganz geschlossen – es wird irgendwie offen gehalten. Deshalb ist nochmals ein Pneumothorax entstanden. Vielleicht schließt es sich, wenn wir die Lunge nur halb zur Entfaltung bringen. Das ist der Gedanke, der mich im Augenblick beschäftigt. Und deshalb entschließe ich mich, die linke Lunge nur mäßig entfaltet zu halten, etwa auf der Hälfte der normalen Größe. So dürfte sich die Lücke in der Lungenoberfläche durch Gerinnsel eher schließen. Die restliche Luft in der linken Brusthöhle wird sicherlich durch Absorption von selbst verschwinden.
Ganz vorsichtig sauge ich noch einmal die linke Brusthöhle ab und ziehe dann – zum Erstaunen des Herrn Stationsarztes – die Kanüle heraus. Er versteht mein Vorhaben nicht, ich werde es ihm später erklären. Natürlich bleibt die Saugapparatur gebrauchsfertig im Zimmer stehen, denn wir wissen ja nicht, wie oft wir noch absaugen müssen, bis sich das Ventil endlich schließt.
Schon will ich den kleinen Raum beruhigt verlassen, da befällt mich ein erschreckender Gedanke: Wenn nun die Gehirnzellen des Kleinen durch die lange Erstickungsphase und durch den Sauerstoffmangel geschädigt sind? Plötzlich schaue ich wie in ein dunkles, trübes Wasser... Brennende Zweifel quälen mich. Was nützt es, daß wir den Jungen vor der Erstickung gerettet haben, wenn er an Geist und Seele schwer geschädigt ist oder wenn Lähmungen zurückbleiben! Grauen erfaßt mich, ich setze mich an das Bettchen und starre hilflos auf das Kind. Solange man noch kämpfen kann, ist es gut, nun aber bin ich

machtlos. Wir können nichts weiter tun, denn der Schaden ist, wenn überhaupt, schon angerichtet. Vielleicht hängt es damit zusammen, daß der Kleine immer noch nicht wach ist.
»Hat das Kind sich schon bewegt?« frage ich die Schwester. »Ich meine die Hände, die Finger, die Beine...?«
Sie versteht nicht, warum ich das frage, aber sie antwortet wenigstens:
»Ja, Herr Oberarzt, er hat sich schon etwas bewegt, aber gesprochen hat er noch nicht. – Er döst meistens.«
Ich will das selbst sehen, lüfte die Bettdecke und berühre den kleinen Körper, um Abwehrbewegungen auszulösen. Ja – die Schwester hat recht –, er kann die Glieder aktiv bewegen, aber alles geschieht noch wie im Traum. Wir müssen abwarten.
»Bitte beobachten Sie den Kleinen ganz genau – alles was er tut, ob und wann er zu sprechen anfängt. Beobachten Sie besonders alle Veränderungen im Gesicht, wenn die Schwellung abgenommen hat – ob er die Augen, den Mund bewegen kann. Jede Einzelheit ist wichtig, Schwester.«
Sicherheitshalber taste ich nochmals nach dem Puls. Er hat sich wesentlich beruhigt. Das kleine Herz arbeitet zwar schnell, aber regelmäßig. Das ist gut.
Eben will ich den Raum verlassen, habe die Türklinke noch in der Hand, da stürzt eine Frau auf mich zu. Es ist Fanny. Außer sich vor Angst schreit sie mich an:
»Wo ist mein Kind, ich will es sehen – ich will es sehen! Was haben Sie mit ihm gemacht?«
Ketterer erscheint hinter ihr, er versucht, sie zurückzuhalten.
»Entschuldigen Sie, Herr Doktor«, spricht er mich an, »ich konnte die Fanny nicht daran hindern, sofort in die Klinik zu laufen.«
»Nun beruhige dich doch«, fleht er sie an, »der Herr Oberarzt hat doch alles getan, um unseren Bub zu retten. Sei doch vernünftig! Der Kasper braucht Ruhe – er soll schlafen, das weißt du doch!«

Aber die Mutter läßt sich nicht halten, sie drängt sich an uns vorbei, sieht den völlig entstellten Jungen mit den dicken Verbänden um den Hals und die Brust und bricht schluchzend am Bett zusammen. Genau das wollte ich ihr ersparen. Der Mann greift nach ihrem Arm, will sie fortziehen – er meint es ja so gut mit ihr –, aber sie stößt ihn haßerfüllt zurück:
»Laß mich los, geh fort!« schreit sie ihn an.
So geht das natürlich nicht.
»Frau Ketterer, Sie dürfen das Kind nicht beunruhigen, es braucht Ruhe. Sehen Sie das denn nicht selbst ein? Sie machen es ja nur noch schlimmer. Der Bub kann Sie doch gar nicht erkennen, er ist noch halb bewußtlos. Ich habe Ihren Mann extra gebeten, erst morgen früh zu kommen, und nun machen Sie uns solche Schwierigkeiten. – Im Augenblick gehört das Kind noch uns, die Eltern müssen zurückstehen. Wenn Sie kein Vertrauen zu mir haben, dann nehmen Sie den Kleinen ruhig mit und bringen ihn woanders hin. Daß das in diesem Zustand sehr gefährlich wäre, ist Ihnen wohl klar.«
Ob sie mich in ihrem Jammer versteht, weiß ich nicht. Noch immer schluchzt sie voller Verzweiflung.
»Frau Ketterer, wenn Sie mir versprechen, sich ganz ruhig dort in der Ecke auf den Stuhl zu setzen und weder den Kleinen noch die Schwester irgendwie zu stören, dann will ich erlauben, daß sie dableiben.«
Endlich beruhigt sie sich ein wenig, steht schließlich auf, geht zu dem Stuhl in der Ecke, setzt sich nieder und bedeckt ihre Augen mit beiden Händen. Sie weint.
Noch eine ganze Weile bleibe ich bei dem Kleinen. Draußen dämmert es schon. Kasperle atmet ruhig und regelmäßig, die bläuliche Verfärbung ist nun völlig verschwunden, der Kreislauf arbeitet gut. Man könnte beruhigt sein, aber das Kind ist eben nicht richtig bei sich und wach. Als ich leise hinausgehe, plagen mich immer noch Zweifel.
Vor meinem Dienstzimmer begegnet mir zufällig ein Freund, ein sehr begabter, feinfühliger Kollege. Wir kennen uns schon

viele Jahre und verstehen uns ausgezeichnet. Oft habe ich seine Menschenkenntnis und sein psychologisches Talent bewundert. Er weiß schon, was vorgefallen ist, und fragt mich gleich:
»Was ist mit dem kleinen Patienten? Kann ich das Kind einmal besuchen?«
»Geh ruhig rüber und sieh dir den Kleinen an. Aber kümmere dich bitte weniger um das Kind als um die Mutter – die hat Hilfe und Trost nötig. Sie glaubt, ihr Mann sei schuld an dem ganzen Unheil. Ihre Liebe ist jäh in Haß umgeschlagen, und das ist schlimm – sehr schlimm.«
Er versteht mich sofort, ich spüre es.
»Fanny heißt sie – eine nette, sympathische junge Frau. Sie weint still vor sich hin. Vielleicht kannst du sie etwas trösten. Im Augenblick bereitet sie uns größere Sorge als das Kind, denn für den Jungen haben wir alles getan, was in unserer Macht stand. Wir können nur hoffen, daß kein Hirnschaden zurückbleibt. Das ist alles, was ich dir im Augenblick sagen kann.«
Während er zur Kinderstation hinübergeht, führt mein Weg in die Bibliothek. An einem kleinen Tisch schalte ich mir eine Leselampe ein. Ich bin ganz allein in dem großen Raum. Auch die Sekretärin ist längst nach Hause gegangen.
Es ist still. – Nur ab und zu dringen aus der Ferne, von der Pforte oder den Stationen, Geräusche herüber – das Rollen einer Bahre, das Rasseln einer Klingel. Diese Einsamkeit, diese Stille – ich liebe sie und kann sie nicht entbehren.
Es hat mich hierher getrieben, weil ich nach einer Erklärung für den eigenartigen Fall suche. Die Entstehung des Ventil-Spannungspneumothorax und des schweren allgemeinen Luftemphysems nach einem völlig harmlosen Schlag auf den Kopf ist einfach rätselhaft. Wahrscheinlich hat der Junge in der Abwehrbewegung die Brust unter Verschluß des Rachens zusammengepreßt – wie man das eben reflektorisch in Erwartung einer Gewalteinwirkung tut –, aber das ist keine ausreichende Erklärung. Es ist mir zwar bekannt, daß ein plötzlicher Lun-

genkollaps und ein Pneumothorax von selbst entstehen können, aber das geschieht eigentlich nur, wenn eine Lungenerkrankung, zum Beispiel eine Lungentuberkulose, vorliegt – gelegentlich allerdings auch nach einer schweren Grippe, einer Lungenentzündung oder einer Allgemeininfektion. Daher meine Frage an den Vater, ob der Kasperle vor dem Ereignis eine Grippe gehabt habe. Tatsächlich hatte er eine gehabt, aber diese Grippe und eine damit zusammenhängende Lungenveränderung – wenn sie überhaupt vorhanden war – müßte doch längst ausgeheilt sein. Nein – die Grippe kann nicht der Grund gewesen sein, zumindest nicht der einzige.

Etwas anderes muß bei dem Kind vorliegen – aber was nur? Zunächst greife ich nach den großen Handbüchern der Chirurgie und der inneren Medizin, durchstöbere die Abschnitte über den spontanen Pneumothorax und Spannungspneumothorax. Da steht zwar allerhand, aber nicht das, wonach ich suche. Auch das Stichwort »Mediastinales Emphysem« führt mich nicht weiter. Schließlich stoße ich in einem Werk über Lungenchirurgie auf ein Wort, das mich aufhorchen läßt. Es lautet »Aerozele«. Darunter versteht man eine mit Luft oder Gasen gefüllte Blase oder Kammer, die unter den verschiedensten Bedingungen entstehen kann – sie kann aber auch angeboren sein. Endlich eine Spur!

Die dicken Handbücher schlage ich wieder zu, schleppe sie auf ihren Platz zurück und beginne Jahrgang um Jahrgang unseres großen Zentralorgans, das alle Arbeiten über die Chirurgie und ihre Grenzgebiete enthält, systematisch durchzuackern, und zwar nach den Stichworten »Aerozele«, »Zystozele« und ähnlichen. Meine Notizblätter füllen sich zusehends, denn andauernd tauchen neue, mir gänzlich unbekannte, seltene Krankheitsformen auf, die durch die physikalische Wirkung von Luft und Gasen zur Bildung von Gaszysten oder Gasemphysemen führen. Erstaunt lese ich von einer merkwürdigen pneumatischen Krankheit der Glasbläser und Trompeter, dann von einer Gekrösekrankheit bei Mensch und Tier durch

Gaszysten in den Gedärmen – immer bunter, vielfältiger und umfangreicher wird mein Material –, aber immer noch fehlt des Rätsels Lösung.

Das Abendessen habe ich völlig vergessen. Es ist Mitternacht geworden. Da endlich stoße ich auf eine Bemerkung über Gaszysten in der Lunge: ... zystische Entartungen des Lungengewebes ... Entartung einer ganzen Lungenhälfte zu einer großen Blase ... Wabenlunge ... aus mehreren gashaltigen Kammern ... Das ist es.

Es gibt also angeborene kleine Gaszysten der Lunge. Sitzt eine solche immer sehr dünnwandige Gasblase an der Oberfläche eines Lungenflügels, kann sie bei einem Hustenstoß, einem kurzen Würgen oder Pressen oder auch bei einem Stoß gegen die Brustwand plötzlich platzen und einen Ventil-Pneumothorax entstehen lassen oder, wie in unserem Fall, sogar einen hochgradigen Spannungspneumothorax.

So muß sich die Geschichte bei meinem kleinen Kasperle abgespielt haben. Ja, gewiß – nur so kann das Unheil entstanden sein, davon bin ich nun überzeugt.

Ich breche die Arbeit ab und wandere durch die Nacht nach Hause. Todmüde sinke ich aufs Sofa und schließe die Augen, während die Gedanken weiterarbeiten. Schließlich raffe ich mich doch auf und gehe zu Bett.

Es wird eine qualvolle Nacht, denn ich träume von dem Kleinen und allen Schrecknissen eines zu langen Sauerstoffmangels der Gehirnzellen. Lähmung der Glieder, der Gesichtsnerven, völlige Verblödung des Kindes, Sprach- und Schluckstörungen – all dies verwebt sich in meinem Traum zu einem Bild unsagbaren Jammers, gegen das ich mich verzweifelt, aber völlig machtlos wehre. In Schweiß gebadet, zerschlagen und erschöpft, erwache ich schließlich in den Morgenstunden. Dann schlafe ich wieder ein – diesmal viel zu tief. Auch nach dem zweiten Erwachen beherrscht das nächtliche Grauen noch immer meine Stimmung. Das Frühstück wird kaum angerührt, denn es drängt mich, möglichst rasch wieder in die Klinik zu kommen. Ein Glück: Heute habe ich nur wenig zu operieren, und die Eingriffe, die mir bevorstehen, sind nicht schwer.

Bedrückt und auf das Schlimmste gefaßt, betrete ich wieder Kasperles kleinen Raum. Ein kritischer Blick auf den Jungen: Umsonst habe ich mich aufgeregt, umsonst so grauenhaft von dem Kleinen geträumt und alle Schreckgespenster der Hölle gesehen.

Natürlich ist er noch hochgradig verschwollen, aber im ganzen sieht er doch recht gut aus. Und in der Ecke – sitzt immer noch die Mutter, still und ruhig.

»Ja, sind Sie denn die ganze Nacht bei Ihrem Kasperle geblieben?«

Sie nickt nur.

»Was macht unser kleiner Mann? Wie war die Nacht?«

»Ganz gut, Herr Oberarzt – es geht, glaube ich, besser – er ist jetzt wach. Er hat mich erkannt und er hat mit mir gesprochen. Dann ist er aber gleich wieder eingeschlafen. Er muß schrecklich erschöpft sein. – Nur diese Schwellungen im Gesicht, gehen die denn gar nicht vorüber?«

Das Luftemphysem ist zwar noch mächtig entwickelt, aber doch merklich zurückgegangen. Wenn er sich wirklich schon bewegt hat, wach gewesen ist, dann kann eigentlich kein ernster Gehirnschaden zurückgeblieben sein. Allerdings werden wir das endgültige Ergebnis erst sehen, wenn die Luftkissen im Gesicht aufgesogen sind.

»Geduld, Frau Fanny, Geduld. Diese Luftaufblähung kann nicht so schnell verschwinden, das braucht immer einige Tage. Die Hauptsache ist, daß das Kind gut atmet, rosig aussieht, also genug Luft und Sauerstoff bekommt. Ich glaube, daß sich das gefährliche Ventil in der Lunge geschlossen hat. Heute lassen wir den Kasperle vollkommen in Ruhe. Morgen machen wir nochmals eine Röntgenaufnahme von den Lungen. Und Sie gehen jetzt nach Hause, essen etwas und schlafen sich aus. Denken Sie doch bitte auch einmal an Ihren Mann und Ihre anderen Kinder.«

Dann verlasse ich befriedigt und auch ein bißchen stolz darüber, daß es mir anscheinend gelungen ist, den Kleinen zu retten, den Raum und gehe in den Operationssaal, wo schon alles wartet.

Vier Tage danach ist das Luftemphysem bis auf kleine Reste verschwunden. Immer mehr kommt das zarte und nette Kindergesicht unseres Kasperle zum Vorschein, und bald sieht er wieder so aus, wie ich ihn früher gekannt habe. Seine großen braunen Augen, sein verschmitztes Bubengesicht, seine lebhafte Mimik: alles kehrt zurück. Die Sprache bleibt ungestört. Nur bei genauerem Hinsehen kann man eine leichte Schwäche jenes Nerven bemerken, der die linken Gesichtsmuskeln versorgt, des *Nervus facialis*. Richtig pfeifen kann Kasperle noch nicht, und auch das Schließen des linken Auges vollzieht sich nicht ganz korrekt – ein schmaler Spalt bleibt offen. Diese eigentlich harmlosen Veränderungen lassen mich noch nachträglich erschauern, denn wir sind haarscharf an der Katastrophe vorbeigeglitten.

Kasperle ist längst nach Hause entlassen worden. Er spielt wahrscheinlich wieder mit den anderen Kindern und besucht den Vater auf dem Bau.

Ein Monat vergeht – da taucht plötzlich Meister Ketterer bei mir auf. Ich sehe sofort, daß er Kummer hat, und überfalle ihn mit der bangen Frage:

»Ist mit dem Kasperle etwas nicht in Ordnung?«

»Nein, Herr Oberarzt, nein– dem geht es ausgezeichnet. Alles ist vorbei. Ich komme wegen etwas ganz anderem . . .«

Er zaudert – es fällt ihm schwer, aus sich herauszugehen.

»Ach, Herr Doktor, die Fanny ist ganz verändert, ich weiß mir keinen Rat mehr. Sie spricht kaum noch ein Wort mit mir. Ich liebe sie noch genau so wie vorher, aber ich glaube, sie haßt mich. Meine Ehe geht so zugrunde. – Können Sie mir nicht helfen?«

Lange bleibe ich stumm und denke nach. Die junge Frau hat einen seelischen Schock erlitten – zweifellos. Die Liebe ist ein gar zartes Pflänzchen, das solche Stöße nicht immer verträgt. So ist es zu dieser verhängnisvollen Ehekrise gekommen. Wie will man so etwas heilen! Die Liebe und der Haß liegen ja so nahe beieinander. Die junge Frau hält immer noch ihren Mann für den Schuldigen: er hat ihr Kind geschlagen und alles Elend verursacht. Das glaubt sie eben felsenfest. Ich bin Chirurg, meine Sache ist es, körperliche Schäden zu heilen und den kranken oder verletzten Menschen wieder in seine Umwelt einzufügen. Aber hier handelt es sich ja nicht um den Patienten, sondern um die Angehörigen, die Eltern. Darf man sich da einmischen, selbst wenn es verlangt wird? – Trotz allem, ich kann den Vater des Kleinen nicht im Stich lassen – beide nicht –, das wird mir klar. Deshalb sage ich nach langem Zögern:

»Herr Ketterer, schicken Sie mir Ihre Fanny morgen mit dem Kleinen gegen fünf Uhr nachmittags. Sagen Sie ihr, ich wolle den Kasperle noch einmal nachuntersuchen. Das will ich auch, aber der Hauptgrund ist ein anderer.«

Ketterer steht erleichtert auf. Er reicht mir dankbar die Hand und geht bescheiden von dannen.

Pünktlich erscheint tags darauf Frau Fanny mit dem Kleinen. Der Bub hat sich prächtig erholt. Keine Spur der leichten Facialislähmung ist mehr im Gesicht zu sehen, er kann wieder pfeifen und singen. Eine Schwester soll den Kasperle auf die Röntgenstation bringen, damit man eine Kontrollaufnahme machen kann. Ich schreibe den Röntgenzettel aus, die Schwester geht mit dem Kind – wir sind allein.

Lange schaue ich die junge Frau an, sage aber kein Wort. Wie gut kann ich sie verstehen! Wer nicht ganz behutsam mit seinen Gefühlen umgeht, dem sterben sie.

Auch Frau Fanny sieht mich an. Allmählich weiten sich ihre Augen, sie erschrickt. Trostlosigkeit liegt in ihrem Blick. Vielleicht will sie mich etwas fragen, schweigt aber, weil ich nicht reden will. Stumm sitzt sie da und fühlt sich angeklagt. Sie senkt den Blick, Perlen schimmern in ihren Augen. Sie fühlt ganz genau, was ich denke, aber eben nicht ausspreche. Schließlich stößt sie leise und verzweifelt hervor:

»Aber ich kann doch nichts dafür.«

»Nein, Frau Fanny, Sie können nichts dafür – aber Ihr Mann auch nichts, gar nichts.«

Und als sie erstaunt aufschaut, frage ich sie ganz einfach: »Frau Ketterer, haben Sie schon einmal Ihrem kleinen Kasperle eine Ohrfeige gegeben – einen Klaps –, wenn er unartig war?«

Sie nickt: »Natürlich, das schon – natürlich.«

»Dann haben Sie aber großes Glück gehabt, denn es hätte Ihnen ganz genau dasselbe passieren können wie Ihrem Mann, der seinen Kasperle genauso lieb hat wie Sie selbst. Und jetzt werde ich Ihnen das erklären.«

Auf meinem Schreibtisch liegt gerade eine sehr instruktive Abbildung, die ich aus einer Arbeit entnommen habe. Sie zeigt die Lunge eines Kindes mit einigen kleinen angeborenen Emphysembläschen an der Oberfläche. Dies Bild zeige ich ihr.

»Da – sehen Sie mal diese kleinen Bläschen an der Lungenoberfläche an. Normalerweise gehören sie nicht dahin – sie fehlen. Aber es kommt eben vor, daß solche Bläschen – eine Art Mißbildung – vorhanden sind und dann bei einem kleinen Hustenstoß, einem Pressen oder irgend etwas Ähnlichem platzen. Ist aber ein solches Bläschen geplatzt, so strömt die in der Lunge befindliche Luft während der Ausatmung nicht mehr durch den Mund und die Nase nach außen, sondern in den freien Brustraum. Es bildet sich ein verhängnisvolles Ventil, die Brusthöhle wird immer mehr aufgebläht, die Lunge fällt zusammen, das Herz wird nach der anderen Seite gedrängt. So entsteht ein lebensgefährlicher Zustand und hochgradige Erstickungsgefahr. Genau das hat ihr Kasperle gehabt. Das ist doch nicht so schwer zu begreifen. Und sehen Sie, eben deshalb trifft Ihren Mann überhaupt keine Schuld. Bei jeder anderen Gelegenheit, beim Spielen, beim Niesen, beim Husten, hätte dem Kind dasselbe passieren können.«

Da werden wir unterbrochen. Die Schwester kommt mit dem nassen Röntgenbild zurück. Ein Blick genügt.
»Alles ist in bester Ordnung, Frau Ketterer. Nun bringen Sie ihr Kind wieder heim und denken einmal darüber nach, was ich Ihnen gesagt habe.«
Sie ist völlig durcheinander, steht aber doch auf und nimmt den Kleinen an der Hand. Immer noch glänzen Tränen innerer Not in ihren Augen, aber es leuchtet doch auch ein kleiner Hoffnungsschimmer darin, und sie stammelt:
»Ich wollte mich auch noch recht herzlich bei Ihnen bedanken, Herr Oberarzt, für ... für alles.«
Und ich weiß, sie meint schon das Richtige.

Ich blieb auf der Spur dieses Falles, stöberte weiter in den Bibliotheken, las unzählige Arbeiten, stieß auf eine ungeahnte Fülle von merkwürdigen Krankheitsbildern. Die Auszüge häuften sich immer mehr. Dazu kamen unsere Versuchsprotokolle, Tabellen, schöne Kurven. Und schließlich wurde aus dem Berg von Akten ein dickes Buch.

Ein Herz will nicht sterben

Edgar Allan Poe schrieb einst eine grausige Geschichte unter dem Titel »Das verräterische Herz«. Der Mörder eines alten Mannes verrät sich selbst, weil er ständig das Herz des Ermordeten weiterschlagen hört, wo auch immer er die Leiche versteckt. An diese Erzählung werde ich jedesmal erinnert, wenn mir ein Erlebnis besonderer Art in den Sinn kommt – die Geschichte eines Herzens, das nicht sterben wollte.

Mit kritischem Blick betrachte ich meinen Kollegen Wasewsky. Er ist recht intelligent, aber auch arrogant und ehrgeizig, ein Mann, für den es anscheinend keine anderen Probleme gibt als seine Karriere. Dazu braucht er Erfolge und ist geneigt, alles zu riskieren. Dr. Wasewsky ist wie ich Oberarzt an dieser großen chirurgischen Klinik. Wir sind einander gleichgestellt und müssen uns in die Stationen teilen.

»Sie wollen also operieren, Wasewsky. Einen sterbenden pulslosen Mann, der nach unser aller Erfahrung unrettbar verloren ist! Und angenommen, er kommt wider Erwarten durch, dann wird er in einem animalischen Zustand, als Idiot, dahinvegetieren. Das wissen Sie genauso gut wie ich. Warum also? Etwa um das kleine herausgebrochene Knockenstückchen des Schädeldachs zu entfernen – bei diesem Zustand? Das lohnt sich nicht, Doktor. Ein Druckpuls, ein erhöhter Druck innerhalb der Schädelkapsel besteht nicht. Auch das wissen Sie. Also bitte, warum wollen Sie den Schädel aufmachen?«

Ich fixiere ihn scharf, um sein Gewissen wachzurufen. Was mag er denken? Er schweigt – er zaudert. Ich dränge nach:

»Tun Sie es nicht, Kollege Wasewsky! Was erwarten Sie denn von einem Eingriff? Alles hat seine Grenzen. Womöglich stirbt Ihnen der Mann auf dem Operationstisch!«

Vielleicht wirkt dieser Hinweis, denn davor fürchtet sich jeder Chirurg. Aber er schweigt, er will sich wegen seines Prestiges von einem anderen nichts sagen lassen. Als ob es darum ginge. Wer ist er denn schon, dieser überhebliche, von oben stark protegierte Oberarzt? Bildet er sich wirklich ein, schon ein erfahrener, vollendeter Chirurg zu sein?
»Ich überlasse die Entscheidung Ihrem Gewissen«, sage ich noch und gehe.
Es gibt Menschen, die nicht zu beeinflussen sind – wahrlich kein Zeichen von Klugheit und Reife. Emil Gött hat dies einmal sehr treffend ausgedrückt:
»Lernen will der künftige Meister – gleich den Meister spielen der ewige Schüler. Der Lehrling lernt in drei Jahren aus, der Meister nie.«

Ein Uhr nachts.
Es pocht heftig an meine Tür. Man ruft mich. Ich erwache aus meinem noch aus dem Krieg stammenden Lauerschlaf, muß aber erst richtig zu mir kommen, um antworten zu können:
»Was ist los? Kommen Sie rein, Mann.«
»Wir können Dr. Wasewsky nicht finden, er hat Dienst, Herr Oberarzt. Eben sind zwei Schwerverletzte eingeliefert worden. Schwerer Autounfall, der eine blutet stark.«
Ich richte mich auf, kann aber noch schlecht sehen. Das Licht blendet mich.
»Wo sind die Männer jetzt?«
»Im Vorbereitungsraum.«
»Gut – ich komme.«
Er rennt weg. Rasch ziehe ich meine weißen Kleider an und laufe hinüber in unseren Operationstrakt.
Eine schauerliche Szene enthüllt sich meinen Augen. Auf der Bahre zu meinen Füßen liegt ein athletisch gebauter, halbnackter Mann. Er ist mit Blut besudelt, es tropft unaufhörlich unter seinem Kopfverband hervor, Lachen bilden sich auf dem Fußboden.

»Das ist der Beifahrer«, sagt einer unserer Wärter, »der Fahrer des Wagens liegt draußen im Gang.«
Ich gehe hinaus, um ihn anzusehen. Er ist sehr blaß, benommen, anscheinend hat er nur äußerliche Schürfwunden im Gesicht, an den Armen, aber er befindet sich in schwerem Schock. Der Puls ist miserabel. Ich wende mich an die Wachschwester:
»Der Mann bekommt sofort eine massive 5%-Glukose-Dauertropfinfusion, mindestens 1500 Kubikzentimeter für diese Nacht. Machen Sie das selbst, bitte, denn wir müssen uns um den anderen kümmern, dem geht es schlecht. – Eine Bluttransfusion werden wir hier vorbereiten.«
Ich gehe zurück in den viel zu kleinen Vorbereitungsraum, der von unangenehmem Alkoholdunst erfüllt ist. Die Kerle haben natürlich gesoffen und sind in diesem Zustand eine gefährliche, schnurgerade Chaussee entlanggebraust, bis es krachte. Der Wagen ist gegen einen Baum geprallt und hat sich überschlagen. Näheres weiß noch niemand. Wir haben auch gar kein Verlangen, es zu erfahren.
Nun versuchen die Wärter, den schweren Mann auf den Behandlungstisch zu heben, aber das bereitet die größten Schwierigkeiten. Der Verunglückte befindet sich nämlich in einem hochgradigen Erregungszustand ohne jede Beherrschung und Hemmung. Etwas Schlimmeres gibt es für uns Chirurgen eigentlich nicht. Ein widerlicher Kampf entwickelt sich, der Mann tobt, wälzt sich von einer Seite auf die andere und wehrt sich mit tierischen Kräften – unbewußt natürlich. Wir können ihn kaum bändigen. Schließlich gelingt es aber doch, ihn auf den Untersuchungstisch zu heben und provisorisch festzuschnallen, damit er nicht herunterfällt. Der ganze Vorgang ist um so peinlicher, als der Mann dauernd ein Kauderwelsch unverständlicher Worte quasselt oder vielmehr brüllt.
»Das Notbesteck her, und fort mit dem Kopfverband!« rufe ich der helfenden Schwester zu. Sie schneidet die Binden einfach durch und hebt vorsichtig den Verband ab. Aus einer

klaffenden Wunde am Hinterkopf spritzt ein roter Strahl. Ich fasse die Arterie mit einer Klemme, unterbinde sie rasch und verschließe die Wunde mit drei Stichen. Dann taste ich das Schädeldach ab und spüre eine Stufe in der linken Scheitelbeinregion, einen Spalt, der sich in den Schädelgrundbereich verliert. Die Schädelplatten geben auf Druck nach, sie federn. Es blutet aus beiden Ohren und aus der Nase. Beide Augen werden durch große Blutergüsse hinter den Augäpfeln aus den Höhlen vorgedrängt.

Ohne Zweifel, ein schwerer Scheitel-Schläfenbeinbruch und Schädelgrundbruch, eine lebensbedrohliche Verletzung. Dennoch funktioniert die Atmung noch relativ gut. Sie ist regelmäßig, ausreichend, der Mann ist nicht blau verfärbt. Auch der Kreislauf befindet sich trotz des Blutverlusts und des Schockzustands noch in auffallend gutem Zustand. Der Mann muß das Herz eines Bullen haben!

Ein Griff nach dem Puls – denn das ist das Entscheidende: Kein stark verlangsamter Druckpuls, im Gegenteil, die Pulszahl pro Minute ist beschleunigt. Ein bedrohlich erhöhter Hirndruck durch einen Bluterguß innerhalb der Schädelkapsel besteht also sicher nicht – das ist relativ günstig. Die große Hirnhautschlagader im unteren Schläfengebiet kann nicht zerrissen sein, wie das so häufig der Fall ist.

Ich lasse ihn gleich hinüber in die Röntgenabteilung bringen. Wir brauchen Röntgenbilder des Schädels. Die Bahre wird herangerollt. Der Transport ist mühsam und schwierig, denn der Mann tobt immer noch. Und wie er tobt! Die Männer müssen ihn ständig festhalten. Bei einem so unruhigen Menschen eine Röntgenaufnahme zu machen, ist ein Kunststück. Mit viel Geduld und Mühe gelingt es jedoch, zwei Aufnahmen zu schießen. Ich gehe mit in die Dunkelkammer, um mir die Filme gleich nach dem Fixieren anzusehen. Unser technischer Assistent hält die noch nassen Bilder vor den Schirm. Nun sieht man die Bescherung. Ein klaffender breiter Spalt zieht vom Schädeldach über die linke Schläfengegend hinab bis zum

Felsenbein. Eine freie, kleine, dreieckförmige Knochenplatte hat sich gedreht und verschoben, offenbar ist sie in den Bruchspalt eingeklemmt. Den Schädelbasisbruch können wir auf diesen Bildern nicht sehen – das wäre auch zuviel verlangt –, aber Zweifel bestehen nicht.
Ein schlimmer Befund, der Böses erwarten läßt.
Der Mann wird wieder in den Operationstrakt zurückgebracht. Beide Augen sind nun durch die mächtigen Blutergüsse verschlossen. In der Tiefe blutet es also ständig weiter. Die Entstellung wirkt grotesk. Wir müssen zwar Beruhigungsmittel geben, um wenigstens das Toben zu beseitigen, aber sehr vorsichtig dosieren, denn allzu leicht können die lebenswichtigen Hirnzentren zusätzlich geschädigt werden. Unser Mann beginnt immer wieder zu krampfen. Er spannt seine Muskeln mit solcher Kraft, daß man ihn kaum bändigen kann. Wir sind vor Anstrengung in Schweiß gebadet. Immer wieder droht er sich loszureißen und vom Tisch zu fallen. Endlich, nach fast einer Dreiviertelstunde, setzt die beruhigende Wirkung unserer Medikamente ein. Nur einmal noch bäumt er sich auf und erbricht Blut, das er geschluckt hat. Das kommt so überraschend, daß wir alle vollgespritzt werden. Scheußlich. Offenbar hat er sich verschluckt, denn nun peinigt ihn ein Hustenanfall. Man schiebt ihm einen Gummitubus in den Rachen, damit die Atmung freier wird. Er wehrt sich, beißt mit aller Kraft auf das Gummirohr und sperrt sich dadurch selbst die Luftwege ab. Wir müssen abwarten, bis er sich etwas beruhigt hat. Dann erst versuche ich selbst zum zweitenmal, eine Luftbrücke in den Mund einzuschieben, damit wir die Luftwege absaugen und reinigen können.

Zwei Uhr morgens.
Die Schiebetür öffnet sich. Blaß und verschlafen steht der diensthabende Oberarzt Dr. Wasewsky im Spalt und betrachtet erstaunt die Szenerie, die einem Schlachtfeld gleicht. Ich rufe ihm zu:

»Kommen Sie nur rein, keine falsche Scham. Sie sind nicht gefunden worden, da hat man mich geholt.«
Im Näherkommen stammelt er eine Entschuldigung. Ich orientiere ihn kurz über die Situation.
»Dort sind die Röntgenbilder, sehen Sie sich die mal an.«
Ich weise auf die Blutungen aus den Ohren, aus der Nase, auf die Blutergüsse in den Augenhöhlen hin und nenne ihm meine Diagnose: »Schwerster Schläfenbein- und Schädelbasisbruch.«
Damit geht die weitere Behandlung und Verantwortung auf ihn über. Soll man aufmachen und das freie, gedrehte und eingeklemmte Knochenstück entfernen? Das ist die Frage, die uns beschäftigt. Ich merke sehr wohl, wie der Kollege auf die kleine Knochenplatte starrt, der Eingriff lockt ihn. Ob er der Versuchung widersteht?
»Ich würde nicht aufmachen«, sage ich zu ihm. »Der Mann liegt schließlich mit einem schweren Schädelbasisbruch im Schock. Eine Impression und ein erhöhter Hirndruck liegen nicht vor, also haben wir Zeit. Wahrscheinlich würde man mehr schaden als nützen. Warten Sie lieber ab.«
Er scheint sich zu fügen, allerdings mit Widerstreben.
»Wenn es ihm besser geht, können Sie diesen Splitter jederzeit in örtlicher Betäubung entfernen – ganz gefahrlos«, füge ich mildernd hinzu.
Das leuchtet ihm ein, aber er will versuchen, den Mann weiter medikamentös zu beruhigen.
Ich weiß, das macht er gern. Er steht ganz unter dem Einfluß neuerer Theorien, deren Richtigkeit durchaus noch nicht bewiesen ist. Er dosiert die Beruhigungsmittel reichlich hoch. Das damit verbundene Risiko nimmt er in Kauf.
Die allgemein dämpfende Wirkung der Mittel bleibt nicht aus. Seit einer halben Stunde bewegt sich unser Mann überhaupt nicht mehr. Er liegt tief bewußtlos da. Irgendwelche Symptome, die uns einen Hinweis auf den Ort der Schädigung im Gehirn geben könnten, sind durch diese Sammlung mehrerer

Medikamente hinweggedoktert. Daran haben die Erfinder dieser Methode offenbar nicht gedacht.
Dr. Wasewsky läßt eine Dauertropfinfusion mit einer höher konzentrierten Zuckerlösung machen, die immer einen Entwässerungseffekt auslöst. Damit kann man sich gut einverstanden erklären, denn so wird der Entstehung der gefürchteten Hirnschwellung innerhalb der Schädelkapsel vorgebeugt. So weit, so gut. Mehr kann man im Augenblick nicht unternehmen.
Man wagt es, den Mann auf die Wachstation zu transportieren. Dort beobachte ich ihn noch eine Weile. Die Atmung ist jetzt stark beschleunigt, das gefällt mir gar nicht. Sicherlich beruht das auf einer Läsion des zentral gelegenen Atemzentrums. Mein Sauerstoffzelt wird über ihn ausgebreitet, bald liegt er in strömendem Sauerstoff unter einer glitzernden Hülle. Ich habe das Zelt als Neuheit aus den USA mitgebracht.
Mit schweren Zweifeln belastet, verlasse ich den Mann und gehe in mein Zimmer. Eine unruhige Nacht steht bevor. Draußen stürmt es, der Regen klatscht gegen die Scheiben, Bäume ächzen im Föhnwind. Ich finde keine Ruhe und keinen Schlaf.

Fünf Uhr morgens.
Die Klinik liegt noch im Dunkeln. Fröstelnd trete ich ans Fenster, die Gänge gegenüber sind matt beleuchtet. Eine Nachtschwester läuft den Korridor entlang, ich kann ihren Schatten von Fenster zu Fenster verfolgen. Auch drüben in der Wachstation scheint ein dämmriges Licht. Es läßt mir keine Ruhe. Notdürftig bekleidet, schleiche ich noch einmal hinüber zu dem Verunglückten. Eine junge, pausbackige Nachtschwester sitzt an einem kleinen Tisch vor ihrer Lampe. Sie liest einen Kriminalroman und ist so gefesselt, daß sie mein leises Eintreten nicht bemerkt. Dann fährt sie zusammen, springt auf.
»Na, wie geht es dem Mann?«
Seelenruhig erklärt sie:

»Gut, er liegt ganz ruhig und bewegt sich nicht.«
Die kleine Schwester scheint sich der großen Gefahr der Situation überhaupt nicht bewußt zu sein. Durch das Sauerstoffzelt kann ich nicht genügend sehen, deshalb hebe ich es an und betrachte den massigen, nackten Mann, der mit total erschlafften Gliedern, tief bewußtlos wie ein Stein, vor mir liegt. Eines fällt mir sofort auf: Im Brustbereich haben die Atembewegungen aufgehört, er atmet nur noch mit dem Zwerchfell, und das viel zu schnell. Die kleine Schwester steht neben mir, ich zeige ihr dieses Phänomen:
»Haben Sie das nicht gesehen, Schwester? – Und da sagen Sie, dem Mann gehe es gut. Nein, es geht ihm sehr schlecht. Die Sauerstoffversorgung reicht zwar unter der Hülle noch aus, diese Hetzatmung führt aber durch abnormen Kohlensäureverlust unweigerlich zum Zusammenbruch des Kreislaufs. Den Mann werden wir nicht mehr retten können.«
Nun erschrickt die kleine Schwester und schämt sich. Sie ist eben noch viel zu jung und unerfahren.
»Holen Sie bitte Dr. Wasewsky, wenn die Situation noch kritischer wird, denn er trägt als Diensthabender die Verantwortung für diesen Fall – nicht ich. Nur im Notfall kommen Sie zu mir, bitte.«
Bevor ich gehe, prüfe ich noch einmal den Puls. Der Mann hat immer noch keine Zeichen eines Druckpulses – kaum zu fassen. In der Erwartung, daß die kleine Schwester mich doch noch einmal holen wird, lege ich mich in meinem Zimmer angekleidet aufs Sofa und versuche, noch ein wenig zu schlafen.

Sieben Uhr.
Sie hat mich nicht geholt. Draußen ist es hell geworden. Meine Gedanken kreisen schon wieder um den Schwerverletzten. Im Stammhirn müssen durch den enormen Aufprall viele kleine Blutungen entstanden sein. Wahrscheinlich ist das ganze Gehirngewebe blutdurchtränkt, und das fürchte ich aufgrund meiner Erfahrungen ganz besonders. Achtmal haben wir in

den letzten Jahren verzweifelt versucht, eine solche blutige Durchtränkung des Stammhirns und Halsmarkgewebes durch Entlastung zu bekämpfen. In keinem einzigen Fall ist das geglückt. Keiner konnte gerettet werden.

Acht Uhr.
Die Nacht ist vorüber. Ein trostlos trüber Tag beginnt – alles grau in grau. Immer noch stürmt und regnet es. Ich kann es nicht lassen, zuerst einen Blick in die Wachstation zu werfen.
Es steht schlecht. Die jagende Atmung des Mannes hat sich weiter verschlimmert, und zwar trotz hoher Sauerstoffgaben, die im allgemeinen die Atmung beruhigen. Das ist beängstigend.
Dr. Wasewsky kommt herein. Auch er sieht übernächtig und schlecht aus. Wir sprechen über die Situation, überlegen, was man noch tun könnte. Viel bleibt nicht übrig. Ich rate nur, eines der neueren Medikamente, das leicht Reizungen des Atemzentrums auslösen kann, fortzulassen, denn ich bin mir nicht sicher, ob diese Hetzatmung nicht zum Teil künstlich durch dieses Mittel erzeugt worden ist. Dann verlasse ich den kleinen Raum unter dem niederschmetternden Eindruck, daß der Mann verloren ist.
Nach 25 Minuten etwa schaue ich wieder hinein. Inzwischen hat es einen Tumult gegeben. Um das Lager stehen mehrere Menschen, das Sauerstoffzelt ist entfernt. Auf dem Tisch liegen Instrumente und Tupfer. Dr. Wasewsky macht eben einen Luftröhrenschnitt.
»Was ist denn geschehen?«
»Kaum hatten Sie den Raum verlassen, kam es ganz plötzlich zum Atemstillstand. Wir haben uns zunächst mit der üblichen künstlichen Beatmung mit den Händen geholfen, aber auf die Dauer geht das natürlich nicht. Wir wollen unseren neuen Pulmotor einsetzen.«
Er hat seinen Luftröhrenschnitt beendet und schiebt einen Gummitubus tief in die Luftröhre. Der Mann reagiert nicht, er

hustet nicht einmal – ein Zeichen seiner tiefen Bewußtlosigkeit. Die Reflexe sind völlig erloschen.
Inzwischen ist einer unserer begabtesten jungen Assistenten, Dr. Hellbach – er arbeitet bei mir im Labor –, in den Operationstrakt gelaufen, um das neue automatische Beatmungsgerät zu holen, eine einfache Kapsel mit Anschlagventilen, welche durch den Sauerstoffgasdruck gesteuert werden. Geschickt montiert er den Pulmotor und rückt ihn neben das Bett. Dr. Wasewsky hat sich mit diesem kleinen, so wichtigen Hilfsgerät bisher nicht abgegeben. Das sieht man, er bekommt es nicht richtig in Gang. Da greife ich selbst zu und reguliere den Pulmotor ein, so daß er dem natürlichen Atemrhythmus und der Atemgröße möglichst genau entspricht. Das ist unerläßlich, um gefährliche Störungen des Gasstoffwechsels zu vermeiden.
Die maschinelle künstliche Beatmung ist nun in vollem Gang. Das regelmäßige metallische Anschlagen der Ventile bei jeder Ein- und Ausatmung – peng – pöng, peng – pöng, peng – pöng ... – hallt weit hinaus in die Gänge.
Ich höre noch einmal das Herz ab. Es schlägt völlig regelmäßig. Der Puls am Handgelenk ist zwar schlecht, aber noch ausreichend gefüllt, nur der Blutdruck ist tief abgesunken. Ein Blick auf die Kurve, welche die kleine Nachtschwester angelegt hat, zeigt deutlich, daß er weiter absinkt und daß die Druckausschläge immer kleiner werden. Die Gefäßwandspannung läßt immer mehr nach. Da der Kreislauf nicht genügend aufgefüllt ist, sind wir gezwungen, das Tempo der Infusion zu beschleunigen. Zeichen eines vermehrten Hirndrucks fehlen immer noch!
Von Zeit zu Zeit stoppen wir den Pulmotor und prüfen, ob sich nicht wieder eine spontane Atmung einstellt, aber davon ist keine Rede.
Wasewsky ist die Situation peinlich geworden. Ein toter Mann auf seiner Abteilung schädigt sein Ansehen. Deshalb versucht er nun, den Mann abzuschieben. Vergeblich – ein so schwer Hirnverletzter ist nicht transportfähig.

Elf Uhr morgens.
Wieder sitzen wir um das Lager unseres Mannes. Die Minuten verrinnen so langsam wie die Tropfen der Infusion. Die Sanduhr seines Lebens läuft ab. Es ist nicht mehr viel in der oberen Hälfte seines Stundenglases. Das rhythmische Anschlagen der Ventile klingt hart und unerbittlich, es geht uns durch Mark und Bein. Bis in die fernsten Winkel der Operationsabteilung klingen die metallischen Töne. Das kleine Geräusch ist zu einem Schrittmacher der Not und des Todes geworden. Keine Sekunde wird man von dem unheilvollen Geschehen auf der Wachstation abgelenkt.

Ein Uhr mittags.
Die Lage hat sich weiter verschlechtert, der Kreislauf ist völlig zusammengebrochen. Und nun will Oberarzt Wasewsky operieren! Es entwickelt sich jenes bittere Zwiegespräch über die Anzeige und Berechtigung zu diesem Eingriff, das mit meiner dringenden Warnung endet.
Wird er dennoch operieren? Oder hat er noch einen Rest von Hemmung? Langsam wandere ich durch den Korridor in mein Arbeitszimmer.
Meine Gedanken werden eine Weile durch Ausrechnung einiger experimenteller Kurven abgelenkt.
Nach kurzer Zeit höre ich Lärm, das Rollen einer Bahre, ich springe erregt auf und sehe eben noch, wie unser sterbender Mann in den Operationstrakt gefahren wird. Wasewsky wird also doch operieren. Ich gehe nicht hin, ich will das nicht mitansehen. Was er machen wird, weiß ich nicht. Wahrscheinlich will er die kleine Knochenplatte entfernen – als ob das noch irgend etwas am Schicksal des Mannes ändern könnte!
Man läßt mir keine Ruhe. Einer der OP-Wärter kommt herübergelaufen und richtet aus, Dr. Wasewsky lasse mich bitten, ihm doch bei dieser Operation zu helfen. Auch das noch! Was denkt sich der Mann eigentlich? Offenbar ist er unsicher und will sich nach außen hin decken. Ich kann nicht ablehnen und

gehe schließlich voll Erbitterung hinüber, wasche mich schweigend und stehe zur Verfügung.
Man hat den pulslosen Mann mitsamt dem Pulmotor in den Operationssaal geschleppt und lagert ihn eben in halbsitzender Stellung. Ich warne dringend vor dieser Art der Lagerung, denn sie genügt auf die Dauer schon unter normalen Umständen, um einen Kreislaufkollaps auszulösen. Es geschieht aber nichts. Entweder versteht Wasewsky meine Erklärung nicht, oder er will sie nicht verstehen. Machtlos muß ich zusehen, der Herr Oberarzt Wasewsky untersteht mir ja nicht. Er kann selbst entscheiden, was gemacht werden soll, und hat es nicht nötig, meinen Weisungen oder meinem Rat zu folgen. Der Chef ist verreist – auf einem Kongreß im Ausland.

Drei Uhr fünfzehn nachmittags.
Die Operation beginnt. Eine Anästhesie ist nicht erforderlich, denn der Mann ist ja tief bewußtlos. Wasewsky macht einen bogenförmigen Schnitt über der rechten Scheitelregion. Es blutet kaum. Beim Abheben der Kopfschwarte stößt er sofort auf den breit klaffenden Bruchspalt. Jene kleine Knochenplatte, die wir im Röntgenbild erkannt haben, liegt frei vor unseren Augen. Sie läßt sich leicht aus der Einkeilung lösen und entfernen. Nun kommt es darauf an, wie die harte Hirnhaut aussieht, ob sie verletzt ist, ob sie unter Druck steht. Ein Blick genügt, um das festzustellen: sie ist nicht durchstoßen. Außerdem sieht man ganz genau, daß sie gut pulsiert, sie steht also nicht unter erhöhtem Druck, was wir schon im voraus wußten. Hoffentlich begnügt er sich wenigstens damit und macht nun wieder zu!
Weit gefehlt. Wasewsky erweitert den Bruchspalt in der Längsrichtung. Was er damit erreichen will, ist mir vollkommen unklar. Überall ist die Hirnhaut unverletzt, pulsiert gut. Die Schädigung muß also im Stammhirn liegen, sie ist für uns unerreichbar.
Auch damit begnügt sich der Kollege nicht. Nein, er eröffnet

die harte Hirnhaut, aber nicht nach klassischem Vorgehen entlang dem Rand der Schädellücke, sondern planlos. Er schlitzt sie sternförmig in verschiedenen Richtungen, was man ruhig als höchst unzweckmäßig und unkorrekt bezeichnen kann.
Nun werden die Gehirnwindungen gut sichtbar. Sie sind nicht durch erhöhten Druck flachgedrückt, sie fühlen sich weich an. Die vielen zarten Hirngefäße pulsieren deutlich. Nur feinste kleine Blutgerinnsel haften zwischen den Hirnwülsten der Schläfenregion. Das ist alles, was wir finden können. Wozu also die Operation?
Mein Kollege wird immer unsicherer, das merke ich wohl. Er weiß nicht mehr recht, was er machen soll, und empfindet nur allzu deutlich seine Blamage. Verzweifelt sucht er nach einem Ausweg und kommt schließlich auf den Gedanken, eine Punktion der Hirnhöhlen durchzuführen. Normalerweise sind sie mit klarer Flüssigkeit gefüllt, bei Unfällen kann Blut beigemischt sein. Aber Wasewsky beherrscht die Technik nicht, er weiß nicht, wie man das am zweckmäßigsten macht. Deshalb zeige ich ihm genau die Stelle und die Richtung, in der er mit seiner Kanüle vorstoßen muß. Die Punktion gelingt sofort. Wasserklare Flüssigkeit tritt aus, ohne eine Spur von Blutbeimischung. Eine Blutung in die Hirnventrikel hat also auch nicht stattgefunden. Dem Symptombild nach war sie auch gar nicht zu erwarten.
Nun ist es also soweit. Unverrichteterdinge muß der Herr Kollege die harte Hirnhaut wieder mit feinsten Nähten verschließen. Die Lücke im knöchernen Schädeldach läßt er offen. Die Kopfschwarte wird schichtweise zugenäht. Dem Prinzip ist Genüge getan.
Wasewsky ist natürlich klug genug, sich einzugestehen, daß das Ganze völlig nutzlos war, und da ich eisern schweige, spürt er auch meine Kritik und Verachtung. Aber das stört ihn nicht im geringsten. Er gehört eben zu jenen Männern, für die es keine Probleme gibt. Mit Eleganz geht er über das Beschämende der Situation hinweg.

Die Operation ist beendet, die letzte Naht gesetzt, der Kopfverband wird angelegt. Leblos liegt unser Mann auf dem Operationstisch. Dr. Hellbach, der den Pulmotor bedient, schaut mich mit großen Augen an. Unsere Blicke begegnen sich kurz, und ich weiß, er hat das richtige Gefühl dafür, was hier geschah. Er schämt sich. Man hat einem sterbenden Menschen Gewalt angetan.

Die untere Körperhälfte des Mannes ist nicht mehr durchblutet. Die Haut zeigt eine fatale bläuliche Marmorierung, Leib und Glieder sind eiskalt geworden. Er ist eigentlich tot, aber das Herz – sein Herz kann nicht sterben. Setzt man das Hörrohr über der Herzgegend an, vernimmt man regelmäßige, aber viel zu schnelle Schläge. Bei schrägem Lichteinfall sieht man noch feinste Pulsbewegungen über der großen Armschlagader. Das ist aber auch wirklich alles. Schauerlich. Kann es nicht endlich zu Ende gehen? – so hofft wohl jeder in diesem Augenblick. Aber nein – das Herz will nicht sterben.

Und Oberarzt Wasewsky läßt es auch nicht sterben. Er gibt Strophantin-Glukose zur Stützung der Herzaktionen. Dadurch wird das Elend nur verlängert. Und weil das Herz noch immer weiterschlägt, wird der Verletzte wieder auf die Wachstation gebracht.

Peng – pöng, peng – pöng . . . hallt das Klappern der Ventile durch die Gänge, den ganzen Nachmittag, den ganzen Abend hindurch. Sie dürfen nicht aufhören, denn das Herz steht ja noch nicht still. Kein Organ im Körper des Mannes ist noch lebensfähig, aber das Gesetz verlangt die Fortsetzung der künstlichen Atmung bis zur letzten Minute – bis zum Herzstillstand.

Die Nacht bricht herein. Dunkelheit breitet sich über allem Geschehen aus. In der Wachstation brennt wieder ein dämmriges Licht. Die Tür ist weit offen, der Pulmotor tackt sein regelmäßiges Stakkato – niemand kann Ruhe finden.

Die eisige Kälte kriecht im Körper unseres Opfers immer höher und höher. Jetzt hat sie auch die Brust ergriffen.

Elf Uhr nachts.

Die junge Nachtschwester ist wieder da. Eine Weile harrt sie drüben aus, dann kommt sie plötzlich in mein Zimmer gelaufen, um mich zu holen. Sie hat schreckliche Angst. Ich gehe mit, weil sie mir leid tut. Auf der Wachstation höre ich noch einmal das Herz ab und vernehme nun rasende Pulsschläge. Auf die Dauer hält das kein Herz aus. Würden wir den Pulmotor abstellen, wäre das grausige Spiel in einer Minute zu Ende. Welch ein Zwiespalt zwischen der Pflicht, zu retten, und dem menschlichen Mitgefühl! Wir proklamieren das Recht zu leben und verteidigen es bis zum letzten, aber ein Recht zu sterben gönnen wir uns nicht.
Also wird weiter künstlich beatmet. Die Verlängerung des Lebens bleibt einer Maschine überlassen. Bedrückt und verzweifelt, weil wir dazu verdammt sind, Dinge zu tun, die gegen unser Gefühl gehen, wandere ich zurück in mein Zimmer und warte – warte.
Um Mitternacht endlich klopft es an meine Tür. Dr. Hellbach tritt herein, erschöpft und elend, und flüstert in die Dunkelheit des Raumes:
»Herr Oberarzt, es ist zu Ende – Gott sei Dank.«
Völlig gebrochen sinkt er in einen Sessel. Ich muß ihn trösten, er ist solchen Belastungen noch nicht gewachsen.
Nun sind die Ventile verstummt. Es klingt kein hartes metallisches Tacken mehr durch die Korridore. Man hört nur die leisen Schritte der Menschen, die in ihre Zimmer zurückschleichen. Ruhe breitet sich in der Klinik aus. Endlich – endlich ist die Erlösung eingetreten.
Irgend etwas an unserer ärztlichen Ethik stimmt nicht mehr.

Neun Uhr morgens.

Drüben im Operationssaal begegne ich Herrn Wasewsky und fordere sofort die Sektion. Er windet sich, weicht aus. Das sei doch gänzlich unnötig, wir wüßten ja Bescheid. Er hat Angst,

Rechenschaft abzulegen. So wird unser Gewissen nicht entlastet. Ich fixiere ihn und kann nicht schweigen.
»Nun können Sie ja dem Chef melden, alles sei getan worden, um diesen Patienten zu retten. Ihrer Karriere steht nichts mehr im Wege. Der Professorentitel ist Ihnen gewiß. – Ich gratuliere, Herr Kollege!«

Schicksal einer jungen Frau

Es gibt keine schwerere Sünde als Niedrigkeit der Gesinnung. *Emil Gött*

Endlich wieder einmal im Konzertsaal! Seit Wochen habe ich mich darauf gefreut. Das Klingler-Quartett wird spielen. Ein großartiges Programm: Es beginnt mit einem der herrlichen Schubert-Quartette. Professor Klingler und seinen Cellisten, Hans Baldner, kenne ich seit vielen Jahren, ich will sie in der Pause besuchen. Aber leider wird nichts daraus. Keine fünf Minuten bin ich im Saal, da kommt der Platzordner und bittet mich ans Telefon. Sicherlich die Klinik. Das hat mir gerade noch gefehlt. Nun, vielleicht ist es nicht so schlimm. Am Apparat meldet sich der wachhabende Arzt Dr. Lautenschläger.
»Was gibt's Lautenschläger? Kann ich denn nie Ruhe haben?«
»Verzeihen Sie bitte, Herr Professor, daß ich Sie störe, aber es ist wichtig. Dr. von Arnim hat eben eine junge Frau eingeliefert – Verdacht auf arterielle Embolie in der Beinschlagader.«
Da ist natürlich nichts zu machen. Dr. von Arnim ist ein guter Internist, dessen Diagnosen bisher immer stimmten. Ich muß sofort gehen. Wieder einmal ist mir die Freude an schöner Musik, bevor sie überhaupt begonnen hat, durch den Beruf genommen.
»Ich komme gleich«, rufe ich noch ins Telefon, hole meine Garderobe, stürze hinaus, steige in den Wagen und arbeite mich mühsam durch den Verkehrstrubel bis zur Klinik durch. Lautenschläger wartet schon im Vorraum zu meinem Arbeitszimmer.
»Einen Augenblick, Doktor, ich will nur meinen weißen Mantel anziehen.«

Dann gehen wir auf die Privatabteilung. Unterwegs sagt mir Lautenschläger noch den Namen der jungen Frau: Christine Wiegand.

Wir treten in das Krankenzimmer ein. Während ich mich kurz vorstelle und ein Gespräch mit Frau Wiegand beginne, beobachte ich genau ihre Gesichtszüge, ihre Gebärden beim Sprechen. Das Antlitz weist Spuren einer langen Leidenszeit und des Verzichts gegenüber dem Leben auf, ist aber auch von unmittelbaren qualvollen Schmerzen geprägt. Deshalb frage ich sie sofort:

»Gnädige Frau, was ist denn geschehen? Sie haben Schmerzen, das sehe ich Ihnen an. Bitte sagen Sie mir, wo. Können Sie mir die Schmerzen genau lokalisieren und näher beschreiben?«

»Das ganze rechte Bein tut so weh, Herr Professor – bis in die Hüfte. Es ist ein merkwürdiger dumpfer Schmerz in der Tiefe. Ich kann ihn schwer beschreiben. Das Bein fühlt sich wie geschwollen und gelähmt an, es wird auch immer kühler.«

»Ist das ganz plötzlich gekommen, Frau Wiegand? Sozusagen schlagartig – oder allmählich im Verlauf von Tagen?«

»Nein, ganz plötzlich, heute nachmittag gegen fünf Uhr bei einer kleinen Anstrengung. Am Anfang war es noch nicht so schlimm, aber in den letzten Stunden haben die Schmerzen immer mehr zugenommen und sind jetzt unerträglich geworden. Ich halte das nicht mehr aus.«

»So –. Frau Wiegand, ich höre von Herrn Dr. von Arnim, daß Sie seit längerer Zeit bei ihm in Behandlung sind. Bitte erzählen Sie mir doch ganz kurz etwas darüber. Weshalb hat Dr. von Arnim Sie behandelt? Ich will Sie nicht länger belasten, aber etwas mehr muß ich schon wissen.«

»Dr. von Arnim hat mich wegen des Herzens behandelt. Eigentlich fing die ganze Krankheit vor fast zwanzig Jahren an – mit einer schweren eitrigen Mandelentzündung und einer Nierenbeckenentzündung. Zuerst heilte scheinbar alles aus, aber ich fühlte mich nie richtig wohl. Einige Zeit später stellten dann die Ärzte einen Herzklappenfehler fest. Es ging mir immer schlechter, ich hatte Fieber – kein hohes Fieber, aber immer wechselnde Fieberanfälle – und fühlte mich müde und matt. Ich konnte damals keinerlei körperliche Anstrengung vertragen.«

Ich wende mich an Dr. Lautenschläger:

»Hat Arnim am Telefon etwas davon gesagt?«

»Ja – er nannte die Diagnose: *Endocarditis lenta*, Mitralstenose. Näheres steht in seinem Überweisungsschreiben – hier bitte.«

Diese Angaben sind natürlich von entscheidender Bedeutung. Sie machen verständlich, warum die junge Frau schon seit Jahren unter erheblichen Herz- und Kreislaufbeschwerden litt und nahezu arbeitsunfähig war. Sie muß zeitweise sehr krank gewesen sein. Dr. von Arnim schreibt, daß sie schon mehrere Male unter allgemeiner Wassersucht zu leiden hatte – auch unter Versagen des Kreislaufs und Herzschwäche mit Leberschwellungen und starker Atemnot. Eine Zeitlang ist sie von unseren internistischen Kollegen in der Medizinischen Universitätsklinik behandelt worden. Vorübergehend trat danach eine Besserung des Zustands ein. Nun aber ist es plötzlich zu diesen heftigen Schmerzen im ganzen rechten Bein gekommen. Wahrscheinlich rührt das von einer Verstopfung der rechten großen Becken- oder Beinschlagader her. Aber davon muß ich mich erst überzeugen. »Darf ich Sie einmal untersuchen, Frau Wiegand?«

Als erstes lasse ich mir ein Stethoskop reichen und höre sorgfältig das Herz ab. Keine Überraschung: Man hört üble Geräusche über den Herzklappen – genauer gesagt, über der Mitralklappe. Die Segel dieser Klappe müssen schwer verändert oder gar angefressen sein, und danach hat sich offenbar durch Narbenzüge ein Engpaß gebildet. Das Herz ist als Ganzes verändert. Immerhin ist der Puls trotz einer Beschleunigung von über 100 Schlägen in der Minute im Augenblick regelmäßig, die Schlagfolge geordnet. Das beruhigt mich sehr, denn davon hängt es ab, ob wir einen Eingriff riskieren können.

Ich halte mich nicht länger mit der Untersuchung des Herzens auf, denn die Internisten haben es ja schon mit allen technischen Mitteln untersucht, ein Elektrokardiogramm gemacht, eine exakte Diagnose gestellt. Wir brauchen uns diese Befunde nur geben zu lassen.

Deshalb schlage ich die Bettdecke zurück und schaue mir einmal die Beine an. Das linke Bein ist blaßrosa, fühlt sich normal gewärmt an, das rechte ist wesentlich kühler und von auffallender Leichenblässe. Nun vergleiche ich die Pulse beider Beine: oben in der Leistenbeuge, in der Kniekehle, dann aber auch weit unten an den Füßen in Höhe der Knöchel. Da haben wir die Geschichte: Auf der linken Seite sind alle Pulsationen bis hinab zu den Fußarterien normal. Auf der rechten Seite aber sind die Pulse schon in Höhe des Leistenbandes ausgefallen, an den Fußarterien kann man überhaupt keine Pulsationen mehr abtasten. Dieser Befund spricht eindeutig dafür, daß die rechte Beckenarterie, aus der die große Beinschlagader stammt, verstopft sein muß. Wir nennen sie die *Arteria iliaca*.

Aber woher stammt diese plötzliche Verstopfung? Für eine Arteriosklerose ist die Frau von 40 Jahren noch zu jung. Es wird sich also nicht um eine örtliche Veränderung der Gefäßwand handeln. Wahrscheinlich hat Dr. von Arnim recht mit der Annahme, daß ein Gerinnsel, ein Embolus, aus dem Herzen oder der großen Körperschlagader, der Aorta, mit dem strömenden Blut abwärts gerissen wurde und dann in der mächtigen Beckenschlagader hängenblieb, genau an der Teilungsstelle – das ist fast immer so. Ein wahres Glück, daß Arnim dies gleich richtig erkannt und die junge Frau sofort in die Klinik geschickt hat. Seit dem akuten Verschluß sind erst vier Stunden verstrichen. Diese kurze Zeitspanne bietet uns eine reelle Chance, den Schaden zu beseitigen. Ich entschließe mich sofort zur Operation.

»Frau Wiegand, ich glaube, Dr. von Arnim hat recht. Die Schmerzen rühren von einem verschleppten Blutgerinnsel her, das Ihre große Beckenschlagader rechts verstopft hat. Wir müssen diesen Blutpfropf sofort entfernen. Ihr rechtes Bein ist in Gefahr, es wird nicht mehr ernährt und kann absterben. Der Eingriff ist nicht schlimm und geht rasch.«

Sie starrt mich erschreckt an:

»Aber woher kommt denn dieser Blutpfropf, Herr Professor?«

»Das hängt wahrscheinlich mit Ihrem Herzleiden zusammen. Irgendwo an einer Stelle der linken Herzkammer wird sich ein Gerinnsel gebildet haben. Das ist dann abgerissen und mit dem Blutstrom in die rechte Beinpartie gelangt. – Frau Christine, ich kann nicht operieren ohne Ihre ausdrückliche Einwilligung oder die Ihres Mannes.«

Sie sieht mich traurig und bedrückt an:

»Meinen Mann brauchen Sie nicht zu fragen, wir leben seit langem getrennt. Ich pflege meine Entscheidungen selbst zu treffen.«

Es klingt bitter.

»Herr Professor – bitte tun Sie alles, um mir die entsetzlichen Schmerzen zu nehmen und mein Bein zu erhalten. Die Einwilligung zur Operation – wenn das nötig ist – gebe ich Ihnen schriftlich.«

»Sie wollen also nicht, daß ich Ihren Mann benachrichtige?«

»Nein, bitte nicht – ich will ihn auch nicht sehen.«

Die junge Frau tut mir leid. Sie hat ein sehr ausdrucksvolles Gesicht. Ihre Stimme ist klangvoll und ruhig.

»Frau Christine, haben Sie Kinder?«

Sie schüttelt den Kopf, und ein paar Tränen laufen über ihre Wangen. Ich tue so, als ob ich es nicht sähe, und dringe nicht weiter in sie.

»Aber vielleicht haben Sie eine Schwester oder einen Bruder, der sich um Sie kümmern kann. Es wäre mir eine große Beruhigung. So ganz allein dies alles durchzustehen ist niemals gut.«

»Ich habe eine Schwester, Herr Professor, die vielleicht für ein paar Tage kommen könnte.«

»Geben Sie mir ihre Adresse, dann werden wir das für Sie erledigen. Gut, dann wäre ja alles klar – oder haben Sie noch irgendeinen Wunsch?«

»Nein.«

»Dann lasse ich Sie jetzt gleich zur Operation vorbereiten, denn wir dürfen keine Stunde verlieren. Lautenschläger – bitte benachrichtigen Sie gleich den Operationssaal. Und sagen Sie der Operationsschwester, sie soll mein Gefäßbesteck mit auskochen, meine feinen Klemmen und meinen Nadelhalter für die Gefäßnähte.«

An dieser Sammlung eleganter feiner Instrumente hänge ich. Es sind zum Teil Spezialanfertigungen nur für mich. Während des letzten Weltkriegs habe ich sie immer an der Front mitgeschleppt, um jederzeit in der Lage zu sein, verletzte Gefäße zu nähen. Manches Glied haben wir dadurch retten können.

Nach einer halben Stunde ist drüben im Operationssaal alles vorbereitet. Ich muß mich nun unter Berücksichtigung des Herzzustandes entscheiden, welche Art von Schmerzbetäubung wir durchführen wollen. Nach kurzer Überlegung wähle ich die örtliche Betäubung. Sie dürfte gut ausreichen, wenn Frau Christine in einen Dämmerzustand gebracht wird. So ersparen wir ihr eine belastende Allgemeinnarkose. Mein ältester, erfahrenster Assistent, Dr. Krüger, soll mir aus erster Hand assistieren, Lautenschläger wird mithelfen.

»Krüger, wir sollten noch eine leichte Gas-Sauerstoff-Narkose für den Notfall vorbereiten lassen. Das könnte Dr. Zimmermann übernehmen. Ich möchte nicht, daß Frau Wiegand in der entscheidenden Phase hört und versteht, was wir sprechen. Das könnte sie beunruhigen.«

Zimmermann ist ein sehr talentierter junger Assistent, dem ich mancherlei Tricks der Narkose beigebracht habe.

Wie immer in kritischen Fällen, mache ich die örtliche Betäubung mit viel Geduld selbst. Nicht nur die sensiblen Nerven in der Schnittlinie und im tiefen Gewebe der rechten Leiste werden ausgeschaltet, sondern ich blockiere auch die neben der

Wirbelsäule austretenden Brust-Nervenkabel elf und zwölf und die ersten beiden Lendennerven. Ihre Ausschaltung garantiert nicht nur Schmerzfreiheit in den betreffenden Segmenten, sondern auch eine Entspannung der Muskulatur der rechten Unterbauchseite, und genau das ist notwendig.

Bald ist es soweit, die Anästhesie bildet sich in wenigen Minuten aus.

Die Operation:

Es geht alles sehr schnell, ohne große Mühe. Schräger Schnitt in der rechten Leistengegend. Mühelos läßt sich das Bauchfell nach der Innenseite wegziehen. Beim Tieferdringen stoße ich sofort auf die große Beckenschlagader.

»Da – sehen Sie die Iliaca – sie pulsiert nicht. Also sitzt der verschleppte Embolus weiter oben. Wahrscheinlich an der Teilungsstelle, wie gewöhnlich.«

Mit einem feinen Bändchen wird das große Gefäß angeschlungen und etwas hochgezogen, damit ich die Teilungsstelle freibekomme und den Hauptstamm sowie die innere Beckenschlagader anschlingen kann.

Kaum liegt die Gabelung der großen *Arteria iliaca* frei, bemerken wir oberhalb eine starke Pulsation – unterhalb fehlt sie. Die Teilungsstelle selbst ist mächtig aufgetrieben und verstopft.

Eine klare Situation. Wir müssen den Embolus aus dem Gefäßlumen herausholen. Lautenschläger zieht an einem großen Bauchhaken, den ich selbst in die richtige Position gebracht habe. So bekommen wir genügend Sicht in die Tiefe und Platz für die Embolektomie und Gefäßnaht. Zu langen Erklärungen ist im Augenblick keine Zeit. Wir müssen rasch handeln. Oberhalb und unterhalb der Teilungsstelle der großen Beckenarterie setze ich an alle drei Arterien meine weichen Spezial-Gefäßklemmen an. Nun kann uns nichts mehr passieren. Wir sind vor einer schweren Blutung gesichert.

Mit einem feinen Messerchen öffne ich die Schlagader im Bereich der Auftreibung. Es blutet nicht, obwohl die Gefäß-

wunde klafft. Wir sehen in der Lücke eine schwarzrote Masse, den Embolus. Leicht gelingt es mir, durch sanften Druck auf das große Gefäß den Kopf des Gerinnsels nach außen zu dirigieren. Dann streiche ich die beiden großen Äste von unten nach oben aus, so daß das dreieckförmige, ziemlich derbe Gerinnsel als Ganzes geboren wird. In das Lumen kommt eine gerinnungshemmende Lösung, dann folgt sofort die Gefäßnaht nach meiner Spezialtechnik. Stich für Stich wird gesetzt. Unmittelbar vor der letzten Naht füllen wir nochmals das Gefäßlumen auf, damit im Inneren keine Luftblasen zurückbleiben. Dann kommt der entscheidende Augenblick.
»Wie ist der Blutdruck?«
Es ist sehr wichtig, daß er bei Freigabe des Blutstroms ausreichend hoch ist, damit eine Gerinnselbildung aus der Nahtstelle vermieden wird. Das Blut muß unter möglichst hohem Druck über die Nahtstelle hinwegschießen. Dr. Zimmermann meldet:
»120/70!«
»Gut. – Zimmermann, geben Sie jetzt etwas Gas.«
Nach kurzem Warten öffne ich die Klemme. Jetzt wird es sich entscheiden, ob unsere Gefäßnaht Erfolg hat oder nicht.
Ich beginne unten, entferne zunächst die beiden Klemmen an der inneren und der äußeren Beckenschlagader. Rückläufig füllt sich das mächtige Gefäß über die Teilungsstelle hinaus nach oben, steht aber noch nicht unter besonderem Druck. Das ist der richtige Augenblick, um nun sofort den arteriellen Strom ganz freizugeben. Vorsichtig lüfte ich die obere Klemme, Blut schießt unter mächtigem Druck über die Nahtstelle hinaus. Die Naht ist an einer winzigen Stelle noch undicht, ein feiner Blutstrahl schießt hoch, aber mit jedem Pulsstoß wird er kleiner und kleiner und schließlich stirbt er ganz ab. Die obere Klemme kann entfernt werden.
Jedesmal macht so eine gelungene Gefäßnaht einen tiefen Eindruck. Wir beobachten das Gefäß einige Minuten genau und sind befriedigt darüber, daß sich die Pulswellen glatt über die

Nahtstelle hinaus in die Beinschlagader und Beckenschlagader fortsetzen. Beide Gefäße stehen wieder unter hohem arteriellem Druck.

»Na, es scheint ja alles zu klappen. Sehen Sie, das Gefäß bleibt offen. – Schluß. – Ich glaube, wir können die Wunde zunähen.«

Das geschieht ohne jede Schwierigkeit. Ein kleiner Drain bleibt zur Sicherung gegen eine Nachblutung in der unteren Wunde liegen.

Am nächsten Morgen finde ich Frau Christine ruhig und friedlich im Bett liegen. Im rechten Bein hat sie keine Schmerzen mehr, mit Ausnahme gewisser Wundschmerzen in der Leistenregion. Aber das ist ja ganz natürlich. Das Bein ist wieder warm und rosa gefärbt. Die Beinschlagader pulsiert kräftig, und auch an den beiden Fußarterien kann man gut die Pulsationen tasten. Wenn das so bleibt, ist das Bein gerettet.

»Frau Christine, ich bin mit dem Zustand sehr zufrieden. Es wäre gut, wenn Sie viel trinken würden, auch ein wenig Alkohol bitte. Das regt den Kreislauf an und hält die Gefäße offen. Die Schwester wird Ihnen etwas Rotwein geben.«

Ein beglückender Erfolg. Daß ich schon bald danach vor einer ähnlichen, aber unendlich schwereren Aufgabe stehen werde, kann ich in diesem Augenblick nicht ahnen.

Es ist Zeit, das Kolleg vorzubereiten. Ich muß mich mit jenen Fällen befassen, die ich den Studenten vorstellen will. Mit Dr. Cornelius, meinem derzeitigen Vorlesungsassistenten, möchte ich das ganze Programm noch einmal genau durchsprechen, denn ich habe vor, am Schluß des Kollegs eine demonstrative Operation auszuführen, wie es in unserer Klinik einer alten und guten Sitte entspricht. Als Chirurg soll man vor den Studenten nicht nur reden und Filme vorführen, sondern auch voroperieren und den Wahrheitsbeweis für die richtige Diagnose erbringen. Kann man dem Lernenden zum Beispiel Gallensteine, die man vorher diagnostiziert hat, während der

Operation vorweisen, vergißt er den Fall nie mehr. Und darauf kommt es an.
Meine Aussprache mit dem Vorlesungsassistenten wird gestört. Die Sekretärin meldet einen Besucher an.
»Wer ist es denn?«
»Ein Herr Wiegand.«
»Ist das der Mann von unserer Frau Wiegand, unserer Embolektomie?«
»Soviel ich weiß, ja, Herr Professor.«
»Jetzt kann ich nicht mit ihm sprechen. Er soll bis nach dem Kolleg warten.«
»Das habe ich ihm auch schon gesagt, aber er will Sie sofort sprechen. Er habe keine Zeit.«
»Ach so ein Herr ist das! Cornelius, wieviel Minuten haben wir noch bis zum Kolleg?«
»Zwanzig Minuten, Herr Professor.«
»Na ja, fünf Minuten kann ich mich mit Herrn Wiegand unterhalten. Lassen Sie ihn mal hereinkommen.«
Eine mickrige Gestalt mit Brille schiebt sich durch die Tür. Der Mann macht keinen guten Eindruck auf mich. Wie kommt eine so nette junge Frau zu diesem Knülch? Ich gehe ihm einige Schritte entgegen und reiche ihm die Hand:
»Sie sind also Herr Wiegand? Und was führt Sie hierher?«
»Das werden Sie sich wohl denken können, Herr Professor. Ich möchte mich beschweren. Sie haben meine Frau operiert, und ich weiß nichts davon. Ich weiß weder, was ihr fehlt, noch warum Sie überhaupt operiert haben. Ich fordere eine Erklärung.«
Überrascht von diesem plötzlichen Angriff, stutze ich einen Augenblick und frage schließlich:
»Hören Sie mal, Herr Wiegand, was sind Sie denn eigentlich von Beruf?«
»Börsenmakler.«
»So – Börsenmakler. Ja, dann haben Sie natürlich von Krankheiten keine Ahnung, das ist verständlich. Aber trotzdem,

meine ich, hätten Sie lange genug Zeit gehabt, sich etwas über den Zustand Ihrer armen Frau zu orientieren. Sie haben ganz recht, Herr Wiegand, ich habe Ihre Frau operiert. Ein großes Blutgerinnsel hatte ihre rechte Beinschlagader verstopft. Das Bein war hoch gefährdet. Ihre Frau hat mich ausdrücklich darum gebeten, Sie nicht zu benachrichtigen. Wie ich hörte, leben Sie in Trennung, und Ihre Frau sagte mir, sie sei daran gewöhnt, ihre Entscheidungen selbst zu treffen. Sie hat mir ihre Operationserlaubnis schriftlich gegeben. Die Schmerzen, unter denen sie litt, waren nämlich unerträglich geworden.«

»Herr Professor, Ihre Erklärung genügt mir nicht. Wir leben zwar getrennt – zugegeben –, aber sie ist immer noch meine Frau. Das Recht, über sie zu entscheiden, kann mir niemand nehmen. Ich lasse es mir einfach nicht gefallen, daß man hinter meinem Rücken an meiner Frau herumoperiert. Ich hätte Ihnen niemals die Operationserlaubnis gegeben. Meine Frau ist eine große Hysterikerin. Sie hat ewig lamentiert, krank gespielt, sie ist zu nichts zu gebrauchen – sie hat nicht einmal Kinder bekommen. Und damit Sie es wissen – die Operation bezahle ich auch nicht, denn sie ist ohne mein Einverständnis und meinen Auftrag durchgeführt worden.«

»Herr Wiegand, von Geld reden wir nicht. Auch verkennen Sie die Situation und Ihre Rechte vollkommen. Ihre Frau ist seit vielen Jahrzehnten schwer herzkrank, und daher rührt der ganze Jammer. Sie haben sich offensichtlich bei Herrn Dr. v. Arnim nie richtig erkundigt. Übrigens hat uns nur die sofortige Operation davor bewahrt, das Bein amputieren zu müssen. Dafür sollten Sie eigentlich dankbar sein.«

»Was – amputieren wollten Sie auch noch? Wenn etwas passiert, Herr Professor, dann werde ich Sie dafür haftbar machen.«

»Das können Sie halten, wie Sie wollen.«

»Ich will jetzt meine Frau sehen, ich habe mit ihr zu reden.«

»Herr Wiegand, Ihre Frau hat ausdrücklich darum gebeten, Sie von ihr fernzuhalten.«

»Darauf kann ich keine Rücksicht nehmen – und das glaube ich Ihnen auch nicht.«
Ich wende mich um zu meiner Sekretärin:
»Fräulein Müller, gehen Sie doch bitte zu Frau Wiegand hinüber und melden Sie ihr, daß ihr Mann da ist und sie besuchen will. Fragen Sie sie, ob sie ihn sehen will.
Herr Wiegand, ich werde Ihnen nur dann erlauben, Ihre Frau zu besuchen, wenn sie zustimmt, sonst nicht. Ihr Auftreten hier ist höchst unangebracht. Ihre Privatangelegenheiten gehen mich nichts an, aber Ihre Frau ist meine Patientin und steht deshalb unter meinem Schutz. Ich kann es nicht dulden, daß man sie aufregt. Der schlechte Zustand ihres Herzens verträgt das einfach nicht mehr. Wenn Sie das nicht verstehen oder nicht verstehen wollen, Herr Wiegand, dann ist das Ihre Sache.«
Da kommt die Sekretärin zurück.
»Nun – wie ist es?«
»Frau Wiegand will ihren Mann nicht sehen.«
»So – Sie haben es gehört. Wenn Sie nun versuchen, doch zu ihr zu gehen, werde ich von meinem Hausrecht Gebrauch machen. Und jetzt habe ich keine Zeit mehr für Sie, Herr Wiegand, ich muß mein Kolleg halten. Fräulein Müller, der Herr will die Klinik verlassen, bitte zeigen Sie ihm den Weg.«
Im Vorraum wartet noch immer mein Vorlesungsassistent. Es ist höchste Zeit. Dr. Cornelius merkt natürlich, daß ich Ärger gehabt habe. Mein erster Eindruck von dem Mann ist doch richtig gewesen: Ein widerlicher Knülch, der für seine arme Frau nicht das geringste Verständnis aufbringt.

Längst ist Frau Wiegand wieder zu Hause, aber die Freude an unserem Erfolg dauert nicht lange. Schon drei Monate später wiederholt sich die ganze Geschichte – diesmal ist es aber viel schlimmer.
Eines Abends wird Frau Wiegand plötzlich wieder in die

Klinik gebracht. Ich finde sie auf einer Bahre liegend, mit todblassem, ängstlichem Gesicht.
»Mein Gott, Frau Christine, nun sind Sie ja schon wieder bei uns. Was machen Sie nur für Sachen – was ist denn geschehen?«
Sie schaut mich verzweifelt an und sagt mit schwacher, müder Stimme: »Ach, Herr Professor, ich habe schreckliche Schmerzen. Meine Beine sind ganz kalt und taub, und ich kann sie nicht mehr bewegen. Dr. v. Arnim hat mich nur kurz untersucht und sofort in die Klinik bringen lassen.«
»Wann ist denn dieser Zustand eingetreten?«
»Vor etwa drei Stunden.«
Ich untersuche Sie, taste vorsichtig die Pulsationen im Leibgebiet ab. Durch die relativ dünnen Bauchdecken kann man noch eine normale, ziemlich harte, beschleunigte Pulsation der Bauchschlagader oberhalb und in Höhe des Nabels feststellen. Unterhalb aber – an den großen Beckenarterien und den Beinschlagadern – fehlt jeglicher Pulsschlag, erst recht in der Peripherie. Diesmal muß ein mächtiges Gerinnsel in beiden Bekkenschlagadern hängen geblieben sein oder – und das ist das Wahrscheinlichere – an der daumendicken Teilungsstelle der Aorta, der großen Bauchschlagader. Meine Anhiebsdiagnose: Reitender Embolus auf der Aortengabel. Ein Glück, daß wenigstens das Intervall wieder kurz ist – Dr. v. Arnims Verdienst. Erst dreieinhalb Stunden sind seit dem akuten, lebensgefährlichen Verschluß vergangen. Ihr schwer erkranktes Herz muß jetzt einen abnorm hohen Gefäßwiderstand überwinden. Es kann jeden Augenblick versagen und stillstehen.
Natürlich: sofortige Operation. Alles wird schleunigst vorbereitet. Diesmal steht uns eine gewaltige Aufgabe bevor. Keiner kann wissen, wie dieser Eingriff ausgeht. Ich muß alles wagen, darüber bin ich mir im klaren. Mit einem Flankenschnitt auf der linken Seite will ich die Teilungsstelle der Bauchschlagader freilegen. Von hier aus kann ich auch die beiden Beckenarterien erreichen – die linke besser als die rechte –,

nötigenfalls auch das Bauchfell öffnen. Dann werden wir ja weiter sehen. Der Eingriff wird groß und schwierig, das läßt sich nicht ändern.
Während Frau Christine vorbereitet wird und Medikamente zur Beruhigung erhält, gehe ich gleich selbst mit in den Operationssaal, um mit meiner Operationsschwester zu sprechen. Für diesen gewaltigen Eingriff brauche ich nicht nur mein Gefäßbesteck, sondern auch die größten Bauchhaken, welche uns zur Verfügung stehen, und Darmklemmen, denn mit meinen kleinen Gefäßklemmen kann ich die riesige Bauchschlagader nicht verschließen.
Und dann stehen wir wieder vor der Frage, in welcher Art ich Frau Christine diesmal betäuben soll. Eine paravertebrale Anästhesie und örtliche Betäubung der Flanke scheint nicht ausreichend. Eine Allgemeinnarkose ist bei dem Herzzustand recht gefährlich. Deshalb entschließe ich mich diesmal – wegen der idealen Entspannung der Bauchdecken – für eine Lumbalanästhesie nach August Bier, die bei richtiger Technik recht schonend gestaltet werden kann. Mein Trick besteht darin, daß man nach Ausbildung der Anästhesie und Haftung des Betäubungsmittels an den Nerven eine leichte Kopftieflagerung einstellt. So wird der Kreislauf maximal geschont. Vielleicht ist das bei Frau Christine gar nicht notwendig, denn die Beine, in die große Blutmengen absacken können, sind ja nicht mehr richtig durchblutet. Der Blutstrom dorthin ist gesperrt.
Während nun Frau Christine in die richtige Seitenlage mit horizontaler Wirbelsäule gebracht wird, damit ich die Rückenmarksbetäubung ausführen kann, bereitet einer meiner Mitarbeiter eine Bluttransfusion vor, denn wir müssen darauf gefaßt sein, daß es ein blutiger Eingriff wird.
Ich habe Glück. Schon beim ersten Einstich treffe ich mit meiner Spezialkanüle den Rückenmarkskanal, es fließt klarer Liquor ab, so daß ich ganz vorsichtig die Anästhesielösung einspritzen kann. Wir warten einige Minuten, bis das Lokalanästhetikum an den Nerven haftet und Schmerzlosigkeit in

dem gewünschten Bezirk einsetzt. Dann wird Frau Christine vorsichtig in Rückenlagerung gebracht. Der Tisch wird kopfwärts um fünf Grad gesenkt. Die komplette Ausbildung des anästhetischen Bezirks überwache ich selbst. Nebenher wird natürlich der Blutdruck ständig kontrolliert. Wie ich gehofft habe, ändert er sich kaum. Die Entspannung der Bauchdecken ist ideal ausgefallen.

Nun können wir abdecken. Ich ermahne die junge Frau, mir sofort zu sagen, wenn sie irgendwelche unangenehmen Gefühle oder Schmerzen bekommt. Sie nickt, döst dann aber gleich wieder ein, denn wir haben sie in einen Dämmerschlafzustand gebracht. Alles ist bereit, es kann losgehen.

Mit einem zügigen Flankenschnitt links bis hinab zur Leistenregion eröffne ich die Bauchdecke. Einige kleine Gefäße werden rasch gefaßt. Das Bauchfell bleibt geschlossen und unverletzt. Ein riesiger Bauchhaken wird eingesetzt, und ich lasse, wie bei der ersten Operation, den Bauchfellsack mit dem ganzen Inhalt nach der Mitte ziehen. Mühelos erreichen wir die linke große Beckenschlagader, die nicht mehr pulsiert. Wir gleiten weiter nach oben, bis in der Tiefe der Wunde die Bauchschlagader sichtbar wird. Das Licht ist nicht gut eingestellt, das wird geändert. Nun sehen wir genau die Teilungsstelle der Aorta.

»Ein erstaunlicher Befund«, sage ich wie zu mir selbst.

Die Assistenten drängen sich vor, um die Aortenteilungsstelle in der Tiefe zu sehen. Die ganze Gabel ist spindelförmig aufgetrieben. Oberhalb schlägt eine mächtige Pulswelle an einem verstopfenden Embolus an, der auf der Gabel reitet. Sie wird in das Gefäß zurückgeworfen. Die Teilungsstelle ist von dem Gerinnsel geradezu austamponiert. Wir können gut erkennen, daß es sich teilt, so daß ein kurzer Zapfen in die rechte, ein langer Zapfen in die linke große Beckenschlagader hinabreicht. Die rechte kann ich nicht gut übersehen, denn sie ist vom Bauchfell und von Darmteilen überdeckt. Ich taste sie nur ab.

Zunächst wird die Aorta oberhalb der Teilungsstelle vorsichtig untertunneliert. Dabei hilft Dr. Krüger sehr geschickt.

»Nun bitte die Darmklemme. Umwickeln Sie ihre beiden Arme mit Gaze.«
Die Operationsschwester reicht mir die leicht gekrümmte, sehr elastische Darmklemme. Ich schiebe den einen Arm weit genug unter die Aorta vor und klemme das riesige Gefäß ganz langsam etwa vier Zentimeter oberhalb des großen Embolus ab. Ein unheimliches Gefühl beschleicht mich dabei.
Die große Darmklemme sitzt gut, sie darf nicht verrutschen. Geschähe das während der Eröffnung des Gefäßrohres, dann wäre Frau Christine in wenigen Sekunden verblutet. Außerdem würde das Herz durch die enorme Druckentlastung sofort stillstehen.
Einen Augenblick Pause. Ich überlege: Soll ich die beiden Beckenschlagadern auch abklemmen?
Eine rückläufige Blutung aus den Becken- und Beinarterien haben wir wohl nicht zu befürchten, denn die Beine sind ja fast blutleer geworden. Auch die inneren Beckenschlagadern sind vom Blutstrom abgesperrt.
»Bitte jetzt aufpassen, meine Herren! Ich werde die Aorta dicht oberhalb der Teilungsstelle in der Mittellinie öffnen. Krüger, Sie nehmen unsere feinen runden Häkchen und halten mir dann bitte vorsichtig die Gefäßwunde offen. Ich will zuerst versuchen, den oberen Teil des Embolus, der in der Aorta selbst steckt, aus dem Gefäßlumen zu heben. Ist das klar?«
Die Oberschwester reicht mir ein feines Skalpell. Ich mache dicht oberhalb der Aortengabel einen etwa eineinhalb Zentimeter langen Einschnitt. Nur wenige Blutstropfen fließen aus der Wunde.
Wir sehen, genau wie bei der ersten Operation, eine dunkelschwarze Masse in der Gefäßwunde auftauchen. Das Gebilde, das sich da aus der Wunde drängt, ist sehr groß. Der Blutpfropf hat einen Durchmesser von fast zwei Zentimetern, das obere Ende ist ziemlich derb und abgerundet. Dr. Krüger hält geschickt die Wunde auseinander, aber sie ist noch zu klein.

Ich muß den Schnitt auf zweieinhalb Zentimeter verlängern, bis es mir gelingt, den ganzen oberen Kopf des Embolus aus dem Gefäßlumen zu heben. Ein Augenblick der Überlegung: Wenn ich mit einer feinen Krallenzange an dem Embolus ziehe, reißt mir das Gerinnsel womöglich ein. So geht es also nicht. Deshalb gleite ich mit den Fingern der linken Hand über die linke große Beckenschlagader hinweg und massiere vorsichtig von unten nach oben den langen Zapfen aus der Wunde heraus. Das gleiche wiederholt sich auf der rechten Seite, aber dort ist es viel schwieriger, weil ich hier das Ausmassieren durch das verschlossene Bauchfell durchführen muß. Mit einiger Mühe gelingt es dann doch, und schließlich liegt das komplette riesige Blutgerinnsel vor uns in der Wunde, so daß wir es fassen und in eine Schale legen können. Der geteilte Embolus hat eine Länge von über acht Zentimetern, davon saßen in der linken Beckenarterie sechs Zentimeter, in der rechten zwei Zentimeter. Staunend betrachten wir das scheußliche Ding. Aber wir dürfen uns nicht aufhalten. Tempo – Tempo.

Ein Blick in die eröffnete Aorta: Die Innenwände sehen gut aus. Ich fülle das Lumen mit Vetren, injiziere aber auch oberhalb der Darmklemme eine gewisse Menge dieses gerinnungshemmenden Mittels in das Innere der Bauchaorta.

Den riesigen Embolus haben wir ja nun glücklich entfernt, aber wer weiß, ob oberhalb der Klemme noch Gerinnsel im Lumen der Aorta stecken? Damit sind wir am kritischsten Punkt der ganzen Operation angekommen. Wie soll man diese Gerinnsel entfernen? Es geht nicht anders, ich muß mich zu einer heroischen Aktion entschließen. Es ist mir vollkommen klar, welche Gefahr dabei für das Herz entsteht, aber ich muß es riskieren.

»Herrschaften, ich will einen Augenblick die Aortenklappe öffnen, damit alle Gerinnsel, die vielleicht noch oberhalb in der Aorta sitzen, durch die Wunde herausgespült werden. Also aufgepaßt – es wird mächtig bluten.«

Ich sage das sehr leise – Frau Christine darf nicht aus ihrem Dämmerschlaf geweckt werden und uns hören.

Meine Herren Assistenten sind sichtlich blaß geworden. Der Schreck ist ihnen in die Glieder gefahren.
»Bitte die Absaugung bereit halten.«
Sobald ich das Brummen der eingeschalteten Saugmaschine höre, fasse ich die Branchen der Darmklemme mit der rechten Hand und öffne ganz vorsichtig die Arretierung, dann erst lockere ich den Druck der beiden Branchenarme. Ein mächtiger Blutstrahl schießt aus der Gefäßwunde. Die junge Frau seufzt. Sofort schließe ich die Darmklemme wieder und bringe dadurch die Blutung zum Stehen.
Weiß Gott, das war eine aufregende Sache. Frau Christines Herz flackert einige Sekunden bedenklich, schlägt dann aber kraftvoll weiter. Alles ist gut gegangen. Beim Öffnen der Darmklemme habe ich unmittelbar die Kraft des Herzens zu spüren bekommen, eine elastische Kraft, die dem Druck einer fast dreimeterhohen Wassersäule entspricht.
Meine Helfer saugen die Blutmassen aus der Tiefe der Operationswunde, und tatsächlich finden wir einige kleinere Gerinnsel darin.
Die Lichtquelle wird noch einmal neu zentriert, dann mache ich rasch die Gefäßnaht. Da die Wand der Bauchschlagader recht dick ist, bereitet die Naht viel geringere Schwierigkeiten als diejenige kleinerer Arterien. Die Vollendung der Gefäßnaht vollzieht sich glatt, und bald stehen wir vor dem letzten dramatischen Augenblick, der Freigabe des Blutstroms.
»Achtung – ich werde jetzt die Klemme öffnen.«
Gebannt starren alle auf die Nahtstelle an der Aortengabel. Ganz vorsichtig öffne ich die Aortenklemme und gebe den Strom frei. Unter hohem Druck schießt das Blut in die Becken- und Beinarterien, sie dehnen sich, werden immer praller und praller. Wir sehen die Beckenarterien kräftig pulsieren, die Strombahn ist durchgängig, die Beseitigung des riesigen Embolus ist gelungen. Erst nach einer ganzen Weile wage ich es, die Klemme endgültig zu entfernen. Nun dürfen alle Assistenten einmal kurz in die Tiefe der Wunde sehen.

Wir warten etwa zehn Minuten, um zu beobachten, ob die Aorta sich noch einmal verstopft. Nichts dergleichen, der Strom bleibt voll intakt. Die Naht der Aorta ist tatsächlich gelungen. Wir können die Wunde verschließen.
Ein Blick auf die Uhr: Fünfundzwanzig Minuten habe ich gebraucht, das ist sehr befriedigend.
Die Aufregung hat uns alle mitgenommen, wir sind ziemlich erschöpft. Auf der Stirn meines Oberarztes stehen leichte Schweißperlen. Nun, er ist noch relativ jung und dramatische Gefäßoperationen dieser Art nicht gewöhnt.
Frau Christine hat den Eingriff gut überstanden. Ich sage ihr einige beruhigende Worte, dann wird sie ins Zimmer zurückgebracht.
Natürlich kommt eine Wache an ihr Bett. Herz und Kreislauf müssen sorgfältig beobachtet werden.
Die Nacht bleibt still, ich werde nicht alarmiert und so gehe ich am nächsten Morgen beruhigt in die Klinik. Frau Wiegand befindet sich in gutem Zustand, soweit man das sagen kann. Beim Abtasten der Leistenregion sind an beiden Schenkelbeugen kräftige, fast überstarke Pulsationen festzustellen. Die Beine sind wieder beweglich und normal warm, das Gefühl ist zurückgekehrt. Auch die Pulse an den Fußrücken und hinter dem inneren Knöchel sind gut tastbar. Füße und Zehen sind durchblutet und sehen rosig aus. Die junge Frau hat kein Fieber, nur leicht erhöhte Temperatur. Das ist nichts Besonderes. Sie fühlt sich noch schwach, ist aber glücklich darüber, die unerträglichen Schmerzen los zu sein.
Es ist mir bekannt, daß bisher nur wenigen Chirurgen in der ganzen Welt eine solche Embolektomie aus der Aorta mit Gefäßnaht gelungen ist. Wir haben die kleine Statistik um einen weiteren, erfolgreich operierten Fall ergänzt. Das erfüllt uns mit großer Freude.
Allerdings das Hauptleiden, die schwere Herzsegelerkrankung durch grüne Streptokokken, konnten wir nicht heilen. Und als Frau Christine nach einigen Wochen die Klinik zum zweiten-

mal verläßt, um – begleitet von ihrer Schwester – nach Hause zu fahren, nehme ich doch bedrückt und traurig von ihr Abschied. Der Gedanke, daß wahrscheinlich bald ein neuer embolischer Schub auftreten wird, liegt leider allzu nahe.

Zwei Monate sind verstrichen. Eines Abends gehen wir nach der Fakultätssitzung noch in ein nettes Lokal, um ein wenig zu plaudern.
Zufällig sitze ich neben unserem Internisten. Nach einer Weile fragt er plötzlich mit ernstem Gesicht:
»Sagen Sie mal, Sie haben doch die junge Frau Wiegand operiert. Soviel ich mich entsinne, war es eine Embolektomie aus der Iliaca und dann sogar aus der Aorta.«
»Das stimmt.«
Noch bevor er es ausspricht, ahne ich das Unheil.
»Wissen Sie eigentlich, daß Ihre Patientin inzwischen gestorben ist?«
»Nein – das habe ich nicht gewußt. Dann hat sie wohl wieder einen embolischen Schub bekommen?«
»Ja. – Vor wenigen Tagen wurde sie zu uns verlegt, diesmal mit einer Lähmung des linken Armes und Beines und der linken Gesichtshälfte. Eindeutige Folgen einer Gehirnembolie. Tags darauf wurde auch das rechte Bein eiskalt. Unter diesen Bedingungen hatte es natürlich keinen Sinn, sie noch einmal zu Ihnen zu schicken. Sie ist wenige Tage danach an den Folgen neuer massiver embolischer Schübe zugrunde gegangen. Die Autopsie hat alles bestätigt: die alte *Endocarditis lenta* der Mitralklappe mit hochgradiger Enge und Verwachsungen, die Herzerweiterungen, aber auch entzündliche Veränderungen an den anderen Klappen des Herzens. Der Ursprung der Embolien ist geklärt. Unser Pathologe hat zwischen den einzelnen Muskelbälkchen im Vorhof und linken Herzohr knopfartige Thromben festgestellt, sie sind offenbar immer größer geworden und von Zeit zu Zeit abgerissen. Übrigens sind auch viele kleinere Gefäßverstopfungen in den Organen gefunden

worden, in der Milz, in der Niere, in der Leber. Sie starb aber an einer Verstopfung der mittleren Hirnarterie mit Erweichung der Stammganglien. Daher die Lähmungserscheinungen der linken Körperseite.«

»Das ist ja schrecklich. Die arme Frau. Sie war mir sehr sympathisch. Da sieht man wieder einmal, was aus einer banalen eitrigen Mandel- und Nierenbeckenentzündung alles werden kann. Ein tragisches Schicksal. Das hatte sie wirklich nicht verdient – erst recht aber nicht diesen gräßlichen Mann.«

»Ach – den haben Sie also auch kennengelernt?«

»Ja, ja – zur Genüge. Ein widerlicher Kerl, der uns wahrscheinlich noch Schwierigkeiten bereiten wird.«

Es ist also alles genauso gekommen, wie ich befürchtet hatte, und das stimmt mich doch traurig. Meine zwei erfolgreichen Operationen sind letzten Endes Stückwerk geblieben. Wie begrenzt ist doch unser Vermögen, zu helfen und zu heilen, und wie wichtig ist es, daß der Chirurg im Erfolg seine Bescheidenheit bewahrt.

Angelika

Wem nie durch Liebe Leid geschah,
Dem ward auch Lieb durch Lieb nie nah.
Leid kommt wohl ohne Lieb allein,
Lieb kann nicht ohne Leiden sein.

Aus Gottfried von Straßburgs
Tristan und Isolde

Wir stehen in einem kleinen Krankenzimmer vor dem Bett eines fünfzehnjährigen Mädchens – mein Kollege Friedland und ich als Consiliarius. Die Kleine heißt Angelika. Sie liegt völlig erschöpft in den Kissen, und ihre blassen Gesichtszüge weisen jenen Schimmer der Verklärung auf, der ebenso erschütternd wirkt, wie er für uns ein Zeichen hoher Gefährdung bedeutet. Sie kann sich kaum rühren, denn Arme, Hände und Beine sind in dicke Verbände gewickelt. Angelika spricht kein Wort, von Zeit zu Zeit schließt sie die Augen. Ich habe den Eindruck, daß sie uns kaum erkennt. Sie klagt auch nicht. Nur ganz selten blickt sie mit einem feinenLächeln zu mir auf. Wie hat das alles nur geschehen können? Ihr junges Dasein ist nun für immer von Tragik erfüllt.

Gebannt schaue ich auf das fein geschnittene Antlitz mit dem schön geformten Nasenansatz, der klaren hohen Stirn, den fein gezeichneten, jetzt so blutlosen Lippen und den tief dunkelblauen Augen, die unter einem Gewirr brünetter Locken hervorleuchten. Das junge Geschöpf tut mir in der Seele leid, und ich weiß, daß ich es nie mehr werde vergessen können.

Mein Kollege Friedland hat alles getan, um das Kind am Leben zu erhalten. Auch sein Gesicht drückt tiefe Besorgnis aus. Er gehört zu den selten gewordenen Ärzten, an denen die Dinge nicht spurlos vorbeigleiten und die sich noch echtes Mitgefühl

für ihre Patienten bewahrt haben. Leise wende ich mich um und flüstere ihm zu:
»Doktor – wir können nicht mehr länger warten – wir müssen handeln!«
Er weiß, was ich meine, und nickt nur. Während wir hinausgehen, ergänze ich meine Worte mit einem Vorschlag:
»Ich würde zweizeitig vorgehen, Herr Kollege: erst die eine Seite, dann die andere in zeitlichem Abstand operieren. Ein einziger Eingriff beiderseits wäre eine zu große Belastung. Wir wollen doch das Kind – nachdem Ihnen die Rettung gelungen ist – nicht noch nachträglich in Gefahr bringen oder gar verlieren.«
»Da bin ich ganz Ihrer Meinung, Herr Professor, aber Zeit können wir wirklich nicht mehr vergeuden – das ist auch mein Eindruck.«
»Dieses Mädchen ist zauberhaft. Haben Sie die Verklärung in ihren Zügen bemerkt? Wie oft habe ich dieses fatale Zeichen bei Menschen gesehen, die nicht mehr lange zu leben hatten! Möge es uns diesmal täuschen. Hoffentlich geht alles gut. Ich rufe Sie später an und werde, sobald ich kann, wiederkommen.«
Ich verabschiede mich sehr herzlich von ihm, verlasse die Klinik und fahre zurück. Ich muß langsam und vorsichtig fahren, denn all meine Gedanken weilen immer noch bei Angelika, deren Schicksal mich tief berührt und in mir eine verzweifelte Empörung gegen das Verhängnis der Liebe auslöst, obwohl an dem unheilvollen Geschehnis nichts mehr zu ändern ist.

An einem Sonntagnachmittag, der eigentlich für die Ruhe und Erholung bestimmt war, ruft man mich ans Telefon. Ich melde mich und höre eine aufgeregte Männerstimme:
»Hier Roeder. Herr Professor, entschuldigen Sie bitte die Störung ... Ich rufe Sie in großer Not an. Es ist etwas Schreckliches mit meiner fünfzehnjährigen Tochter passiert ... Sie ist jetzt im Krankenhaus Steinen untergebracht – bei Doktor

Friedland, den Sie vielleicht kennen. Er ist Chirurg ... Es ist ihm gelungen, unser Kind am Leben zu erhalten, aber nun handelt es sich um schwere Erfrierungen an Händen und Füßen. Da habe ich ihn gefragt, wer denn auf diesem Gebiet besondere Erfahrungen habe. Er nannte Ihren Namen ... Ich bitte Sie darum – kommen Sie so rasch wie möglich nach Steinen und raten Sie uns, was wir machen sollen ... Sie seien in Rußland gewesen – sagt der Doktor – und hätten dort viele Erfrierungen behandelt.«

»Das stimmt schon, aber ich habe im Augenblick keinen Wagen zur Verfügung – meiner ist gerade in Reparatur.«

»Herr Professor ... Wenn Sie einverstanden sind ... Ich bin in einer Stunde bei Ihnen – ich hole Sie ab. Dann werde ich Ihnen alles Nähere erzählen.«

»Gut ... Einverstanden ... Ich warte auf Sie.«

Noch bevor eine Stunde vergangen ist, höre ich Schritte auf dem Gang, die sich rasch der Tür meines Arbeitszimmers nähern. Es klopft, und herein kommt ein noch relativ junger, kräftig gebauter, leicht hinkender Mann, dem man die Erregung ansieht. Er muß wie ein Rasender gefahren sein.

Kurze Begrüßung.

»Ich bin Ihnen so dankbar, daß Sie uns helfen wollen.«

Ich ziehe den Mantel an, und wir laufen zu seinem Wagen. Er startet und jagt den Wagen in einem Höllentempo über die Straße.

»Herr Roeder«, ermahne ich ihn, »bitte fahren Sie nicht so schnell. Wir wollen ja schließlich in Steinen ankommen.«

»Entschuldigen Sie – das macht die Erregung. Ich hänge an dem Kind.«

»Erzählen Sie doch mal. Was ist eigentlich mit Ihrer Tochter geschehen?«

»Das ist gar nicht so einfach, Herr Professor.«

Etwas zögernd beginnt er:

»Ich habe die Frau eines gefallenen Kameraden geheiratet, und sie hat die kleine Angelika – um sie handelt es sich – mit in die Ehe gebracht – ein reizendes Geschöpf, Sie werden es selbst sehen. Ich bin also nur der Stiefvater, aber das Kind ist mir so ans Herz gewachsen, wie wenn es mein eigenes wäre. Sie glauben ja gar nicht, wie heiter und anmutig sie ist. Ach, Herr Professor, sie kann einen um den kleinen Finger wickeln! Und das will bei mir etwas heißen, denn ich bin eigentlich ein ziemlich harter Bursche. Wir verstehen uns glänzend . . . Sagen Sie mal, Professor, Sie waren doch im Kessel von Demjansk? Ich kenne nämlich Ihren Namen.«

»Ja – das stimmt.«

»Ich war auch im Kessel – bei der Zwölften Division.«

»Ach – daher. Nun, dann haben wir ja einen weiteren Berührungspunkt. Na ja, ich habe das ganze Elend dort mitgemacht. Aber was ist nun mit Angelika?«

»Ich war nie ihr gestrenger Stiefvater – eher so eine Art Kamerad, wissen Sie. Es war ein so schönes Vertrauensverhältnis – bis dann die Geschichte mit dem Mann passierte. Angelika hat uns immer alles erzählt. Aber dann – auf einmal – hat sie ihrer Mutter nichts mehr erzählt und mir auch nicht, sondern alles verheimlicht. Vor drei Tagen ist sie am Abend nicht nach Hause gekommen. Sie war einfach verschwunden. Wir haben sie gesucht und gesucht und nirgends finden können. Wir haben alle Nachbarn gefragt. Niemand wußte irgend etwas. Sie können sich vorstellen, wie wir uns aufgeregt haben. Es konnte doch allerhand passiert sein.

Schließlich ging ich zur Polizei. Es fing eine große Suche an – viele halfen mit – Angelika kannte ja fast jeder. Ich habe Tag und Nacht mitgesucht. Wir haben nicht nur Steinen, sondern auch die ganze Umgebung abgesucht. Dann haben wir die Wälder durchstreift, weil wir dachten, sie sei vielleicht spazieren gegangen und irgendwo verletzt liegen geblieben. In der gleichen Nacht wurde es plötzlich furchtbar kalt – minus siebzehn Grad – und es fiel Schnee.

Eineinhalb Tage haben wir vergeblich gesucht. Doch dann kam unser Förster auf den Gedanken, seinen Hund mitzunehmen, weil der Angelika gut kannte. Er nahm Witterung auf und verfolgte die Spur weit hinauf in den Wald. Schließlich fand er Angelika. Sie war halbtot, fast erfroren. Wir haben sie sofort zu Dr. Friedland in die Klinik gebracht. Sie war nicht mehr ansprechbar, hat kaum geatmet. Der Doktor hat sich die größte Mühe gegeben, sie allmählich aufzuwärmen und wiederzubeleben. Das ist ihm gestern gelungen. Aber nun, Herr Professor – stellen Sie sich unsere Verzweiflung vor! – nun hat sie so schwere Erfrierungen an beiden Armen und Händen, auch an beiden Beinen, daß wir nicht wissen, ob sie absterben und verloren gehen. Stellen Sie sich das vor – unsere kleine Angelika, verkrüppelt. Wir wissen uns keinen Rat mehr, helfen Sie uns.«

»Das ist allerdings erschütternd.«

Der Mann am Steuer ist aufgewühlt und völlig verzweifelt. Hoffentlich passiert uns nichts.

»Bitte beruhigen Sie sich. Manchmal sieht ein Kälteschaden schlimmer aus, als er ist. Vierfache Erfrierungen an den Gliedern kommen in der Regel nur vor, wenn eine allgemeine schwere Unterkühlung vorliegt. Wie war denn die kleine Angelika gekleidet?«

»Das ist es ja, Herr Professor – sie hatte nur ein Fähnchen an, als sie fortlief. Es war noch relativ warm, sie trug keinen Mantel. Außerdem wissen wir jetzt, daß sie Schlaftabletten genommen hatte. Wir haben das leere Röhrchen gefunden. Sie wollte sich im Wald verkriechen und Schluß machen. Es muß irgend etwas Besonderes vorgefallen sein. Wir vermuten natürlich einen Liebeskummer. Bis jetzt hat sie uns noch nichts verraten. Wir können sie in diesem Zustand auch nicht fragen, das werden Sie verstehen.«

»Allerdings. Fahren wir doch gleich ins Krankenhaus, so daß ich mit Doktor Friedland, den ich flüchtig kenne, sprechen kann, bevor ich Angelika ansehe. Hoffentlich kann ich helfen. Wenn ich Sie richtig verstanden habe, ist heute der zweite Tag, nachdem das Kind aufgefunden wurde. Ich nehme an, daß die

Wiedererwärmung des Körpers beendet ist. Eine Frage: Hat die Kleine jetzt Fieber?«

»Ja, Herr Professor, sie hat heute hohes Fieber. Ich glaube, sie ist immer noch nicht ganz richtig bei sich. Sie gibt kaum irgendwelche Antworten und hat sich von der Umwelt ganz abgeschlossen. Mein Gott, wenn man daran denkt, daß sie ihre Glieder verlieren kann! Und wie wird es sein, wenn sie merkt, was sie angerichtet hat!«

Ich möchte Herrn Roeder ablenken, er muß sich beruhigen. Wenn wir weiter von Angelika sprechen, wird er nur noch erregter. Er muß sehr an der Kleinen hängen. Also lasse ich ihn vom Krieg erzählen, von jener Zeit, als wir im Kessel von Demjansk steckten. Was er mir berichtet, kann nur der verstehen, der damals dabei war. Fünfmal wurde er verwundet – daher das Hinken.

Endlich nähert sich der Wagen der kleinen schlesischen Stadt. Wir fahren vor das Portal des Krankenhauses und gehen sofort zum Arbeitszimmer Dr. Friedlands. Vor der Tür halte ich kurz an.

»Sagen Sie – Herr Dr. Friedland weiß doch, daß ich komme?«

»Aber natürlich – wir haben alles besprochen. Er kennt Sie übrigens und war sofort damit einverstanden, daß ich Sie hole.«

»Dann ist alles in Ordnung.«

Jetzt erst klopft er an, und wir treten ein. Dr. Friedland kommt mir gleich entgegen und begrüßt mich herzlich.

»Ich kenne Sie schon lange, Herr Professor – ich habe in Freiburg bei Ihnen ›Allgemeine Chirurgie‹ gehört. Sie werden sich an mich natürlich nicht mehr erinnern – man verschwindet ja in der Masse der Studenten.«

Ich schaue ihn mir genauer an – ein sehr sympathischer Mann ist das.

»Herr Kollege, ich glaube mich doch an Ihr Gesicht erinnern zu können, obschon wir beide viel älter geworden sind.«

Damit ist der persönliche Kontakt hergestellt.

»Sie wissen ja, weswegen ich komme. Können Sie mich bitte kurz orientieren, bevor wir zu der kleinen Angelika hinübergehen?«

»Eine schreckliche Geschichte, Herr Professor. Ich nehme an, daß Herr Roeder Ihnen unterwegs erzählt hat, was mit dem Mädchen geschehen ist. Ganz knapp vor dem Ende wurde sie total ausgekühlt im Wald gefunden und gleich hierher gebracht. Auf die schweren Erfrierungen dritten Grades an Händen und Füßen konnten wir zunächst keine Rücksicht nehmen. Wir mußten vor allem versuchen, ihr Leben zu retten. Ich hoffe, daß uns das gelungen ist.«

»Sie sagen, Sie hoffen – warum?«

»Sie hat eine beginnende doppelseitige Lungenentzündung – kein Wunder.«

»Das auch noch! – Wie war denn die Körpertemperatur bei der Einlieferung?«

»Nur noch 28 bis 29 Grad. Die Atmung stand fast still, und das Herz schlug nur ganz langsam und unregelmäßig. Wir haben das Mädchen dann vorsichtig aufgewärmt, und zwar hauptsächlich den Körperkern, die Brust, die Herzregion und den Leib. So hat sie sich allmählich erholt. Heute morgen hatte sie zum erstenmal wieder normale Körpertemperaturen, dann setzte hohes Fieber ein. Jetzt hat sie über 40 Grad. Das mag mit der beginnenden Lungenentzündung zusammenhängen, aber auch die schweren Erfrierungen können schuld sein.«

»Sie sagen, alle vier Extremitäten sind erfroren?«

»Ja – das ist ja das Schlimme. Sie werden es gleich selber sehen. Erschrecken Sie bitte nicht, der Befund ist einfach furchtbar.«

»Ist sie ansprechbar?«

»Ja – durchaus, aber sie redet kaum. Übrigens – fast hätte ich es vergessen – sie hat vor der Flucht in den Wald eine hohe Dosis Schlafmittel genommen – so ungefähr zehn Tabletten Phanodorm. Das Röhrchen wurde gefunden. Medikamente haben wir bisher kaum gegeben – wegen der Erfrierungen –, nur Sulfonamide und Tetanusantitoxin. Mit Herzmitteln und Infusionen sind wir sehr zurückhaltend gewesen, um die Erfrierungsödeme nicht noch zu verschlimmern. Die vier Glieder sind hochgradig geschwollen und prall gespannt. Der örtliche Befund ist zweifellos besorgniserregend.«

»Nun weiß ich ja genug. Kann ich Angelika jetzt sehen?«

Wir gehen zu dritt durch die Gänge der Klinik und betreten schließlich das kleine Zimmer, in dem Angelika liegt. Eine nette Schwester betreut sie.

Angelika liegt ermattet in den Kissen. Sie hält die Augen geschlossen und reagiert kaum auf unser Eintreten. Auch von mir als einem Fremden nimmt sie keine Notiz. Ihr noch immer blasses Gesicht zeigt eine hektische Röte im Bereich der Wangen, die sicherlich vom Fieber und der Lungenentzündung herrührt. Die Atmung ist beschleunigt, die Blutdruckhöhe anscheinend normal, der Puls viel zu schnell, wie die Fieberkurve erkennen läßt. Das Mädchen hat 40,5 Grad Temperatur. Die Lippen sind trocken und aufgesprungen, sie müssen dauernd befeuchtet werden. Angelika schlägt die Augen auf, als ich meine Hand auf ihre Stirn lege und sanft über ihr Haar streiche. Sie schaut mich erstaunt an, zunächst befremdet, dann aber doch irgendwie beruhigt. Offenbar spürt sie, daß wir ihr helfen wollen.

»Angelika, hast du Schmerzen?« Sie nickt nur.

»Wo besonders?« frage ich weiter.

»An den Händen – an den Füßen spüre ich nichts.«

Also haben wir noch eine geringe Chance, wenigstens die Hände zu retten.

»Angelika, wir müssen jetzt einmal ganz vorsichtig die Verbände aufmachen. Wenn es etwas weh tut, bitte halt es aus.«

Sie nickt nur, sie ist ein tapferes Mädchen. Warum nur hat sich dies reizende Geschöpf das angetan? Was mag in ihrer Seele vorgegangen sein? Sie muß einen Schock bekommen haben – anders läßt sich eine solche Kurzschlußhandlung nicht erklären.

Dr. Friedland und die Schwester bemühen sich nun, ganz behutsam die Verbände von den Armen, Händen und Fingern zu lösen. Mit viel Geduld werden die Gazebinden gelockert. Der Doktor hat, wie ich sehe, eine Trockenbehandlung mit einem Puder eingeleitet – an sich das beste Verfahren zur Behandlung solcher Erfrierungen. Aber die Verbände sind völlig durchnäßt und verschmiert, das ist übel.

Endlich ist es soweit, die Verbände sind gelöst. Dr. Friedland und die Schwester treten zurück.

Der Anblick, den die beiden Hände mir bieten, ist grauenerregend. Das sind keine zierlichen Mädchenhände mehr, sondern unförmig geschwollene, dunkel schwarzrot verfärbte Affenhände. Sie sind vollkommen unbeweglich. Die Muskeln des Unterarms müssen durch die Kälte mitgeschädigt worden sein. Auf den Handrücken und den Rückseiten der Finger sieht man große geplatze Blasen. Der Grund ist dunkel gefärbt. Die Finger sehen wie abgestorben aus. Obwohl man den Verlauf eines solchen Kälteschadens nie exakt voraussagen kann, scheint es mir nahezu unmöglich, die beiden Hände zu erhalten. Es ist bedrückend.

»Doktor – wie haben Sie diese Erfrierungen bisher behandelt? Sind die Glieder aufgewärmt worden?«

»Nein, das haben wir nicht getan. Wir mußten uns erst um den bedrohlichen Allgemeinzustand kümmern. Wir haben nur Verbände gemacht und die natürliche Erwärmung der Glieder abgewartet.«

»So – das ist gut. Ein Vorschlag: Wollen Sie nicht die erfrorenen Gliedmaßen ganz ohne Verbände lufttrocken werden lassen und mit einem Ventilator abkühlen? Bei uns hat sich das in solchen Fällen immer gut bewährt. Oberhalb der Erfrierungszonen aber – also an den Oberarmen und Oberschenkeln – lassen Sie heiße Kompressen auflegen, um eine Erweiterung der Arterien und eine Verstärkung der Durchblutung zu erzeugen. Damit rücken Sie dann ganz allmählich zur Peripherie vor, so daß mit dem natürlichen Blutstrom die allmähliche Wiedererwärmung eintritt. Das ist nämlich sehr wichtig. – Eine andere Frage, Doktor: Haben Sie schon gefäßerweiternde Mittel versucht?«

»Noch nicht. Es schien mir zu riskant.«

»Sie haben recht. Ich glaube aber, jetzt ist es doch soweit, daß wir damit beginnen können. Auch Nervenblockaden sind zur Gefäßerweiterung sehr wirksam – das wissen Sie ja selbst. Ich würde für die Hände und Finger die unteren Hals- und die oberen Brustganglien blockieren – abwechselnd rechts und links, aber nie beide Seiten gleichzeitig.«

»Gewiß, Herr Professor – damit wollen wir gleich beginnen.«

»So – und nun möchte ich gern die Füße sehen.«

Die Fußverbände werden gelöst. Das dauert geraume Zeit, denn beide Beine liegen in dicken Polstern auf Schienen. Natürlich verursacht die Lösung der angeklebten Verbände Schmerzen. Angelika aber klagt nicht. Sie sieht mich nur einige Male stumm an, und Tränen laufen ihr über die Wangen. Ihre seelische Not scheint noch viel schlimmer zu sein als die örtlichen Schäden.

Die Beinverbände sind nun geöffnet und werden zurückgeschlagen. Nur mit Mühe kann ich mein Entsetzen verbergen. Beide Füße sind bis über die Mitte der Unterschenkel blaugrau, fast schwärzlich verfärbt. Die übrigen Teile sind von wachsartiger Blässe. Die Füße und Zehen sind zu unförmigen Klumpen angeschwollen und mit geplatzten Blasen bedeckt, die Verbände völlig durchnäßt. An vielen Stellen liegt die rohe Keimschicht der Haut offen vor uns. – Der Befund ist deprimierend, doch ich darf mir vor Angelika nichts anmerken lassen und erst recht nichts darüber sagen.

Mein unmittelbarer Eindruck: die beiden Füße sind rettungslos verloren. Die Zehen kann Angelika nicht mehr bewegen, auch Fußbewegungen sind nur noch andeutungsweise möglich. Offensichtlich ist die Wadenmuskulatur schwer in Mitleidenschaft gezogen worden. Schrecklich ist dies alles – schrecklich.

Da fällt mir eine merkwürdige blaurote Verfärbung über den

Ellenbogen und den Kniegelenken auf. Auch Striemen und seltsame Kratzer sind zu sehen. Die Haut über diesen vier Gelenken hat also auch durch die Kälte gelitten, aber woher rühren diese Striemen?
»Doktor – sieht das nicht seltsam aus? Das Kind muß doch fortgekrochen sein.«
»Wahrscheinlich ist sie, als die Außentemperatur weit unter Null sank, noch einmal aufgewacht und hat versucht, im Schnee fortzukriechen, um sich zu retten. Sie ist wohl noch eine kurze Strecke vorangekommen, dann aber erschöpft liegen geblieben. Als der Förster sie fand, lag sie auf dem Bauch.«
Ernst und traurig sehe ich Dr. Friedland an. Wir denken wohl beide dasselbe.
»Versuchen Sie bitte, die Beine genauso zu behandeln wie die Arme. Also eine Aufheizung vom Rumpf aus mit dem Blutstrom – allmählich zur Peripherie hin fortschreitend. Die Erfrierungszonen selber halten Sie bitte kühl – und lassen Sie die Verbände fort, so daß die Zonen an der Luft rasch austrocknen können. Zusätzlich können Sie die Beine mit einem Sulfonamid-Pulver bestreuen lassen. Das fördert die Austrocknung. Und dann sollte man den Grenzstrang im Lendenteil abwechslungsweise rechts und links blockieren. Das müßte aber mit den Nervenblockaden für den Arm abgestimmt werden, damit wir keine starke Blutdrucksenkung oder gar einen Kollaps provozieren. Hauptsache ist, daß es uns gelingt, jegliche Infektion der offenen Blasen zu verhindern, denn das würde sich verheerend auswirken.«
Dr. Friedland nickt zustimmend.
»Dagegen haben wir schon allerhand getan – auch der beginnenden Lungenentzündung wegen. Wir haben uns nicht auf Prontalbin beschränkt, sondern auch neuere, stärkere Präparate gegeben. Wir wechseln damit ab, wie Sie aus der Fiebertabelle sehen können.«
Er reicht sie mir.
Ich trete noch einmal zu ihr hin und flüstere ihr ins Ohr:

»Wir werden dich nicht im Stich lassen. Wir werden dir helfen – das mußt du wissen. Du bist ein sehr tapferes Mädchen, nicht wahr?«

Sie weint wieder ein bißchen, aber ich glaube doch, daß meine Worte ihr ein wenig helfen.

»Schlaf, Angelika – wenn du irgend kannst, schlaf soviel wie möglich. Ich werde wieder nach dir schauen.«

Wir besprechen noch einige Einzelheiten. Ich mache kein Hehl aus meiner schweren Besorgnis um Angelikas Glieder – auch vor dem unglücklichen Stiefvater nicht.

»Wir wollen alles tun, um wenigstens die Hände zu retten.«

Auf dem Gang sage ich zu Dr. Friedland:

»Der Fall erinnert mich an die schlimmsten Erlebnisse im Feld – besonders an einen netten achtzehnjährigen Burschen mit vierfachen Erfrierungen. Er hatte den Ausbruch aus dem kleinen Fischerdorf Swaad im Lovatdelta mitgemacht – über das Eis des Ilmensees. Die Männer kamen in einer furchtbaren Verfassung in den deutschen Stellungen an. Der Junge verlor beide Hände und Füße. Möge das Angelika erspart bleiben. Bei solchen Erfrierungen weiß man nie, wie tief der Schaden geht. Wir können nur das Beste hoffen. – Bitte, Doktor, rufen Sie mich an, wenn sich etwas Besonderes ereignet. Vielen Dank noch.«

Wir reichen uns die Hand, und ich gehe mit Herrn Roeder zum Wagen.

»Herr Professor, ich schlage vor, wir fahren noch einen Augenblick nach Hause zu meiner Frau. Sie sollen sich dort etwas stärken. Ich möchte auch, daß Sie meine Frau kennenlernen und ihr selbst berichten. Ich werde Sie dann zurückbringen.«

Wir fahren durch die Stadt zu seiner Wohnung. Es wird nicht viel gesprochen. Schließlich fragt er mich:

»Was halten Sie von dem Kind?«

»Ich kann es Ihnen nicht verhehlen – es sieht sehr schlimm aus. Vielleicht gelingt es uns mit vieler Mühe, die Hände zu erhalten und gebrauchsfähig zu machen, aber die Beine, Herr

Roeder ... die Beine sind wahrscheinlich verloren. Es hat gar keinen Zweck, sich etwas vorzumachen. Hier sind der Chirurgie durch die Natur Grenzen gesetzt. Man sollte Ihrer Frau lieber noch nicht die ganze Wahrheit sagen.«

Wir sind da. Er führt mich in eine nett eingerichtete bürgerliche Wohnung. Es scheint ihm nicht schlecht zu gehen. Er hat eine feinmechanische Fabrik in Hirschberg und stellt irgendwelche Spezialitäten her.

Frau Roeder kommt uns entgegen. Sie ist etwa 35 Jahre alt, gut gewachsen und sympathisch. Man sieht ihren geröteten Augen an, daß sie geweint hat. Sie begrüßt mich freundlich und ist offenbar schon über mein Kommen orientiert.

Natürlich will sie gleich Näheres über Angelika wissen. Ich erkläre ihr einiges, rede aber hauptsächlich von den Maßnahmen, die wir ergreifen wollen, um möglichst wenig über den tatsächlichen Befund sprechen zu müssen. Schließlich frage ich sie, wie denn das ganze Unglück geschehen konnte. Sie beginnt zu erzählen, ohne Pathos, voller Verständnis für die Irrungen des jungen Mädchens, in stiller Beherrschung ihrer Verzweiflung.

»Angelika ist fünfzehn Jahre alt. Ich kann nicht sagen, daß sie frühreif ist, aber sie ist doch erwacht. Nun wohnt da in der Nachbarschaft ein junger Mann, ein Verkäufer, allgemein beliebt und tüchtig. Er stammt aus der Steiermark. Wissen Sie – er hat jenen österreichischen Charme, der auf die Frauen wirkt. Angelika muß sich in ihn verliebt haben, ohne zu wissen, was die Liebe bedeutet. Ich möchte zu seinen Gunsten annehmen, daß auch er sich in sie verliebt hat. Das ist ja kein Wunder, denn sie ist ein reizendes Geschöpf geworden – und eine Eva! – eine richtige, natürliche Eva. Daß das verführerisch wirkt, ist doch verständlich. – Nun haben wir aber erfahren, daß der junge Mann verheiratet ist und ein Kind hat. Trotzdem hat er Angelika angelockt – immer mehr an sich gezogen, wie das Männer eben tun. Soweit wir wissen, ist es gar nicht lange her, daß Angelika zum erstenmal mit auf sein Zimmer ging – und dann ist es natürlich passiert. Sie erwachte, wurde eine junge Frau mit allen Passionen. – Ich kann darin mit dem besten Willen keine Sünde sehen – das Unrecht liegt beim Mann. Seine Schuld ist es. Er hat Angelika, die doch erst fünfzehn Jahre alt ist, verführt – und das durfte er nicht als verheirateter Mann. Angelika hat uns kein Wort gesagt. Sie verschwand nur manchmal, ohne daß wir zunächst wußten, wohin sie ging. Dann allerdings merkten wir einiges und machten ihr Vorwürfe. Keiner von uns beiden ahnte, daß die Beziehung schon so intim geworden war. Und dann brach eben die große Liebe bei dem Kind aus. Schließlich muß sie gehört haben, daß ihr Freund verheiratet ist und ein Kind hat, wie sie mir jetzt vor wenigen Tagen erzählt hat – es muß ihr einen furchtbaren Schock versetzt haben. Aber das erklärt mir immer noch nicht ihre Verzweiflungstat. – Weiter bin ich noch nicht vorgedrungen. Ich kann sie auch in dem jetzigen Zustand nicht fragen, Herr Professor.«

»Sie haben ganz recht, Frau Roeder – wir müssen sehr, sehr vorsichtig mit dem Kind umgehen, sonst werden wir nie erfahren, wodurch sie zu diesem unheilvollen Schritt getrieben worden ist. Vielleicht erzählt sie mir einmal davon bei einem meiner nächsten Besuche. Ich habe den Eindruck, daß sie Vertrauen zu mir gewonnen hat. Sie wissen ja – Kinder erzählen manchmal eher einem Fremden ein Herzensgeheimnis als gerade den Eltern. Das kann recht bitter sein, aber es ist nun einmal so. Vorläufig ist das ja auch nicht so wichtig. Jetzt kommt es darauf an, zu retten, was zu retten ist. Angelika darf den Lebensmut nicht verlieren und muß wieder Kontakt zur Außenwelt finden. Das scheint mir wirklich ein sehr ernstes Problem zu sein – und auch sehr schwer, Frau Roeder. Ich weiß – ich weiß . . .«

Sie hat sich bisher beherrscht, aber jetzt laufen ihr doch die Tränen über die Wangen. Ihr Mann versucht sie in rührender Weise zu trösten.

Sie bricht das Gespräch ab, nachdem sie sich wieder gefaßt hat:

»Aber nun müssen Sie sich stärken.«
Sie steht auf und bringt ein Tablett mit Brötchen und etwas zu trinken. Wir essen schweigend.
Dann beginnt die Rückfahrt. Eine ganze Weile reden wir kein Wort, jeder hängt seinen düsteren Gedanken nach. Ich bemerke wohl, wie die innere Spannung Roeders ständig zunimmt. Schließlich bricht es aus ihm heraus:
»Das soll der Bursche mir büßen – ich bring ihn um ...«
»Herr Roeder, ich verstehe ihren Zorn, aber umbringen – können Sie ihn nicht – also bleibt nur eine Anzeige und ein hochnotpeinliches Verfahren vor dem Staatsanwalt. Das meinen Sie doch.«
»Ja – allerdings!«
»Gesetze sind Menschenwerk, Herr Roeder, also unvollkommen – wenn es um die Liebe geht, versagen sie fast immer. Große Vorsicht scheint mir ratsam. Unternehmen Sie nichts, bevor Sie nicht Genaueres darüber wissen, was wirklich geschah – wenigstens ist das meine Meinung. Denken Sie nicht an Rache, sondern an Angelika – nur an Angelika.«
Wir schweigen wieder lange Zeit – fast die ganze Fahrt –, bis er mich in tiefer Verzweiflung fragt:
»Kann ich noch irgend etwas für das Kind tun? – Irgend was?«
»Nein, ich glaube nicht. Wenn mir noch etwas einfällt, werde ich mich gleich mit Dr. Friedland in Verbindung setzen. Wir müssen erst mal das Ergebnis seiner weiteren Behandlung abwarten. Bitte haben Sie Geduld. Er hat mein volles Vertrauen und wird schon alles richtig machen. Ich rufe Sie an, sobald ich weiß, wann ich wiederkommen kann.«
Zwei Wochen vergehen. Von Zeit zu Zeit orientiere ich mich telefonisch über den Verlauf der Behandlung, schließlich fahre ich selbst hinüber, um nach Angelika zu sehen.
Die Hände haben sich wesentlich gebessert, doch sind alle Nägel abgefallen. Die Schwellungen sind zurückgegangen. Die ausgedehnten schwarzen Krusten, die sich über den Hand-

rücken und Fingern gebildet haben, beginnen sich abzustoßen. Darunter scheint noch gesundes Gewebe zu sein. Es sieht wirklich so aus, als ob uns hier eine Amputation erspart bleiben würde.

Schlimm aber sind die Füße. Bis fast in die Mitte der Unterschenkel ist das Gewebe schwarz und hart geworden, es ist eingetrocknet. Beide Füße sind abgestorben – tot. Die aus diesem Bereich stammenden Gewebsgifte haben den Allgemeinzustand schwer beeinträchtigt. Angelika liegt totenblaß und stark abgemagert da.

Eben aus diesem Grund habe ich Dr. Friedland gesagt: »Wir können nicht mehr warten« und damit gemeint, daß beide Beine verloren sind und amputiert werden müssen. Das bedeutet eine endgültige Verstümmelung dieses jungen Menschen. Ich bin froh darüber, diese beiden Operationen nicht selbst ausführen zu müssen. Dr. Friedland wird die Eingriffe – in zeitlichem Abstand – mit größter Vorsicht und Schonung durchführen, dessen bin ich sicher.

Er teilt mir bald danach telefonisch mit, daß beide Absetzungen im Unterschenkelbereich glatt verlaufen sind und daß die Wunden gut zuheilen. Angelika scheint sich endlich zu erholen. Die Hände, so sagt er, haben weitere Fortschritte gemacht. Die Armmuskulatur hat sich gekräftigt, die Finger sind beweglicher geworden. Wir verabreden einen neuen Besuch.

Wenige Tage später fahre ich wieder in die kleine schlesische Stadt, um nach Angelika zu sehen.

Dr. Friedland hat vollkommen recht. Angelika, die etwas Farbe bekommen und auch wieder zugenommen hat, zeigt mir, was sie mit den Fingern schon alles machen kann. Ich ermahne sie dringend, soviel zu üben wie irgend möglich. Dann sehen wir uns die Beine an. Die Amputationsstümpfe befinden sich in gutem Zustand, eine Entzündung liegt nicht vor. Die Heilung ist in vollem Gang, die Fäden sind auf einer Seite schon entfernt. Die Kälteschäden an den Gelenken sind am Verheilen.

»Angelika – bitte nicht nur mit den Händen und Fingern üben, sondern auch die Knie beugen und strecken, so gut es eben geht. Das ist sehr wichtig für dich.«

Sie verspricht, fleißig zu üben. Vielleicht ergibt sich heute die Gelegenheit, einmal mit dem Kind allein zu sein. Schon vor der Visite habe ich diesen Wunsch Dr. Friedland angedeutet. Nachdem wir die Verbände wieder geschlossen haben, entfernt er sich unter irgendeinem Vorwand. Jetzt ist nur noch die kleine Stationsschwester anwesend.

»Schwester, wenn Sie irgend etwas zu tun haben, können Sie ruhig gehen. Ich bleibe noch eine Weile bei unserer Angelika.«

Sie versteht meinen Wink.

Zum erstenmal bin ich mit diesem so zauberhaften, aber auch seltsamen Kind allein. Wir sprechen kein Wort. Ich sehe sie nur eindringlich an und frage nichts, denn sie weiß genau, was ich von ihr hören will. Zuerst schaut sie mich mit großen erstaunten Augen an, dann wendet sie ihren Kopf zur Seite und weint still vor sich hin.

»Willst du mir nicht doch einmal erzählen, was eigentlich geschehen ist? Warum hast du das getan, Angelika? – Ich nehme an, daß du deinen Freund sehr lieb gehabt hast und daß du ihn wahrscheinlich noch immer liebst.«

Sie nickt fast unmerklich.

»Angelika, die Liebe ist keine Schande, auch kein Grund zur Verzweiflung. Da muß doch noch etwas anderes dahinterstecken. Warum bist du in den Wald geflohen?«

Zögernd und leise sagt sie schließlich:

»Weil ich erfahren habe, daß er verheiratet ist und ein Kind hat. Und ich wollte doch selbst seine Frau sein. Ich habe ihm Vorwürfe gemacht, ich war so unglücklich – vollkommen verzweifelt.«

»Und dann?«

»Dann – ja dann hat er mich in die Arme genommen. Wir haben uns eben geliebt. – Und hinterher bin ich zu seiner Frau gelaufen und habe ihr erklärt, daß wir uns lieben und daß ich nicht von ihm lassen kann. Ich habe sie angefleht, sich von ihm scheiden zu lassen, damit ich ihn heiraten kann.«

»Und was hat sie gesagt?«

»Nein – hat sie gesagt. Sie war nicht häßlich zu mir. Lange hat sie auf mich eingeredet, um mich zu beruhigen. – Sie hat versucht, mir zu erklären, daß solche Dinge eben im Leben vorkommen und daß es ihr unmöglich sei, sich von ihrem Mann scheiden zu lassen. Schließlich hätte sie doch ein Kind von ihm. Das müsse ich verstehen. Und in Wirklichkeit sei doch alles nicht so schlimm.

Aber ich habe mich eben nicht beruhigt, ich war völlig verzweifelt, ich wollte nicht mehr leben. – Ich bin nach Hause gelaufen und habe nach den Schlaftabletten gesucht. Ein Röhrchen lag im Nachttisch meiner Mutter. Es waren noch acht Tabletten darin. Die habe ich geschluckt. Dann bin ich, wie ich war, in den Wald gelaufen – weit hinauf, und habe mich verkrochen. Ich habe schreckliche Angst gehabt – in der Nacht so allein oben im Wald. Dann bin ich eingeschlafen – und so ist es eben passiert.

Von den Erfrierungen weiß ich nichts. Ich bin erst in der Klinik wieder aufgewacht.«

»Und wo ist jetzt dein Freund?«

»Ich weiß nicht. Der Vater hat gesagt, er habe sofort gekündigt und sei mit seiner Familie verschwunden. Wir wissen nicht, wo er ist.«

Die Erzählung Angelikas hat mich tief erschüttert. Die Kehle ist mir trocken geworden. Tröstend streichle ich ihr über die Stirn. Sie schließt die Augen, lehnt ihre Wange an meine Hand. – Mein Gott, wie grausam kann die Liebe sein! – Allmählich beruhigt sie sich – das ist gut.

Es ist Zeit, sich zu verabschieden. Ich muß noch eine andere Patientin ansehen. Dr. Friedland hat sie einbestellt – auch ein schwieriger Fall, dessen Beurteilung nicht einfach sein wird.

»Ich werde dich bald wieder besuchen, Angelika. Bis dahin übe fleißig.«

Von der Klinik aus fahre ich gleich zur Mutter. Herr Roeder ist nicht da. Soll ich nun erzählen, was Angelika mir gesagt hat? Nein, das werde ich nicht tun. Ich möchte das Vertrauen dieses Kindes nicht verlieren. Sie muß den Eltern eines Tages selbst berichten, was geschehen ist, warum es zu dieser Kurzschlußhandlung kam. Also lenke ich das Gespräch auf die Fortschritte, die Angelika inzwischen gemacht hat. Mit gutem Gewissen kann man jetzt sagen, daß die Hände erhalten bleiben werden, daß sich ihre Gebrauchsfähigkeit im Lauf der Wochen bessern wird. Die Beine sind amputiert, das weiß sie. Ich suche sie in ihrem Jammer zu beruhigen, indem ich ihr von Menschen erzähle, die mit zwei Unterschenkelprothesen vorzüglich laufen können. – Eins möchte ich nun doch noch erfahren:

»Frau Roeder – was werden Sie gegen den schuldigen Mann unternehmen? Schließlich ist er verheiratet und hat eine Minderjährige verführt. Vor dem Gesetz hat er sich strafbar gemacht. Was hat Ihr Mann vor – was haben Sie beide vor?«

»Das haben wir uns lange überlegt. – Wir werden nichts unternehmen.«

»Darf ich fragen, warum?«

»Das ist ganz einfach: Machen wir eine Anzeige, wird der junge Mann sicherlich schwer bestraft, er kommt für Jahre ins Gefängnis, seine Familie wird ruiniert. – Was hat Angelika davon? Entscheidend ist, daß in solchem Fall eine öffentliche Gerichtsverhandlung stattfindet. Die Zeitungen werden darüber berichten. Das wollen wir auf keinen Fall. Angelika soll vor der Neugier der Menschen geschützt bleiben. Deswegen haben wir uns entschlossen, nichts zu unternehmen.«

»Sie haben vollkommen recht, Frau Roeder. Für Angelika ist es bestimmt so am besten. Auch ohne Staatsanwalt – glaube ich – ist der Mann fürs ganze Leben durch sein schlechtes Gewissen bestraft.«

Wie recht ich mit dieser Bemerkung haben sollte, erfuhr ich einige Wochen später, gelegentlich eines zufälligen Zusammentreffens mit Herrn Roeder in der Stadt. Er erzählte von Angelika:

»Übrigens möchte ich Ihnen noch etwas vertraulich mitteilen. Die Liebesgeschichte zwischen Angelika und ihrem Freund muß doch viel ernsterer Art gewesen sein, als wir alle angenommen haben. Als der junge Mann nämlich erfuhr, daß Angelika ihre beiden Beine verloren hatte, verließ er sofort seine Familie und brachte sich um. Er soll sich in der Nacht vor einen entgegenkommenden Zug geworfen haben und sofort tot gewesen sein. Angelika weiß davon nichts, wir haben es ihr verheimlicht – sie soll es auch nie erfahren.«

Knapp zwei Jahre sind vergangen. Von Dr. Friedland habe ich noch gehört, daß Angelika die Klinik längst mit zwei Unterschenkelprothesen verlassen hat. Sie selbst und die Eltern habe ich in der ganzen Zeit nicht mehr gesehen. Und da geschieht das Wunderbare ...

Eines Tages sitze ich auf der Terrasse eines Cafés und freue mich an dem schönen Blick auf das Riesengebirge. Junge Menschen tanzen zur Musik. Ich beobachte ein junges Mädchen von ungefähr achtzehn Jahren. Ihre Anmut fällt mir auf, aber ihre Schritte sind nicht federnd. Da schaut sie zu mir her, läßt ihren Partner stehen, geht zu einem Herrn, macht ihn offenbar auf mich aufmerksam. Beide kommen auf meinen Tisch zu. Erst aus der Nähe erkenne ich, daß es sich um Herrn Roeder handelt.

»Und wer ist das?« frage ich erstaunt.

»Das ist doch Angelika, meine Tochter.«

»Ja – ist es denn möglich? Ich erkenne dich kaum wieder. Du tanzt ja!«

Sie gibt mir lachend die Hand:

»Warum denn nicht? – Es geht doch ganz gut.«

Nicht zu glauben ... Angelika geht mit ihren zwei Ersatzgliedern so vorzüglich, daß man kaum etwas bemerkt.

»Und die Hände?«

»Alles wieder in Ordnung. Die Haut ist noch etwas empfindlich und gespannt, aber ich kann jede feine Arbeit verrichten – nähen, stricken, sticken. Das Gefühl ist wieder zurückgekehrt.«

Sie ist noch schöner und reifer geworden und innerlich völlig ausgeglichen, heiter und lustig, so wie sie ursprünglich war. Trotz des harten Schicksals hat sie sich wieder vollkommen in ihre Umwelt eingefügt. Und was sie dann noch sagt, wirft mich fast um. Sie erklärt strahlend:

»Und im nächsten Monat heirate ich!«

Ein Auge weint

»Am Anfang schuf GOTT Himmel und Erde. Und die Erde war wüst und leer, und es war finster in der Tiefe. Und der Geist GOTTES schwebte über dem Wasser.
Und GOTT sprach: Es werde Licht! Und es ward Licht.
Und GOTT sah, daß das Licht gut war.
Da schied GOTT das Licht von der Finsternis.«

Und GOTT gab der Kreatur Organe zum Empfangen des Lichts. Tieren und Menschen schenkte er Augen, damit sie die Dinge sehen und erkennen konnten. Sie erfreuten sich am Spiel der Farben und konnten sich in der Weite des Raums zurechtfinden. Und die Menschen begriffen die besondere Bedeutung des Augenlichts, denn sie nannten ihr Antlitz das »Gesicht«. Wehe dem, der sein »Gesicht« verliert und in das Dunkel der Finsternis gestoßen wird.

Vor mir liegen vergilbte Aktenblätter, Notizen und alte Zeichnungen. Voller Unruhe habe ich sie aus meiner Schublade gerissen. Ich hoffe, darin Hilfe bei der Bewältigung eines Falles zu finden, der mich vor ungeahnte Aufgaben gestellt hat. Auch heute erfaßt mich – wie so manches Mal bei der Betrachtung meiner Aufzeichnungen und Skizzen – ein leichtes Grauen, denn alle Einzelheiten der Vergangenheit werden wieder lebendig.

Die Tür wird geöffnet, eine Hilfsschwester kommt leise zu mir herein. Sie bittet mich, mit der Frau jenes Mannes zu sprechen, von dessen Krankenzimmer im Sonderbau der Klinik wir eben zurückgekommen sind. Im Grunde habe ich gehofft, einer Aussprache mit der armen Frau zu entgehen und all das, was geschehen muß, unter uns Männern abzumachen. Nun ist sie eben doch gekommen. Ich kann der Unterredung nicht ausweichen, so schwer sie mir fällt. Die schlicht gekleidete junge Frau kommt nicht allein, sie hat ihre zwei Kinder mitgebracht. Einen kleinen, schüchternen Jungen führt sie an der Hand und auf dem Arm trägt sie ein etwa einjähriges braungelocktes Mädchen. Sobald die Kleine mich sieht, wendet sie das Köpfchen ab, vergräbt es an der Brust der Mutter und beginnt zu weinen. Der weißgekleidete Doktor jagt ihr Angst ein. Wenn auch die beiden Kinder nichts von unserem Gespräch verstehen würden, will ich sie doch lieber nicht dabei haben. Sie sollen für die kurze Zeit in der Obhut der Schwester bleiben.

Nun sind wir allein. Ich bitte die junge Frau, sich zu setzen und sich zu beruhigen. Lange schaue ich sie an und spüre ihre ganze Not, ihren Kummer, ihre tiefe Angst. Ihre schönen braunen Rehaugen werden feucht, die Augenränder röten sich. Das totenblasse, von strähnigem blondem Haar umgebene Antlitz ist gewiß nicht schön, aber sehr ausdrucksvoll und von tiefem Leid gezeichnet.

»Ich weiß, warum Sie zu mir kommen!« eröffne ich bedrückt die Unterhaltung. Noch zu sehr stehe ich unter dem Eindruck des eben Erlebten.

»Es fällt mir nicht leicht, Ihnen die Wahrheit zu sagen. Wir stehen vor einer schweren Entscheidung, wenn auch die Operation, die ich vorhabe, nicht allzu groß werden wird. Wir müssen die Unterbindung einer Halsschlagader wagen, wenn wir nicht alles verlieren wollen. Ich möchte aber nicht ohne Ihre Zustimmung operieren. Ihr Mann hat sie mir schon gegeben. Was kommt, steht nicht allein in unserer Hand. Das wissen Sie ja.«

Bis jetzt hat sie kein Wort gesprochen, sondern mich nur angestarrt. Endlich zwingt sie sich doch zu der bangen Frage:

»Wird er blind?«

Schon im voraus habe ich mich vor dieser Frage gefürchtet. Wie kann ich sie guten Gewissens verneinen?

Kein Operationsgebiet ist wohl so mit unmittelbarer Gefahr und der Möglichkeit unvorhergesehener Zwischenfälle belastet wie die Gefäßchirurgie. Warum sie dennoch mein Lieblingsgebiet wurde, weiß ich nicht zu sagen.

Wie soll ich gegenüber dieser jungen Frau Zuversicht und Sicherheit ausstrahlen, wenn mich selbst ernste Zweifel am Erfolg quälen? Ich gebe mir größte Mühe, ihr klar zu machen, daß nur der geplante Eingriff die Chance bietet, das drohende Unheil abzuwenden. Von den Gefahren unseres Vorhabens erzähle ich ihr nichts, das müssen wir mit uns selbst abmachen.

Das hohe Risiko der Unterbindung einer Halsschlagader ist allgemein bekannt. Viele Chirurgen haben darüber gearbeitet und ihre Erfahrungen veröffentlicht. Die Liste der Todesfälle ist erschreckend groß, denn schließlich ernährt die Halsschlagader fast das ganze Gehirn. Vielen ist aufgefallen, daß das Risiko einer solchen Unterbindung bei jedem Menschen sehr verschieden groß ist und daß man den Ausgang nie im voraus bestimmen kann. Vom anatomischen Gesichtspunkt aus ist das leicht verständlich. Von den vier Schlagadern, welche das Gehirn versorgen, sind beim Menschen die beiden Vertebral-Arterien schwach entwickelt und spielen nur in beschränktem Gebiet eine Rolle. Das meiste Blut wird dem Gehirn durch die Halsschlagadern, die Carotiden, zugeführt. Am Tier – das ist oft experimentell beobachtet worden – erweisen sich alle vier Gefäße als etwa gleichwertig. Man kann eine Halsschlagader oder gar beide ruhig unterbinden, ohne daß irgendwelche Schäden am Gehirn mit Lähmungserscheinungen auftreten. Die Querverbindungen der vier Gefäße sind am Schädelgrund eines Tieres stets so weit, daß beim Ausfall eines oder zweier solcher Hirnstammgefäße der Zustrom durch die übrigen vollauf genügt, um das Gehirn funktionstüchtig zu erhalten. Eben das ist beim Menschen ganz anders. Nur in einem gewissen Prozentsatz der Fälle ist der an der Hirnbasis liegende Gefäßring – die Anatomen nennen ihn *Circulus arteriosus (Wilisii)* –

von so weitem Kaliber und so kräftig entwickelt, daß man es ungestraft wagen kann, die Halsschlagader einer Seite zu unterbinden. Die Unterbrechung beider ist ohne schwersten Schaden am Gehirn nur selten von einem Menschen überstanden worden.
All diese Erfahrungstatsachen muß ich natürlich der jungen Frau verschweigen, damit sich ihr Schrecken nicht auch auf den Mann überträgt. Ich verspreche ihr nur, mein Möglichstes zu tun, um ihm das Augenlicht zu erhalten.

Erst wenige Stunden ist es her, daß er in die Klinik eingeliefert worden ist.
Einer meiner Stationsärzte, ein sonst sehr ruhiger, besonnener Mann, erscheint plötzlich ganz aufgeregt bei mir im Arbeitszimmer. »Herr Professor – auf meiner Station ist ein Oderschiffer aufgenommen worden – Philipp Kapulske heißt er – Besitzer eines Oderschleppkahns. Er hat vor einem halben Jahr bei einem Explosionsunfall eine Gesichtsverletzung erlitten. Jetzt pulsiert bei ihm der ganze linke Augapfel. Ich habe so etwas noch nie gesehen.«
Den Chirurgen ist ein solcher Zustand wohl bekannt, er wird als *Exophthalmus pulsans* bezeichnet. Weiter sagt mir der Doktor nichts, er bittet mich aber eindringlich, mir den Fall gleich anzusehen. Unterwegs erzählt er mir noch, daß sich die Explosion in einer Pionierwerkstätte ereignet hat, in der Kapulske damals arbeitete.
Auf dem Weg in die Nebenklinik werden wir durch die Straßenbahn aufgehalten. Wir müssen warten, der Wind fängt sich in unseren weißen Mänteln, und vor lauter Lärm kann ich kein weiteres Wort meines Assistenten verstehen. Dann laufen wir die Treppe hinauf, und er öffnet mir die Tür eines Krankenzimmers.
Der Mann liegt nicht im Bett, sondern sitzt still auf einem Stuhl und stiert abwesend in den dämmrigen Raum. Bei unserem Eintreten steht er langsam auf. Ich reiche ihm die

Hand und bitte ihn gleich, doch ans Fenster zu kommen, ich wolle mir sein Auge ansehen. Das ernste, faltige, abgezehrte Gesicht des sonst kraftstrotzenden Mannes ist grob entstellt, es macht einen merkwürdig zwiespältigen Eindruck. Die korrekte Blickrichtung und die mimische Einstellung fehlen. Er sagt kein Wort, schaut mich nur voller Sorge und Qual an und dreht dann folgsam sein Gesicht zum Fenster, damit ich besser beobachten kann.

Der Stationsarzt hat ganz recht: es ist ein Glotzauge wie bei der Basedowschen Krankheit. Der Augapfel liegt weit vorgedrängt zwischen den Lidern, und die Bindehaut ist entzündet. Aber der Augapfel steht nicht still, er pulsiert rhythmisch. Ein schrecklicher Befund. Bei der Explosion muß ein Metallsplitter in der Tiefe der linken Augenhöhle die innere Hirnschlagader oder die Augenarterie verletzt haben. Und nun ist eine falsche Verbindung zwischen einer Schlagader und einer Vene in der Augenhöhle entstanden. Durch den Kurzschluß ergießt sich hellrotes Blut unter hohem Druck direkt in das feine Netzwerk der Venen hinter dem linken Augapfel. Wie immer in solchen Fällen hat der mächtige arterielle Überdruck zu einer Erweiterung dieser Venen geführt. Sie drängen den Augapfel aus der Höhle nach vorn, und ihre Pulsation überträgt sich rhythmisch auf das Auge.

Das rechte Auge pulsiert nicht, kann sich aber, wie ich bemerke, nur wenig nach den Seiten bewegen. Es liegt etwas zu tief in der Augenhöhle und hat einen merkwürdig matten Glanz. Zwei, drei Sekunden des Zweifels – dann erkenne ich zu meiner tiefen Bestürzung: Was ich da sehe, ist ja gar kein natürliches Auge, sondern ein Kunstauge. Der Mann hat das rechte Auge schon verloren, und nun droht ihm der Verlust des linken. Möglichst ruhig frage ich ihn:

»Seit wann tragen Sie auf der rechten Seite eine Prothese?«

Mein Assistent sperrt den Mund auf. Er hat den Verlust des rechten Augen noch gar nicht bemerkt und mir deshalb auch nichts davon gesagt. Der Schiffer antwortet mit heiserer

Stimme: »Seit dem Unfall. Das rechte Auge war so verletzt, daß man es mir gleich herausnehmen mußte. Später bekam ich dann ein Kunstauge.«

»Und seit wann merken Sie die Veränderung am linken Auge?«

»Erst seit wenigen Wochen, aber es wird von Tag zu Tag schlimmer.«

Nicht ein Wort der Klage kommt über seine Lippen. Nur zwei Tränen sickern aus dem linken Augenwinkel – das Auge weint.

Wir kennen die Tränen der Menschen – die Tränen der Angst, der Wut, der Verzweiflung, des Leids ... Wir kennen die bitteren Tränen der Schmerzen ebenso wie die Tränen der Freude und des Glücks – und die letzten Tränen eines Sterbenden. Aber niemals haben mich zwei Tränen so ergriffen wie die beiden bitteren Tropfen aus dem linken Augenwinkel dieses Verzweifelten. Er bangt um sein Augenlicht. Er fühlt, daß die Pulsationen und der Druck in der linken Augenhöhle immer stärker werden. Durch das rhythmische Rauschen im Kopf findet er keinen Schlaf mehr, er kann nicht mehr lesen und nicht mehr arbeiten. Aber der harte Mann verschweigt die bange Frage: Werde ich blind? Trotz all seiner Verzweiflung reißt er sich zusammen und schämt sich seiner Tränen, seiner Schwäche. Plötzlich stammelt er leise:

»Was soll aus meiner Frau und meinen Kindern werden, Herr Professor, wenn ich mein linkes Auge auch noch verliere? Helfen Sie mir!«

Ich muß um Fassung und Ruhe ringen. Schließlich lege ich die Hand auf seine mächtigen Schultern und ermutige ihn so nüchtern wie möglich:

»Ich will Ihnen helfen, ich will es wenigstens versuchen, aber es wird schwer sein. Wir müssen wahrscheinlich die große Schlagader links am Hals unterbinden. Bevor ich mich zu diesem Eingriff entschließe, muß ich mir aber den Plan genau durchdenken. Das werden Sie verstehen. Wir brauchen ein ganz besonderes Instrument dazu. Vielleicht sind auch noch einige Voruntersuchungen notwendig. Die müssen Sie über sich ergehen lassen, ich kann es nicht ändern. Wir sprechen uns später wieder.«

Da haben unsere Lehrer der Chirurgie uns prächtig vordoziert, voroperiert und -renommiert, aber welchen Belastungen ein Chirurg in seinem Arbeitsdasein ausgesetzt ist, davon war nie die Rede!

Während wir die Treppe hinuntergehen, will mein Assistent noch etwas sagen, aber ich winke ab. Alle meine Gedanken konzentrieren sich schon auf die Überwindung der zu erwartenden Schwierigkeiten, auf den Plan, nach dem wir vorgehen können. Schweigend überqueren wir wieder die Straße. Drüben gehe ich gleich in den Operationssaal zu meiner ersten Operationsschwester.

»Schwester, ich will alle Instrumente sehen, alle Klemmen, Gefäßklemmen – oder haben wir gar eine Schraubenklemme für Gefäße im Haus?«

Verwundert sieht sie mich an. Wir gehen an die Glasschränke, in denen in Reih und Glied, säuberlich geordnet, unsere vielen Instrumente liegen.

»Ich brauche ein Instrument, mit dem man ein Gefäß langsam, ganz langsam, abdrosseln kann. Haben wir denn nicht wenigstens irgend etwas Ähnliches? Wir können vielleicht ein Instrument ändern?«

Aber die Schwester schüttelt den Kopf.

»Hier ist sicher nichts, Herr Professor, hier oben kenne ich jedes Instrument.«

»Dann gehen wir eben mal in die Sammlung – los.«

Wir gehen hinüber in den großen Sammlungsraum und kramen aus den Schubladen alle alten, abgelegten Instrumente heraus, die jemals von meinen vielen Vorgängern verwendet worden sind. Die seltsamsten Geräte kommen da zum Vorschein, mächtige grobe Instrumente, wie man sie früher benützt hat, aber kein einziges ist darunter, das ich brauchen könnte.

»Der Chef ist wieder mal verrückt«, geht es durch die Klinik –

man raunt es sich in den Gängen zu. »Er kramt in altem Gerümpel. Weiß der Himmel, welch ungeahnte Schätze er da finden will.« »Na ja«, sagt ein anderer leise, »er hat eben wieder mal seinen Sturm- und Drang-Tag, das geht vorüber.«
Ich merke es wohl, aber ich mache mir nichts daraus. Sie wissen ja alle nicht, um was es geht.
Wenn keine brauchbare Schraubenklemme vorhanden ist, muß ich sie eben konstruieren und möglichst schnell herstellen lassen.
Gleich gehe ich hinauf in mein Arbeitszimmer und skizziere eine Schraubenklemme, die ein kleinfingerdickes Gefäß sicher umgreifen und allmählich abklemmen kann. Die ersten Skizzen befriedigen mich nicht. Ich entwerfe einige andere Möglichkeiten und finde schließlich die einzig brauchbare Lösung. Sie entspricht den anatomischen Verhältnissen, die ich ja aus unzähligen Operationen im Halsbereich kenne. Das Ding wird nur sechs Zentimeter lang und eineinhalb Zentimeter breit, ein zierliches Gerät, unscheinbar und doch entscheidend für den Erfolg. Ja – so müßte es gehen.
Ich überprüfe noch einmal alle Einzelheiten und wandere mit meinem Blatt hinüber zu unserem Meister Pohl, dem Mechaniker des Physiologischen Instituts. Seine Werkstatt ist in den Kellergewölben des Hauses.
Pohl, ein stämmiger Mann, besitzt in allen technischen Dingen größte Erfahrung. Er gehört zu jenen unbezahlbar wertvollen Männern, ohne die man in einem experimentellen Institut nicht auskommen kann, ohne die jede wissenschaftliche Forschung unmöglich wäre!
Diese Mechaniker sind unsere Freunde.
Sie führen nicht nur stur Entwürfe zu irgendwelchen Apparaten aus, sondern sie erfinden mit, das ist es. So manches hat Meister Pohl mir schon gebaut. Immer ist er mit Passion dabei. Für ihn bedeutet die Herstellung eines neuen Geräts, eines Instruments eben nicht nur ein Mittel zum Verdienst. Nein – die Lösung eines Problems macht ihn glücklich und stolz. Seine

Augen glänzen, wenn er uns eine Arbeit zeigen, einen Apparat vorführen kann.
Sobald ich seine Werkstatt betrete, kommt er mir entgegen, schaut mich durch seine Goldbrille erwartungsvoll an und fragt: »Na, Herr Professor, was gibt es denn heute wieder Besonderes?« Diesmal stutzt er, weil er meinen Ernst spürt. Dann schaut er auf die Zeichnung in meiner Hand. Ich zeige sie ihm aber noch nicht.
»Meister Pohl, Sie müssen uns wieder mal helfen. Drüben haben wir einen Oderschiffer, einen braven Mann. Er hat durch eine Explosion sein rechtes Auge verloren. Und nun ist durch eine unglückselige Gefäßverletzung hinter dem linken Auge – es war ein Metallsplitter – ein arteriovenöser Kurzschluß und eine pulsierende Gefäßgeschwulst entstanden, die auch sein zweites Auge zu vernichten droht. Wenn nichts geschieht, erblindet der Mann in kürzester Zeit. Ich kann das Auge nur retten, wenn wir die zuführende linke Halsschlagader so langsam abklemmen, daß sich die Hirndurchblutung an die Umstellung gewöhnt. Dazu brauche ich eine Schraubenklemme. Wir haben keine, und deshalb habe ich sie hier entworfen. Da – schauen Sie sich mal meine Skizze an. Sie ist maßstabgerecht, die Abmessungen, so wie wir sie brauchen, stimmen genau.«
Ich lege die Zeichnung auf den Tisch.
»Hier – das ist der untere Arm der Klemme. Er ist feststehend, vorn gekrümmt, innen aufgerauht, die Kanten sind gerundet. Er soll die Halsschlagader umgreifen. Die Verlängerung dient als Schiene für die bewegliche obere Branche und gleichzeitig als Halter. Sie verstehen?«
Er nickt.
»Hier, sehen Sie, ist die lange Schraube, welche die obere Branche bei jeder Drehung nach unten drückt. Sie ist deshalb so lang, weil sie wie der Halter aus der Wunde ragen muß. Wir müssen die Schraubenklemme während mehrerer Tage von außen her bedienen. Klar?«

»Nicht übel«, meint Pohl nachdenklich, »das müßte gehen.«
Er hat meinen Entwurf sofort begriffen.
»Wir dürfen keine Zeit verlieren, Meister Pohl. Können Sie mir das Ding so schnell wie möglich herstellen? Ich bitte Sie darum!«
Pohl greift nach der Zeichnung, reißt sie mir fast aus der Hand, sagt kein Wort, läßt alles stehen und liegen, holt sein Zentimetermaß aus der Hosentasche, sucht sich das nötige Material zusammen und macht sich gleich an die Arbeit. Ich habe mich nicht in ihm getäuscht, er hat ein gutes Herz und hilft.
Von jeher an handwerkliche Arbeit gewöhnt – der Vater hatte mir in unserem neuen Haus eine kleine Werkstatt eingerichtet – reizt es mich, bei Meister Pohl zu bleiben und ihm, so gut es geht, zu helfen. Es dauert nicht allzu lange, bis das einfache Gerät fertig ist. Das Vernickeln muß später nachgeholt werden, dazu haben wir jetzt keine Zeit. Wir prüfen noch, wie viele Umdrehungen notwendig sind, um den oberen Arm einen halben Zentimeter abwärts zu bewegen. Das muß ich genau wissen, um eine Zeiteinteilung machen zu können. Wie sich herausstellt, sind zehn bis elf ganze Umdrehungen nötig. Nun scheint alles klar, ich drücke Meister Pohl dankbar die Hand, halte mit der anderen die Klemme fest umschlossen und gehe zurück in die Klinik.
Unterwegs schießt es mir plötzlich durch den Kopf, ob es nicht ratsam sei, noch vor der Operation eine Röntgendarstellung der linken Halsschlagader zu machen, denn aus dieser entspringt ja die Augenschlagader, die wahrscheinlich verletzt wurde. Aber ich komme bald wieder von dem Gedanken ab, der Vorteil erscheint zu gering. Es wäre eine zusätzliche Gefährdung des Auges, und das ist ausschlaggebend. Wir müssen eben versuchen, während der Operation Klarheit zu bekommen.
Da liegt nun die kleine Schraubenklemme vor mir auf dem Schreibtisch. Wird sie leisten, was wir von ihr erhoffen? Die einzige Chance, die uns bleibt, ist in der Tat die Unterbrechung

des Stromes in der linken Halsschlagader – aber in welchem der beiden Äste, das ist die Frage. Das mächtige Stammgefäß teilt sich nämlich in Höhe des Unterkieferrandes in seine zwei Hauptäste, und die Teilungsstelle beherbergt seltsame Zellen, die auf Druckanstieg im Gefäßinneren ansprechen und ständig die Höhe des Blutdrucks regulieren. Ein plötzlicher Schlag auf diese Stelle kann einen schweren Schock auslösen, sogar den sofortigen Tod bewirken. Dicht daneben liegt ein anderes seltsames Gebilde, ein Kontrollorgan der chemischen Zusammensetzung des Blutes. So etwas gibt es tatsächlich. Mir bleibt nichts anderes übrig, als dieses Gefäß mit aller Vorsicht freizulegen. Nur so kann ich an die beiden Hauptäste gelangen: an die äußere Carotis, die sich sofort nach dem Abgang deltaförmig aufteilt, und an die innere Carotis, die, ohne irgendeinen Ast abzugeben, zum Schädelgrund gelangt, hier in einen knöchernen Kanal eintritt und eine mächtige S-förmige Schlinge hinter der Augenhöhle bildet. Im vordersten Teil dieser Schlinge sitzt vermutlich der Riß in der Arterie selbst oder in der Augenarterie. Doch wer kann das mit Sicherheit sagen? Ein pulsierendes Auge kann sich auch durch Verletzung der äußeren Halsschlagader bilden, der Zufluß kann sogar von der anderen Seite her stammen. Also muß ich während der Operation prüfen: Wenn ich die Teilungsstelle der Halsschlagader erreicht, ihre beiden Äste vorsichtig isoliert habe, muß ich kontrollieren, ob die Pulsation des linken Auges beim Abklemmen des inneren oder des äußeren Astes oder gar erst beider verschwindet. Wir müssen also das Auge während der ganzen Operation sehen können. Mein Operationsplan steht damit fest.

Halt! – Eine zweite Frage ist zu überlegen, die der Schmerzbetäubung. Narkose – oder örtliche Betäubung? Die örtliche Betäubung scheint mir günstiger. Operiere ich nämlich unter Lokalanästhesie, kann ich im entscheidenden Augenblick mit meinem Patienten sprechen, denn er ist ja wach. Ich will ihn fragen können, wann das zischende Geräusch im Kopf und die

Pulsation verschwinden. Ich muß nach probeweisem Abklemmen der Halsschlagader gesagt bekommen, ob es ihm schlecht wird, oder bemerken können, ob sich Benommenheit einstellt. Nun ist alles klar. Es drängt mich zu handeln. Die Operation wird noch auf denselben Abend neun Uhr angesetzt. Der Oberarzt soll mir assistieren, einen zweiten Mann brauche ich nicht. Die örtliche Betäubung will ich, wie immer, selbst ausführen. Meine Schraubenklemme gebe ich der Schwester zur Sterilisation, dann gehe ich hinüber zu Kapulske, um ihm meine Entscheidung mitzuteilen:
»Sind Sie einverstanden, Herr Kapulske, kann ich operieren – heute Abend um neun Uhr?«
»Jawohl.«
Eine auffallende Zuversicht liegt in seiner Stimme. Beim Hinausgehen werde ich von der Stationsschwester angehalten:
»Herr Professor« – ruft sie mir leise nach. Sie will nur wissen, welche Medikamente sie unserem Patienten zur Vorbereitung geben soll. Natürlich muß der Mann vor dem Eingriff starke Beruhigungsmittel bekommen. Ich gebe Art, Dosis und Zeit an. Die kleine Schwester notiert sich alles, dann sagt sie noch:
»Kapulske hat solches Vertrauen zu Ihnen – Herr Professor.«
Ich wende mich ab und gehe langsam zurück. Da ist es wieder – dieses Wort »Vertrauen« – als ob wir Chirurgen ganz besondere Wesen wären, die Übernatürliches vollbringen können!
Drüben angelangt, will ich noch etwas ruhen, mich sammeln, aber dazu kommt es leider nicht. Ein dringender Alarm unterbricht die abendliche Stille. Man ruft mich zu einem Kranken, der plötzlich und unerwartet schwerste Krämpfe bekommen hat, deren Herkunft wir uns im Augenblick nicht erklären können. Ich finde ihn in trostlosem Zustand, schon tief dunkelblau verfärbt, nur noch röchelnd. Er reagiert weder auf Sauerstoffgaben noch auf irgendein Medikament. Einmal schon hat man ihn unter dem dringenden Verdacht einer hochsitzenden Verletzung der Halsschlagader vergeblich operiert, dann

wurde er bei uns eingeliefert. Einer meiner erfahrensten Assistenten hat nochmals die rechte Halsschlagader in ihrem ganzen Verlauf kontrolliert, so weit man überhaupt gelangen konnte, aber auch er fand nichts.
Der Fall ist rätselhaft und ungeklärt. Wir müssen eine Gefäßdarstellung im Röntgenbild machen, nur sie kann uns weiterhelfen. Aber dazu kommt es nicht mehr. Machtlos und traurig umstehen wir das Sterbelager, der Sensenmann kommt uns zuvor. Ein eisiger Schauer überläuft mich. Sollte der schwarze Engel wieder über dem Haus schweben? Wenn es einmal begonnen hat, dann sterben immer drei – das ist eine alte Regel. Wer wird der nächste sein?
Die Narkoseschwester zieht das weiße Leintuch über das todblasse, verfallene Gesicht, und wir verlassen bedrückt den Raum. Dies überraschende Ende muß irgendeine besondere Ursache haben, vielleicht sitzt die Verletzung des Gefäßes innerhalb der Schädelkapsel im Gehirn. Wenn ja, dann ist es wohl zu einer plötzlichen massiven Gehirnblutung gekommen.
Der Schrecken steckt uns noch in den Gliedern, als es Zeit wird, in den Operationssaal zu gehen. Dort wartet schon mein Oberarzt. Er wenigstens hat eine Pause einlegen können. Seine Ruhe wirkt wohltuend auf mich.
»Sie kennen den traurigen Befund bei unserem Patienten?«
»Jawohl, Herr Professor, was haben Sie vor?«
»Eine Unterbrechung des Stromes der *Carotis interna* – darauf wird es wohl hinauskommen –, aber mit einer Schraubenklemme, die mir eben unser Meister Pohl hergestellt hat. Haben Sie sie gesehen? – Noch nicht? Sie wird eben sterilisiert. Wir dürfen das Gefäß nur sehr langsam und vorsichtig abdrosseln und erst sekundär unterbinden. Sie wissen ja, warum. Lassen Sie bitte das Gesicht des Mannes so abdecken, daß wir ständig die Augen beobachten können. Noch eine Frage? Nein? Gut. Es ist Zeit, wir wollen uns waschen.«
Und nun setzt jene emsige Geschäftigkeit ein, wie sie vor jeder

ernsteren Operation entsteht, wenn Gefahr droht und man auf alles gefaßt sein muß. Der Betrieb ist so gut eingespielt, daß sich alles fast lautlos vollzieht. Es fällt kaum ein Wort. Jeder weiß, was er zu tun hat. Ein verständiger Assistent schiebt uns für alle Fälle das Sauerstoffbeatmungsgerät heran. Auf den Glastischen blitzen meine Spezialinstrumente. Die Operationslampen werden auf die Halsregion zentriert, nachdem die Wärter Kapulske auf den Operationstisch gehoben und richtig gelagert haben. Er döst, gibt aber auf Anruf noch klare Antworten – das ist mir sehr wichtig. Während wir uns waschen, die Hände nachdesinfizieren, wird er steril abgedeckt, Augen und Hals bleiben frei.

Nun mache ich rasch die örtliche Betäubung, die ja im Halsbereich sehr leicht ist. Ein Anästhesiestreifen entlang dem Vorderrand des Kopfnickers, dann die Ausschaltung der Nervenbündel genau in der Mitte des Hinterrands – das genügt vollkommen. Wir warten und lassen die Lösung wirken. Unterdessen mache ich mich zur Operation fertig.

In zehn Minuten ist alles zum Schnitt bereit. Eine kurze Kontrolle noch, dann durchtrenne ich zügig die Haut über dem vorderen Kopfnickerrand und eröffne alle oberflächlichen Gewebsschichten. Wir versorgen sehr gewissenhaft die kleinen Gefäße, damit die Sicht in die Tiefe der Wunde nicht gestört wird – eines der Geheimnisse erfolgreicher Gefäßchirurgie. Dann zieht mein Oberarzt die Wundränder auseinander. Der Kopfnickermuskel liegt vor unseren Augen, das Licht dringt in das lebende Gewebe, es schimmert in rotgoldenen Farben – jedesmal ein wunderbarer Anblick. Die feinen Bindegewebsfasern glitzern, und die Sehnenplatte des Muskels spiegelt leicht bläulich irisierend. Ich löse den Vorderrand des Kopfnickers und lasse den Muskel mit einem Rundhaken, der keinerlei Verletzungen setzen kann, zur Seite ziehen. Damit wird der klassische Zugang zu den Halsgefäßen frei. Wir blicken auf die Gefäßloge und sehen das feine Netzwerk, das die Loge der großen Halsgefäße umhüllt. Die mächtige Halsschlagader pulsiert, daneben schimmert das weiße Kabel des fünften Halsnerven, der so überaus wichtige Fasern für die Bewegungen des Magens und Darms führt. Ihn müssen wir besonders schonen. Mit einem gleitenden Scherenschlag meiner elegant gekrümmten Mayo-Schere schlitze ich die Gefäßloge auf und trenne, rasch spreizend, die Schlagader von der größeren und auffallend prall gefüllten Halsvene, die das aus dem Kopf gesammelte Blut zum Herz zurückführt. Da fällt mir etwas Besonderes auf. Die mächtige *Vena jugularis* steht nicht nur unter viel zu hohem Druck, sondern sie pulsiert mit.

»Da – sehen Sie mal – die Vene pulsiert«, flüstere ich meinem Assistenten zu. Weiter will ich nichts sagen, denn Kapulske hört ja jedes Wort. Mein Oberarzt begreift sofort. Er weiß, daß wir keine Zeit verlieren dürfen, wenn wir das Auge retten und gefährliche Auswirkungen auf das Herz vermeiden wollen. Die falsche Verbindung hinter dem Auge muß schon recht weit sein.

»Ein Bändchen!«

Die Instrumentierschwester reicht es mir. Ich umschlinge damit den nun freigelegten Stamm der Halsschlagader und fasse die Enden mit einer Kocherklemme: eine Sicherung gegen Zwischenfälle.

Kapulske verhält sich völlig ruhig. Ich arbeite mich dem Stammgefäß entlang nach oben und nähere mich der gefährlichen Gefäßgabel. Einige querverlaufende Gewebsstränge und Gefäße stören wie immer. Wir müssen sie durchtrennen und die Stümpfe unterbinden.

»Bitte jetzt auf den Blutdruck achten!«

Vorsichtig präpariere ich die verdickte Teilungsstelle frei. Dabei müssen wir auf kritische Situationen, auf steilen Blutdruckanstieg oder -abfall gefaßt sein. Aber es geht alles ganz glatt, es kommt zu keinerlei Krise. Wir haben sogar das unangenehme Gefühl, es gehe zu glatt!

Ich passiere die gefährliche Stelle, und es gelingt mir relativ leicht, die äußere Halsschlagader zu isolieren. Nur einen Zentimeter ist sie lang, dann teilt sie sich in mehrere starke Äste auf. Das ist der sichtbare Beweis, daß dies auch wirklich die äußere Halsschlagader ist und daß wir uns nicht irren.

Ich dringe weiter vor, um nun die viel wichtigere innere Halsschlagader aus ihrer Hülle zu lösen. Das erweist sich als recht schwierig. Sie liegt überaus versteckt und so in Bindegewebe eingebettet, daß man sie kaum erkennen kann. Schließlich gelingt es mir doch, eine kurze Strecke frei zu bekommen. Sie zieht zur Schädelbasis, ohne irgendeinen Ast abzugeben. Das beruhigt uns. Nun hat die entscheidende Phase des ganzen Eingriffs begonnen. Ich rufe Kapulske zu:

»Hören Sie mich?« »Jawohl, Herr Professor.«

»Achten Sie nun einmal genau darauf, wann die rhythmischen Bewegungen, die Pulse, in Ihrem linken Auge verschwinden!«

Währenddessen schiebe ich vorsichtig eine sehr elastische, mit Gaze umwickelte Gefäßklemme um den Stamm der äußeren Schlagader und klemme sie langsam ab.

»Jetzt!« – rufe ich ihm zu.

Wir beobachten gespannt das linke Auge – es pulsiert weiter, als wäre nichts geschehen, und Kapulske meldet prompt, er merke keine Veränderung. Schnell ziehe ich die Klemme wieder fort, schiebe sie unter die innere Halsschlagader und klemme diese langsam ab.

»Und jetzt?«

Kapulske wird unruhig, er ruft erregt:

»Herr Professor – es rauscht nicht mehr im Kopf, ich sehe schärfer, das Auge steht still!«

Tatsächlich ...

»Ruhig, ruhig, Kapulske – wir wollen ein paar Minuten warten!«

Ich muß genau wissen, ob der Mann eine plötzliche Abklemmung des Gefäßes verträgt oder ob er nach kurzer Zeit benommen wird. Wir bedecken die Wunde mit Gaze und warten ... Zwei Minuten ... drei Minuten ... fünf Minuten ... Nichts geschieht.

»Na, wie geht es, wie fühlen Sie sich?«
Es kommt zwar eine Antwort, aber seine Stimme klingt träge. Er scheint schläfrig, leicht benommen zu sein. Die ganze Gefahr der Situation ist offenbar. Ich werfe meinem Oberarzt einen Blick zu und flüstere kaum hörbar:
»Da haben wir die Geschichte, die Schraubenklemme ist unsere einzige Chance.«
Er nickt zustimmend.
Sogleich öffne ich die Gefäßklemme, ziehe sie aus der Wunde heraus, lasse mir meine kleine Schraubenklemme reichen und schiebe den unteren Arm vorsichtig quer unter die innere Halsschlagader. Unter genauer Kontrolle drehe ich die Schraube nur so weit zu, daß ein leichter Druck auf die Gefäßwände ausgeübt wird und die Klemme in ihrer Lage bleibt. Dann ziehe ich zur Sicherung eine kräftige Seidenschlinge ober- und unterhalb der Klemme unter der inneren Halsschlagader durch und lasse sie daneben aus der Wunde hängen. Mit ein paar Stichen schließen wir die Gefäßloge, die Haken werden entfernt, der Kopfnicker gleitet in seine alte Lage zurück. Die Wunde ist in wenigen Minuten verschlossen. Nur der Schraubenkopf und der Klemmhalter ragen zwischen zwei Nähten über die Haut hinaus.
»Fertig!«
Alles ist überraschend schnell und gut gegangen. Die eigentliche Gefahr jedoch – das wissen wir alle – steht uns noch bevor. Wird Kapulske die langsame Abdrosselung der inneren Halsschlagader vertragen? Ihre Unterbindung ist ja viel gefährlicher als die der äußeren Halsschlagader oder des gemeinsamen Stammes. Während wir den Verband anlegen, fangen wir an zu rechnen. Kapulske aber sieht mich tief enttäuscht an. Er kann nicht begreifen, daß sein Auge nach der Operation immer noch weiterpulsiert.
»Herr Professor, das Auge bewegt sich ja immer noch!« klagt er.
»Aber natürlich, Kapulske, ein wenig Geduld müssen Sie schon

haben. Wir brauchen vier bis fünf Tage, bis das Auge stillsteht. Im Moment geht das noch nicht. Wir können sozusagen den Wasserhahn nicht auf einmal abstellen – verstehen Sie? Also Geduld. Übrigens, wenn es Ihnen schlecht wird, wenn Sie starkes Kopfweh bekommen, wenn Ihr rechter Arm oder Ihr rechtes Bein schwerer werden sollten, sich wie gelähmt anfühlen, müssen Sie uns das sofort sagen. Klar? Es bleibt eine ständige Wache an Ihrem Bett.«

Der Berechnung nach müssen wir alle zwei Stunden genau eine viertel oder alle vier Stunden eine halbe Umdrehung der Schraube machen. Das wird reichen, um in viermal 24 Stunden den oberen Arm der Klemme einen halben Zentimeter abwärts zu bewegen und das Gefäß völlig zu verschließen.

Kapulske wird nun vom Operationstisch gehoben und in den Bereitschaftsraum gebracht. Einer unserer besten jungen Männer übernimmt die erste Wache. Er hat genaue Anweisung zur Einhaltung des Fahrplans. Ich erkläre ihm eindringlich, auf was er alles zu achten hat. Wir müssen mit schmerzlindernden Beruhigungsmitteln sparsam sein, um kein Symptom zu verschleiern. Ich nenne ihm meine Telefonnummer. Er muß mich sofort alarmieren, wenn auch nur die geringste Veränderung auftritt.

Ziemlich befriedigt, aber ermüdet gehe ich heim.

Die Nacht verläuft störungsfrei, ohne Alarm.

»Wie ist es, Kapulske«, frage ich ihn des Morgens, »was meinen Sie, nimmt das Pulsieren ab?«

Er zögert, als wollte er mich nicht enttäuschen, dann aber kommt die klare Antwort, er könne noch keine Änderung bemerken. Auch von außen ist keine Besserung zu sehen. Die Drosselung des Blutstroms wirkt eben erst nach und nach.

Der Sektionsbericht des unter Krämpfen verstorbenen Falles ist inzwischen eingetroffen. Unsere Vermutungsdiagnose ist bestätigt worden. Der Pathologe fand eine große alte Höhle im Gehirn, mit Blutgerinnseln angefüllt, eine zweite, ganz frisch entstandene, dicht daneben. Sie konnten nur durch das

Platzen einer Gefäßaussackung entstanden sein. Der Druck darin wurde so groß, daß ein Durchbruch in die Hirnkammern erfolgte. Hellrote Blutmassen füllten die vier Ventrikel aus. Das erklärt allerdings die tödlichen Krämpfe des Mannes.

Der Tag verläuft im übrigen ruhig. Durch das Vielerlei der Arbeit und Hetze gerät Kapulske zeitweise aus unserem Blickfeld.

Mitten in der folgenden Nacht schreckt mich das Telefon aus tiefem Schlaf, der Wachhabende ruft an:

»Herr Professor – der Kapulske gefällt mir gar nicht, er ist leicht benommen, er redet kaum noch und sagt, der rechte Arm sei so schwer.«

»Wann haben Sie zuletzt an der Schraube gedreht?«

»Vor etwa einer Stunde.«

»Nichts machen, ich komme sofort hinüber, warten Sie auf mich.«

Hastig schlüpfe ich in die Kleider und renne fröstelnd durch die kalte Nacht. Jetzt geht es nicht nur um sein Augenlicht, sondern um sein Leben. Wird er der nächste Tote sein?

Schon auf der Treppe erwartet mich mein Mitarbeiter, er rennt mit mir die Stufen hinauf. Wir gehen in den Bereitschaftsraum zum Lager Kapulskes, neben dem eine junge Schwester sitzt. Ein Blick auf die Fiebertabelle: nichts Besonderes, nur der Blutdruck ist gesunken, er ist zu niedrig. Das kann manches erklären. Kapulske reagiert zwar auf Anruf – er wendet mir den Kopf zu, schweigt aber. Er döst, ist nicht bei sich.

Sofort greife ich nach dem Schraubenkopf und drehe ihn zwei ganze Windungen zurück. Kapulske bekommt eine massive Dosis Kampfer, dazu ein gefäßerweiterndes Mittel, das sich oft bewährt hat.

Wir bleiben am Bett und warten stumm. Nach einer halben Stunde wird der Puls kräftiger, voller, der Blutdruck steigt etwas an. Anscheinend wirken die Mittel, denn Kapulskes Gesicht sieht schon nicht mehr so fahl aus. Wir beobachten

ihn genau. Eine Stunde mag vergangen sein, da richtet er sich plötzlich etwas auf, wendet mir den Kopf zu und fragt:
»Sind Sie da, Herr Professor? – Dann ist alles gut!«
»Wie ist es mit dem rechten Arm? Bewegen Sie ihn mal!«
Er versucht es – es geht gut.
»Und das rechte Bein?«
Er bewegt es unter der Bettdecke. Offenbar ist die Gefahr im Schwinden. Prüfend betrachte ich das linke Auge. Es steht fast still. Nur wenn man genau hinschaut, kann man noch eine geringe pulsierende Bewegung erkennen. Welch ein Hoffnungsschimmer in dieser bedrohlichen Stunde!
»Wie ist es nun mit dem Auge?«
»Es bewegt sich nicht mehr viel.«
Der Erfolg kündigt sich an.
»Gut, Kapulske, ich verlasse Sie jetzt. Verhalten Sie sich ganz ruhig bis morgen früh. Da werde ich wieder nach Ihnen sehen.«
Und nun fängt die ganze Geschichte von vorn an. Alle zwei Stunden wird eine Viertelumdrehung gemacht. Warum ich so zuversichtlich bin, kann ich nicht sagen. Mir ist eben, als sei die Krise überwunden.
Am Nachmittag des vierten Tages ziehe ich selbst die Schraube noch einmal etwas an – und finde dabei Widerstand. Die innere Halsschlagader ist nun völlig verschlossen. Kapulske lebt, das linke Auge steht still.
Dennoch warten wir drei Tage, dann erst unterbinde ich die innere Halsschlagader endgültig, öffne die Schraubenklemme und entferne sie. Ein kleiner Gazestreifen bleibt noch in der Wunde liegen. Sie kann zuheilen.

Überglücklich und sehend verließ Kapulske nach zwei Wochen die Klinik. Sein Auge hatte schon fast wieder die normale Stellung eingenommen. Nun erst sah man, welch ein ausdrucksvolles Gesicht dieser Oderschiffer besaß. Man konnte sich vorstellen, wie dies helle Auge in der Frühe die Nebel über dem Fluß durchdringt, oder wie es in die Ferne blickt, um die Wolken zu prüfen. Ich hatte seine Tränen gesehen, nun empfing ich dies Leuchten als Geschenk.

Von Bord seines Oderkahns sandte er einige Zeit später ein Bild seiner Familie. Alle standen sie an der Reling und winkten. Glückliche Menschen – mochte man denken. Aber als ich das Bild viele Jahre danach wieder fand, war der grausige Sturm aus dem Osten über das schlesische Land hinweggebraust. Kapulske war erschlagen, seine Frau und die Kinder waren verschleppt und verschollen. Breslau, die schöne, friedliche Stadt, lag in Schutt und Asche, und der mächtige Kahn rostete als Wrack auf dem Grund der Oder.

Nur die dunklen Wasser des Stroms ziehen immer noch langsam dahin, als ob nichts – gar nichts – geschehen wäre.

Die große Improvisation

Irving Stone schildert in seiner berühmten Van-Gogh-Biographie eine unvergeßliche Szene:

Van Gogh hatte wieder einmal keinen Sous in der Tasche, er hungerte und ging in der Not zu seinem Freund: »Kannst du mir nicht einen Franken leihen? Ich bin so hungrig.« Der aber wies ihn ab: »Nicht einen Sous bekommst du von mir, mein Lieber. Hunger ist gut für die Kunst.«

Zwei Hauptmotive sind es, welche die Menschen zu einer schöpferischen Leistung hinreißen: die Freude und die Not. So bitter es klingen mag – in der Not schlummern die stärkeren schöpferischen Kräfte.

Drüben, jenseits des häßlichen Innenhofes zwischen unseren Kliniken, liegt das Pathologisch-Anatomische Institut. Dort arbeitet unser Pathologe, Professor Marowsky, ein magerer, blasser Mann mit stechenden Augen. Obwohl ich ihn als Wissenschaftler und exakten Arbeiter sehr schätze, ist nie ein echter Kontakt mit diesem vom Lebenskampf verbitterten Kollegen zustande gekommen. Es fällt ihm eben manchmal schwer, sich in die Lage eines Klinikers zu versetzen. Dabei gerät er leicht in die Rolle eines »Nachrichters« und verfällt in überhebliche Besserwisserei, Arroganz oder Bösartigkeit. Die Studenten, die ihre Lehrer oft sehr scharf beurteilen, nennen ihn den »bösen Zwerg«.

Während ich den Hof überquere, unter dessen kahlen Bäumen vergilbtes Laub umherwirbelt, mache ich mich auf eine harte Auseinandersetzung gefaßt.

»So geht das nicht, Herr Kollege«, überfalle ich ihn gleich

beim Eintritt in sein mit pathologischen Präparaten, Akten und Büchern überfülltes Zimmer und weise auf den Untersuchungsbefund hin, den ich in der Hand halte.

»Mit Ihrem Bericht kann ich beim besten Willen nichts anfangen. Sie drücken sich allzu gewunden aus. Wie soll ich denn danach eine klare Indikation stellen?«

Marowsky sieht mich giftig an:

»Sie wollen sich decken und mir die Verantwortung zuschieben, das ist es doch!«

»O nein, Herr Kollege, Sie verkennen die Situation. Ich will mich nicht nur decken, ich muß es! Sie können von einem Chirurgen nicht verlangen, daß er einem jungen Geschöpf das Bein abschneidet, ohne daß der eindeutige Beweis einer bösartigen Erkrankung vorliegt. Und eben diese Entscheidung, dieses klare Ja oder Nein verlange ich von Ihnen als Pathologen – nichts weiter!«

»Dort liegen noch die Präparate Ihres Falls. Sehen Sie sie sich doch selbst an«, antwortet er ärgerlich, ohne mich dabei anzusehen.

»Nein, das werde ich nicht tun. Es würde uns keinen Schritt voranbringen. Nicht ich, sondern Sie – Sie sind unser pathologischer Anatom und Berater, folglich verantwortlich für die makroskopischen und feingeweblichen Diagnosen. Aus Ihrem Schreiben hier kann kein Mensch entnehmen, was nun eigentlich bei der jungen Frau vorliegt. Hat sie eine bösartige Geschwulst am linken Oberschenkel oder nicht? Muß ich ihr das Bein abschneiden oder nicht? Das ist meine präzise Frage an Sie, und ich bestehe auf einer klaren Antwort. Falls Sie nicht antworten wollen, zwingen Sie mich, die Präparate einer anderen Autorität vorzulegen. Einzelheiten Ihres Befundes interessieren mich im Augenblick nicht!«

Marowsky springt erregt auf:

»Sie bedrängen mich. Man kann eben nicht immer absolut sicher sagen, ob so ein Gewebe schon entartet ist oder nicht. Das weiß doch jeder. Ich kann auch nicht wissen, ob Sie bei der

Probeentnahme die günstigste Stelle getroffen haben. Ich kann nur nach dem Material urteilen, das man mir vorlegt.«
»Das ist mir sehr wohl bekannt, Kollege, aber als Kliniker brauche ich eine präzise Entscheidung. Besteht Gefahr? Ist der Befund bösartig oder nicht? Was würden Sie tun, wenn es sich um Sie selbst, um eines Ihrer Kinder handelte?«
Endlich habe ich ihn gefaßt, er schrickt zusammen. Schweigend starrt er ins Mikroskop, um meinem Blick zu entgehen, dann erklärt er widerwillig:
»Zweifellos sind verdächtige Stellen da. Ich halte die Diagnose ›Gutartige Geschwulst mit Übergang in ein Sarkom‹ für berechtigt.«
»Na endlich . . .«
»Aber was Sie nun tun werden, geht zu Ihren Lasten, nicht zu meinen.«
»Danke, das genügt mir. Wozu ich mich als Chirurg entschließe, werde ich gern verantworten. Es wäre freundlich von Ihnen, mir die Diagnose schriftlich zu bestätigen. Sie gehört als Dokument in unser Krankenblatt. Ich bitte darum!«
Dann verbeuge ich mich und gehe.
Nein, der Mann ist mir nicht angenehm, mag er noch so fähig sein. Er urteilt mir zu sehr von der Leiche aus, aber hier geht es um einen lebendigen, wenn auch kranken Organismus.
Nun stehe ich also vor der bitteren Aufgabe, einer jungen Frau, die ihr ganzes Leben noch vor sich hat, beizubringen, daß wir ihr linkes Bein amputieren oder gar aus dem Hüftgelenk auslösen müssen. Dabei ist mir von jeher die Amputation der unangenehmste und widerlichste aller chirurgischen Eingriffe gewesen. Ich empfinde sie nicht nur als eine Verlegenheitshandlung, sondern als eine Art chirurgisches Versagen. Das arme unglückliche Wesen wird sicherlich Widerstand leisten – das ist vorauszusehen. Wie soll sie auch verstehen können, in welcher Gefahr sie schwebt, wie soll sie begreifen können, warum sie ihr Bein verliert? Sie kann ja noch gehen, sogar ohne Schmerzen. Außer einer harten Schwellung über dem

linken Knie, einer fatalen spindelförmigen Auftreibung des Knochens fehlt ihr gar nichts – wenigstens glaubt sie das. Allerdings hat sie schon bemerkt, daß sich die merkwürdige Geschwulst in letzter Zeit vergrößerte. Das ist der einzige Grund, warum sie schließlich Angst bekam und zu ihrem Landdoktor ging. Der hat anscheinend sehr ernst dreingeblickt und sie davon überzeugt, daß sie sofort in die Klinik müsse.

Während ich über den trostlosen Innenhof zurückgehe, fällt mir plötzlich eine neue Möglichkeit ein. Im Vorzimmer rufe ich sofort nach der Sekretärin. Sie ist ein ältliches, abgearbeitetes Geschöpf, aber ein Juwel an Fleiß und Wissen. Äußerlich erinnert sie ein wenig an die »fromme Helene«.

»Suchen Sie doch mal bitte alles über die Umkipp-Plastik von Sauerbruch heraus. Am besten schauen Sie in den Kongreßberichten nach!«

Sie hat sich in den vielen Jahren ihrer Kliniktätigkeit eine erstaunliche Kenntnis der chirurgischen Literatur erworben und wird die Arbeiten sicher rasch finden.

Ferdinand Sauerbruch hat vor wenigen Jahren über seine neue Umkipp-Plastik vorgetragen und uns mehrere erfolgreich operierte Fälle vorgestellt. Vielleicht kann man auf diese Methode ausweichen, damit die junge Frau wenigstens einen brauchbaren Oberschenkelstumpf behält.

Die Umkipp-Plastik Sauerbruchs hat damals als sehr kühner, origineller, aber auch gefährlicher Eingriff gegolten. Er opferte den Fuß und das Kniegelenk, ließ aber den ganzen Unterschenkelknochen mit einem Teil seiner Muskulatur und mit den Gefäßen in Zusammenhang und kippte ihn einfach nach oben um. Das Schienbein wurde zum Ersatz des Oberschenkelknochens verwendet, und sein unteres Ende wurde in die Hüftgelenkspfanne eingestellt. Eine großartige Idee, denn die Kranken konnten später den Ersatzstumpf im Hüftgelenk bewegen, und das Kunstglied bekam eine gute Stütze und Führung.

Dieser gewaltige Eingriff gelang jedoch durchaus nicht immer.

Sauerbruch selbst hat mich eines Tages sehr besorgt an das Krankenbett eines halb benommenen Mädchens geführt, bei dem er seine Methode vor Tagen angewandt hatte. Er bangte um das Leben der jungen Patientin, denn es war zu einer schweren Infektion gekommen. Nach Abnahme des Verbands sah man in der mächtig entzündeten Wunde einen Teil des Unterschenkelknochens frei liegen.

Da gab es aber noch eine ganz andere Gefahr. Ich habe schon damals genau gewußt, daß eine Reihe namhafter Chirurgen die Umkipp-Plastik prinzipiell ablehnten, weil ihnen das Risiko der Ausstreuung bösartiger Zellen zu hoch erschien. Sie amputierten rücksichtslos, grundsätzlich und radikal, so hoch wie irgend möglich. Sauerbruch selbst hatte diesen Standpunkt früher, bevor er seine Umkipp-Plastik schuf, vor uns vertreten. Wie oft sind wir auch damit noch zu spät gekommen!

Vor mir liegt die Reihe unserer Röntgenbilder. Immer wieder studiere ich sie, nicht nur, um nach Zeichen der Bösartigkeit zu fahnden, sondern um die Ausdehnung der Knochengeschwulst möglichst genau zu bestimmen. Den Bildern nach kann man diese Neubildung durchaus als gutartig ansehen. Unregelmäßige Verschattungen und Zerstörungen des Knochens fehlen, die Verdickungen der Knochenhaut zeigen keine radiäre Schichtung. Daraus schöpfe ich Hoffnung. Der Befund gibt mir Mut, die Entfernung der Geschwulst weit im Gesunden zu wagen und auf die große Amputation zu verzichten.

Im Krankenblatt steht der Name der Patientin: Olga Jessner, 21 Jahre alt, eine junge Schlesierin aus der Gegend von Brieg. Die allgemeinen Untersuchungsbefunde erscheinen befriedigend, das Blut zeigt noch keinerlei Veränderungen.

Mit den Röntgenbildern unter dem Arm gehe ich auf die Station, bleibe aber auf dem Korridor noch eine Weile zögernd stehen. Diesmal fällt es mir besonders schwer, eine so schicksalsbestimmende Aussprache zu führen. Warum nur? Vielleicht, weil ich dieses junge Geschöpf mag. Olga hat ein so anmutiges, unkompliziertes Wesen, sie ist gut gewachsen und strahlt in all ihrer Not doch noch Tapferkeit, fast Heiterkeit aus. Ja, das ist es wohl, ich mag sie gern und will ihr über den Berg helfen, wohl wissend, daß am Ende all unsere Bemühungen vergeblich sein können. Ist nämlich schon eine Streuung bösartiger Zellen erfolgt, dann hat sie nur noch eine kurze Spanne zu leben. Erst geht es eine Weile gut, dann kommen Atembeschwerden durch große Knoten in der Lunge, ein leicht blutiger Erguß entsteht in der Brusthöhle, die Auszehrung beginnt, die Schwäche nimmt zu, die Züge verfeinern und verklären sich, bis schließlich die Schrecknisse des Verfalls einsetzen. Nein, ich will das nicht, ich muß ihr helfen.

Noch völlig im unklaren, wie ich die Sache anpacken soll, gehe ich hinein.

Da liegt sie in ihrem Bett, etwas blaß, mit schmalen Lippen, voll gespannter Erwartung auf das Ergebnis der Probeentnahme – und ein wenig unruhig. Ich lege die Röntgenbilder weg und setze mich an den Rand des Bettes. Mein Blick wandert umher, ich kann ihr noch nicht in die Augen sehen. Er haftet für einen Moment an einem frischen Strauß von Feldblumen auf dem Nachttisch. Die Stationsschwester ist noch im Zimmer, sie hantiert herum, aber sie weiß Bescheid – wortlos verschwindet sie und läßt uns allein. Da kommt in Olgas Blick etwas Flehendes, rührend Schmerzliches – längst hat sie die bedrohliche Situation erfaßt. Tränen stehen in ihren Augen, als sie leise sagt: »Helfen Sie mir – Herr Professor! Ich muß doch gehen können ...«

Eine qualvolle Pausee ... Dann schaue ich sie ganz ruhig an und sage ebenso leise – kein anderer soll es hören:

»Du bist ein tapferes Mädchen, Olga, nicht wahr? Ich muß sehr ernst mit dir reden. Die Geschwulst da an deinem Bein gefällt mir gar nicht, sie muß weg. Hörst du, sie muß unbedingt weg, so bald wie möglich. – Verstehst du?«

Sie nickt.

»Aber ich will, daß du die volle Wahrheit weißt, warum ich operieren muß.«

Jetzt ist es soweit, jetzt muß ich es durchstehen.
»Das dumme Ding da in deinem Oberschenkel kann bösartig sein. Es sind verdächtige Stellen gefunden worden, und nach den Regeln der chirurgischen Kunst müßte ich ... müßte ich dir das Bein mitsamt der ganzen Geschwulst fortnehmen ...« – sie bleibt ganz ruhig und gefaßt – »aber das will ich nicht, ich will dir dein Bein nicht einfach abschneiden, sondern versuchen, so viel wie möglich zu erhalten.«
Und jetzt greife ich nach den Röntgenbildern.
»Schau mal her: Dies ist die widerliche, wachsende Geschwulst, das sieht ja jeder. Sie stammt wahrscheinlich von der Knochenhaut, teils auch vom Knochen selbst, und von da bis da muß alles weg. Das ist klar, aber amputieren, das ganze Bein abnehmen – nein, das will ich nicht. Was ich machen werde, weiß ich selbst noch nicht genau.«
Und in dieser Not kommt mir plötzlich ein Gedanke:
»Ich glaube, ich muß etwas Besonderes für dich erfinden!«
Das ist der einzige Trost, den ich dem armen Mädchen geben kann – ein sehr vager Trost, doch er verfehlt seine Wirkung nicht.
»Wenn ich eine Idee habe, komme ich wieder, bis dahin hab Geduld!«
Sie schweigt – dann wiederholt sie nur die Worte:
»Ich muß doch gehen können, Herr Professor, ich muß doch gehen können.«
Es klingt so verzweiflungsvoll, daß es mich erschreckt aufhorchen läßt. Seltsam – mehr noch als die Worte trifft mich ihr brennender Klang. Verbirgt sich mehr dahinter als die Angst vor der Verstümmelung? Ich frage nicht, sie wird es mir später von selbst sagen, dessen bin ich gewiß.
Wieder einmal habe ich mich zu einer Täuschung, einer Verpflichtung hinreißen lassen. Ich muß für Olga etwas erfinden. Wird das überhaupt möglich sein, oder habe ich einfach in der Not gelogen?
Gibt es denn wirklich keinen anderen Weg, mehr von dem

Bein zu erhalten, als die Amputation oder die Umkipp-Plastik ermöglichen? Meine Gedanken bewegen sich in ganz bestimmter Richtung, weil die merkwürdig spindelförmige Auftreibung und Verschattung des Oberschenkelschafts nicht bis zum Kniegelenk herabreicht. Im Gegenteil, der Kniegelenkanteil des Oberschenkelknochens ist noch völlig intakt. Die im Röntgenbild sichtbare geschwulstartige Masse beginnt erst acht bis neun Zentimeter oberhalb des Kniegelenks. Es müßte doch möglich sein, die Gelenkrolle zu erhalten und nur die Geschwulst des Oberschenkelknochens bis weit ins Gesunde fortzunehmen.

Nochmals hänge ich mir die Röntgenbilder in den Schaukasten, greife nach einem Zentimetermaß und bestimme die voraussichtliche Länge des Knochendefekts, für den Fall, daß ich eine Resektion des Knochens mitsamt der Geschwulst wagen würde. Mindestens achtzehn bis zwanzig Zentimeter müssen fallen. Und dieser Riesendefekt ist auf irgendeine Weise zu überbrücken. Das kann nicht mit irgendeinem Stahlnagel oder Kunststoff geschehen, sondern nur mit lebendem Material: also durch eine freie Knochenverpflanzung, wie sie unser Meister Erich Lexer entwickelt hat und wie ich sie in vielen Hunderten von Fällen mit bestem Erfolg angewandt habe. Der verpflanzte Knochen muß sehr stark sein, etwa so kräftig und dick wie der Oberschenkelknochen selbst. Woher aber einen so mächtigen Knochen nehmen? Daß er von Olga selbst stammen muß, ist klar, denn Fremdmaterial, auch solches menschlicher Herkunft, heilt in der Regel nicht ein. Das hat ja schon Lexer festgestellt, und wir halten uns an seine Erfahrung.

Weiter komme ich nicht. Durch das Übermaß an Arbeit erlischt meine Phantasie, ich kann keine Lösung finden. Langsam und müde kleide ich mich um, gehe die Treppe hinab zum Portal und wandere heimwärts.

»Du hast ja keine Krawatte an!« bemerkt Dr. Monika – die Meinige –, als ich daheim ankomme. Sie betrachtet mich kritisch und fragt plötzlich:

»Was ist los – ist was passiert?«
O diese Frauen, alles müssen sie gleich wittern. Aber vielleicht ist das ganz gut und richtig so.
»Ja, ja – es ist was los –, aber passiert ist noch nichts. Ich muß für ein junges Ding was erfinden. Das habe ich versprochen, quasi als Trost – und nun sitze ich in der Patsche. Ich habe einfach keine brauchbare Idee, meine Phantasie ist wie weggeblasen ...«
Und dann fange ich eben an zu erzählen. Sie ist ja eine »Doktoresse« und versteht mich. Ganz allmählich entspanne ich mich ein wenig. Und sie hört schweigend und aufmerksam zu, läßt mich reden und reden – und meint nur zum Schluß:
»Eine große Aufgabe – aber du wirst es schon schaffen.«
Woher nimmt sie nur diese Zuversicht?
Dann trinken wir noch eine Flasche unseres edlen badischen Weins – Bickensohler Ruhländer. Ein alter Kriegskamerad hat uns einige Pullen gesandt, in der menschlichen Erkenntnis, daß man einen Badener in dieser kargen Zeit weit in der Ferne nicht verdursten lassen darf. Das tut gut. Es wird doch noch ein beschwingter Abend, und ich bekomme nun selbst das Gefühl, es werde mir etwas einfallen, es werde alles gut gehen. Lange stehen wir noch im Mondschein auf dem Balkon und lauschen hinaus in den Park, durch dessen alte Bäume der Wind rauscht. Dann sehen wir noch einmal nach den Kleinen und trennen uns.
Einige Zeit muß ich im Dämmerschlaf dagelegen haben, da macht sich das Gehirn plötzlich selbständig und knobelt weiter – es denkt ...: Also der Ferdinand Sauerbruch hat für seine Umkipp-Plastik den ganzen Unterschenkel nach oben gekippt ... eine Frechheit! ... und hat den neuen Schaft, das Schienbein, zur Einheilung gebracht ... Du suchst einen größeren Ersatzknochen ... Dann kann das Material nur aus dem Unterschenkel entnommen werden ...
Weiter kommt das Gehirn nicht mehr.
Das erste Licht des Morgens weckt mich wie immer. Ich liege

noch im Halbschlaf mit geschlossenen Augen da, als sich ganz von selbst die alten Verbindungen herstellen.
Allmählich organisieren sich die Traumgedanken und konzentrieren sich wieder auf den Fall. Von der Außenwelt noch völlig abgeschirmt, wird mir auf einmal eine Lösung gegenwärtig:
»Mann« – spricht das Gehirn zu mir – »das ist doch ganz einfach. Du mußt die unteren zwei Drittel des Unterschenkels mit dem Fuß amputieren und von dem abfallenden Teil ein riesengroßes Knochenstück zur freien Verpflanzung gewinnen. Damit kannst du die Oberschenkellücke glatt überbrücken. Dann hat Olga einen guten Unterschenkelstumpf und behält ein bewegliches Kniegelenk. – Erledigt. – Aber, Mann, wie machst du denn die Befestigung? – Das Transplantat oben in den Röhrenschaft des Oberschenkels einrammen? Nein, schlecht – das taugt nichts, hält nicht. Fixierung Seit zu Seit mit Stahldrahtschlingen – klar, das geht. Natürlich in der richtigen Länge und Stellung. Und unten am Kniegelenk? Da müssen zwei plane Sägeschnittflächen gut aufeinanderpassen. Auch erledigt!«
Die Lösung des Problems hat mein Gehirn so angestrengt, daß es streikt. Ich schlafe wieder ein.
Längere Zeit vergeht, bis ich plötzlich aufwache und, erschreckt über die Helligkeit draußen, hochfahre. Natürlich habe ich verschlafen. Es ist allerhöchste Zeit: rasch unter die Dusche, Frühstück im Stehen und fort.
Unterwegs taucht aus meinem Unterbewußtsein der ganze Operationsplan auf. Nur nicht vergessen, bis du drüben bist – nur nicht vergessen. Ich renne an allen vorbei gleich in mein Zimmer, greife nach einem Schreibblock und skizziere mir die ganze Geschichte. Dann erst geht es in den Operationssaal. Ein Riesenprogramm ist zu bewältigen: erst zwei große Eingriffe, dann Hauptkolleg, vier weitere Operationen, Sprechstunde, Fakultätssitzung, Prüfungen. Im Gedränge finde ich nicht einmal Zeit, Olga zu besuchen, um ihr meinen neuen Plan – die

versprochene Erfindung – zu erklären und ihre Entscheidung herbeizuführen. Gegen Abend endlich ist es soweit.
Schon will ich zu ihr gehen, da gibt es plötzlich nebenan Lärm. Ein junger Mann dringt, ohne anzuklopfen, ins Vorzimmer und verlangt stürmisch nach mir.
»Wo ist der Professor? – Ich will den Professor sprechen!« poltert er los, so daß meine Sekretärin erschreckt abwehrt:
»So einfach geht das doch nicht! Wer sind Sie denn überhaupt – und was wünschen Sie vom Herrn Professor?«
»Das geht Sie gar nichts an, das werde ich ihm selbst sagen. Ich bin der Bräutigam von Fräulein Jessner. Der Professor will ihr das Bein abschneiden – das dulde ich nicht!« brüllt er weiter.
Meine »fromme Helene« hat wieder einmal etwas auszustehen, sie braucht Hilfe. Laut genug war es ja, daß ich alles hören konnte. Ich öffne die angelehnte Tür, bleibe darin stehen und sehe mir den aufgeregten Jüngling erst einmal an. Eigentlich ein netter Kerl, nur reichlich stürmisch.
»Da ist der Professor, wie Sie sehen. Lassen Sie bitte meine arme Sekretärin am Leben, Herr ... Wie heißen sie eigentlich?«
»Dietrich, Otto Dietrich aus Brieg.«
»So ... Na, dann kommen Sie mal rein, Herr Dietrich, setzen Sie sich. Was ist los? Wer schickt Sie her?«
»Ich bin von allein gekommen, ich habe Olga besucht.«
»Sie sagten eben«, unterbreche ich ihn, »Sie seien ihr Bräutigam.«
Dazu scheint er mir reichlich jung.
»Seit wann sind Sie denn mit Olga verlobt?«
»Ja – richtig verlobt sind wir eigentlich noch nicht. Wir gehen eben miteinander. – Aber das ist unsere Sache. Ich dulde nicht, daß Sie meiner Olga das Bein abschneiden!«
»Immer mal langsam, Herr Dietrich. Da Sie mit Olga weder offiziell verlobt noch verheiratet sind, auch nicht verwandt – das stimmt doch? – haben Sie noch keine Rechte an sie. Ob Sie

miteinander gehen, spielt gar keine Rolle. Ich bin als ihr Arzt gesetzlich zum Schweigen verpflichtet und darf Ihnen, wie Sie eigentlich wissen müßten, über Olgas Krankheit keinerlei Auskunft geben, es sei denn, daß sie mich von meiner Schweigepflicht entbindet. So liegt der Fall, und das möchte ich von Olga selber hören.«
Allmählich wird der junge Mann unsicher. Er sieht wohl selbst ein, daß er sich geirrt, mindestens im Ton vergriffen hat.
»Sie dürfen ihr das Bein nicht abschneiden, Herr Professor!«
Er sagt es so flehentlich, daß man ihm sein Grauen vor einer Verstümmelung anmerkt. Wer könnte ihm das nicht nachfühlen!
Ich nehme ihn beim Arm und führe ihn ruhig zur Tür:
»Ich kann Ihnen versichern, Herr Dietrich, es wird nichts geschehen, was wir nicht unbedingt verantworten können und verantworten müssen. Glauben Sie mir, uns macht es keine Freude, einem jungen Menschen ein Bein fortzunehmen.«
Jetzt schämt er sich doch.
Beim Hinausgehen erblickt er die Sekretärin, wendet sich ihr zu und flüstert: »Entschuldigen Sie, ich war eben so aufgeregt, so . . .«
»Schon gut«, meint sie, dann geht er.
»Armer Kerl. Wenn es uns so erginge, wären wir nicht genauso verzweifelt?«
So ergreife ich denn meine Skizze und gehe langsam hinunter zu Olga. Sie liegt allein, allein mit ihrem ganzen Kummer, ihrer Angst. Ich muß sie irgendwie überraschen und mitreißen! Ohne anzuklopfen trete ich ein, lasse sie gar nicht erst zu Wort kommen, sondern beginne gleich:
»Olga, ich hab's – ich habe mir etwas Besonderes für dich ausgedacht!« und lege ihr gleich die Zeichnung aufs Bett.
»Da, schau mal meine Skizzen an. Sieh sie dir genau an, denn ich will, daß du alles verstehst, was ich vorhabe. Da – dieser Teil mit der Geschwulst muß weg, das weißt du ja. Ich will die unteren zwei Drittel des Unterschenkels opfern und den

gewonnenen Knochen da oben in die Lücke einsetzen. Dann bleibt dein Bein mitsamt dem Kniegelenk bis da unten hin erhalten. Du bekommst später eine leichte Unterschenkelhaftprothese, mit der du, wenn das Ding gut eingeheilt ist, so gut gehen kannst, daß man den Schaden kaum merkt. Und warum sollte der verpflanzte Knochen nicht einheilen? Ich habe unzählige solcher Knochenverpflanzungen gemacht. Am Kind geht das großartig, da haben wir mit dem Wadenbein schon den ganzen Oberarmknochen ersetzt. Und bei einem armen Soldaten, dem die untere Hälfte des Oberarms mit dem Ellenbogengelenk weggeschossen war, so daß der Arm nur so herumschlotterte, habe ich ein langes Stück aus dem Schienbein eingesetzt. Es heilte glatt ein, und das neue Ellenbogengelenk bewegte sich so gut, daß er nicht mal eine Lederhülse mit Schiene und Scharnier brauchte. – Du bist noch so jung, Olga, und kräftig entwickelt, außer dieser Geschwulst da unten fehlt dir doch nichts. Warum sollte es also nicht gehen? Eines allerdings mußt du noch wissen: Eine so gewaltige freie Verpflanzung von zwei Dritteln des Schien- und Wadenbeins hat noch keiner gemacht, ich selber auch nicht. Die ganze Geschichte habe ich erst gestern nacht für dich erfunden. Ja – und nun muß ich von dir wissen, ob du das mit mir wagen willst. Ohne deine Einwilligung kann ich nicht vorgehen. Du brauchst dich nicht gleich zu entscheiden, aber bald – sehr bald –, wir dürfen keine Zeit verlieren, die Geschwulst wächst! Auch muß ich freie Hand behalten, Olga, genau das zu tun, was richtig ist und was man verantworten kann. Die Entscheidung fällt erst, wenn ich aufgemacht habe und den Befund sehen kann. Ist die Geschichte doch bösartig oder kann ich die Geschwulst nicht sicher im gesunden Gewebe entfernen, dann muß ich eben unser Vorgehen ändern. Aber ich glaube das nicht, sonst würde ich dir meinen Plan nicht vorschlagen.«

Lange sieht mich Olga an, ihre aufgerissenen Augen leuchten in tiefem Glanz. Dann wischt sie mit dem Handrücken eine Träne weg und erklärt mit klarer Stimme:

»Sie sollen es versuchen.«
Sie stockt, als erschrecke sie über ihre eigenen Worte, will noch etwas hinzufügen – aber dann richtet sich das arme Ding nur auf, klammert sich an mir fest und weint hemmungslos. Der ganze Jammer ihrer Seele hat sie überwältigt. Ich halte sie wie ein Kind, das man trösten muß.
»Du bist ein tapferer Kerl – Olga«, flüstere ich ihr ins Ohr, »es wird bestimmt alles gut gehen!«
Draußen dämmert es schon, das sanfte Licht des Abends erfüllt den kleinen Raum. Allmählich wird sie ruhig, ich lege sie zurück in die Kissen, lächle ihr zu und will mich verabschieden – da fällt mir plötzlich noch etwas ein:
»Halt – wir müssen ja deine Eltern verständigen!«
»Meine Eltern?« fragt sie überrascht und traurig, »ich habe doch keine Eltern mehr, Herr Professor – wußten Sie das nicht? Auf dem Gutshof hilft mir nur mein kleiner Bruder – so gut er kann. Ich muß für ihn sorgen, ich muß gehen können.«
»Das wußte ich allerdings nicht.«
So manches wird mir jetzt klar. Alles hat diese junge Frau allein bewältigt – ohne Trost und Hilfe. Welche dunklen Mächte haben ihr so viel Unglück, eine solche Lebenslast auferlegt?
»Und wer ist dieser Otto Dietrich?« frage ich, um sie abzulenken. »Er war bei mir und behauptete, er sei dein Bräutigam.«
»Ach nein, wir mögen uns nur.«
»Also dann morgen früh um halb acht, Olga. Bist du damit einverstanden?«
Sie nickt nur. Ich streichle über ihre Hand, gehe hinaus, bleibe am Fenster des Gangs stehen und starre ins Dunkel der hereinbrechenden Nacht. Welch ein prachtvolles, mutiges Geschöpf!
Im Gang vor dem Operationstrakt treffe ich die Operationsschwester und gebe ihr gleich besondere Weisungen für den Eingriff. Das elektrische Schneidegerät, meine Spezialsäge und

ein besonderer Tisch für die bevorstehenden handwerklichen Arbeiten sollen vorbereitet werden. Ebenso eine kontinuierliche Bluttransfusion, denn wir müssen während der Operation den Blutverlust und die Senkung des Blutdrucks ausgleichen. Die Mannschaft stelle ich mir selbst zusammen. Diesmal werden wir in zwei Gruppen arbeiten, das ist klar. Der Oberarzt und ein Assistent sollen mir beim Haupteingriff helfen. Mit einem dritten Mann will ich dann getrennt von der anderen Gruppe das Transplantat bearbeiten.

»Dr. Friedrich soll mal zu mir kommen.«

Er ist mein begabtester Mann für die Anästhesie. Ich setze ihm die Lage auseinander.

»Na – welche Methode wollen wir anwenden: Narkose oder Leitungsanästhesie?«

»Ich würde vorschlagen, wir leiten die Narkose mit Evipan ein und gehen dann auf Äther-Sauerstoff über. Dann habe ich die Führung der Schlaftiefe je nach Bedarf gut in der Hand.«

»Und wir fliegen womöglich alle zusammen in die Luft, wenn ich das elektrische Schneidegerät einschalte – und das brauche ich zur Muskeltrennung und Blutstillung. Nein, mein Lieber, da müssen wir uns schon was anderes einfallen lassen. Äther fällt aus, Lachgas reicht uns nicht. Für eine Evipannarkose allein geht mir der Eingriff doch zu lange, und eine völlige Entspannung erfordert zu hohe Dosen. Bedenken Sie die Riesentransplantation, die wir vorhaben.«

Es muß mir doch etwas anderes einfallen! Da kommt mir meine einstellbare Halbseiten-Rückenmarksanästhesie – eine Zufallsentdeckung – in den Sinn. Ich habe sie vielfach zu großen Operationen verwendet und damit niemals ernste Zwischenfälle erlebt. Sie ist viel schonender als die normale Rükkenmarksbetäubung, und deshalb zögere ich nicht, sie für diesen Fall anzuwenden.

»Aber Herr Professor«, meint Friedrich, »dann hört sie ja die Knochensäge.«

»Stimmt. Vor dieser Phase gebe ich Ihnen ein Zeichen, und Sie fügen eine Lachgas-Narkose hinzu. Das ist ungefährlich, Lachgas explodiert ja nicht. Das Evipan behalten wir in Reserve. Bitte widmen Sie sich morgen früh ausschließlich dieser Sache und dem Blutersatz. Ich muß mich ganz auf Sie verlassen können.«

Am frühen Morgen scheinen alle Vorzeichen glücklich zu sein – ein schöner Tag bricht an. Die zarten Zweige der Sträucher und Bäume werden eben vom ersten Sonnenschimmer durchflutet – da schleiche ich mich aus dem Haus. Niemand soll erwachen – meine Frau, meine Kinder nicht, das Mädchen nicht. Drüben ist alles bestens vorbereitet. Olga hat auf die Vorbereitungsmittel gut reagiert. Sie liegt in einem leichten Dämmerzustand, erwacht aber, als ich an die Bahre trete und ihr noch einmal sanft über die Stirn streiche. Sie lächelt einen Augenblick, dann döst sie wieder ein.

Bisher habe ich meinen Assistenten gegenüber geschwiegen, um sie zu überraschen. Nun ist es Zeit, ihnen die drei Hauptphasen der riesigen Operation genau zu erklären. Aber nicht nur die Beteiligten, sondern auch alle anderen Assistenten des Hauses sind heute in den Operationssaal gekommen und sehen zu. Es hat sich wohl herumgesprochen, daß etwas Besonderes bevorsteht. Unter den Zuschauern sehe ich sogar einige Assistenten anderer Kliniken.

Wir waschen uns und betrachten nochmals die Röntgenbilder, um den Befund in uns aufzunehmen.

Dann gehe ich zu Olga. Ich lasse sie auf dem Operationstisch auf die gesunde Seite legen, und zwar so, daß das kranke Bein oben liegt und die Wirbelsäule sich über einem in die Flanke geschobenen Kissen leicht krümmt. Sobald ich die Gummihandschuhe übergestreift habe, reicht man mir eine Novocainspritze. Genau an der richtigen Stelle, zwischen dem dritten und vierten Dornfortsatz der Lendenwirbel, mache ich eine kleine Quaddel mit Novocain – Olga soll gar nichts spüren – und punktiere mit einer langen Spezialkanüle den Rückenmarkskanal. Ganz klare Flüssigkeit fließt ab, ein Zeichen, daß

wir die Injektion einer spezifisch leichten Spinocain-Lösung beginnen dürfen. Ganz langsam, den Kolben zur Überschichtung drehend, beginne ich die Einspritzung. Das oben liegende Bein wird gefühllos, die Muskeln entspannen sich vollständig. Immer wieder prüfe ich die Ausdehnung der Anästhesie. Sobald sie auf das andere Bein überzugehen beginnt und bis zum Nabel reicht, breche ich ab und ziehe die Kanüle heraus. Olga wird in mäßige Kopftieflage gebracht und festgeschnallt. Nun haben wir den Geschwulstbereich genau vor uns.
Die zwei Assistenten der Hauptgruppe decken den Schenkel so ab, daß wir an die Geschwulst herangehen können. Der dritte Mann hält sich in Reserve und bereitet den Handwerkstisch für die Bearbeitung des Transplantats vor. Alle Knocheninstrumente, meine wundervollen Lexer-Meißel, ein schwerer Hammer, große Krallenfaßzangen, meine Spezialsäge mit auswechselbaren, spannbaren Sägeblättern liegen bereit.
Mit einem einzigen Schnitt durch alle Schichten eröffne ich den ganzen Oberschenkel vom großen Rollhügel bis fast zum Kniegelenk, ohne der Geschwulst zu nahe zu kommen. Dabei umschneide ich rasch die Operationsnarbe der Probeentnahme und entferne sie. Dann gilt es, dicht über dem Kniegelenk, knapp außerhalb der Gelenkkapsel, den Knochen unter der Knochenhaut freizulegen. Das ist nicht allzu schwer. Aber nun muß ich ihn in dieser Höhe quer und plan durchsägen, ohne das Gelenk, die großen Nerven und Gefäße zu verletzen, und das ist nie einfach. Genau zu solchen Zwecken habe ich meine Spezialsäge nach eigenen Angaben anfertigen lassen. Ich eröffne den Oberschenkel auf der Innenseite unten, dringe bis zum Knochen vor, ziehe das Sägeblatt durch den entstandenen Weichteilkanal über den Knochen hinweg und spanne es in den Bügel ein. Das ist der Augenblick, Friedrich zu alarmieren:
»Lachgas einschalten! – Olga, spürst du was?«
»Nein.«
»Gut. Du mußt jetzt einen Augenblick schlafen, atme das Gas ruhig ein.«

Sie schläft.
Es gelingt mir, den isolierten Oberschenkelschaft unter Sicherung der Muskeln, Gefäße und Nerven im Gesunden dicht oberhalb der Kniegelenksrolle plan durchzusägen.
Jetzt muß ich elektrisch weiterarbeiten, denn keinesfalls soll die Geschwulstkapsel durchbrochen werden. Ich will die ganze Geschwulstmasse unberührt und noch von dünner Muskelschicht bedeckt herauslösen, aber so, daß später kein Funktionsausfall der Streck- und Beugemuskulatur zurückbleibt. Dabei müssen wir auf der Innenseite des Schenkels die große Stammarterie, die *Arteria femoralis*, und auf der Hinterseite den großen Ischiasnerv schonen. Deswegen führe ich vorsichtig elektrische Weichteilschnitte über die ganze Knochengeschwulst hinweg und löse das kranke Gebiet aus dem Gesunden heraus. Das macht einige Mühe und gelingt nur dadurch, daß mein zweiter Helfer den Oberschenkelknochen mit einem Haken immer mehr aus der Wunde herauszieht. Einige spritzende Gefäße klemmt mein Oberarzt mit Bergmannschiebern ab; wir unterbinden sie noch nicht, um möglichst rasch weiterzukommen. Mit meiner Arbeit höre ich erst auf, als der gesamte geschwulsttragende Teil völlig freipräpariert ist, so daß ich den mächtigen Schaft des Oberschenkelknochens hoch oben, fünfzehn Zentimeter unter dem großen Rollhügel, mit der Säge quer durchtrennen kann. Meine Helfer packen den abfallenden kranken Knochenteil mit der Krallenzange und heben ihn aus der Wunde.
Damit ist die erste Phase des Eingriffs abgeschlossen. Die gesamte Muskelmasse des Oberschenkels liegt nun ohne Stütze da. Wir haben ein achtzehn Zentimeter langes Stück mit der Geschwulst entfernt.
So ein entknochter Oberschenkel ist ein schauerlicher Anblick. Das Bein sinkt völlig haltlos in sich zusammen und kippt nach der Seite um. Provisorisch verschließe ich die riesige Wunde, denn nun folgt der zweite Akt: eine Unterschenkelamputation etwa fünfzehn Zentimeter unterhalb des Kniegelenks.

»Andere Handschuhe!«
Wir wechseln die sterilen Gummihandschuhe, decken neu ab, lassen den Unterschenkel frei – die zweite Phase beginnt:
Nach klassischem Vorbild bilde ich mit dem langen Amputationsmesser breite Weichteillappen am Unterschenkel und durchsäge das Schien- und Wadenbein in einer Höhe, die für eine freitragende Prothese gerade noch angemessen erscheint. Die unteren zwei Drittel des Unterschenkels fallen ab. Sofort hüllen wir den amputierten Teil in sterile, kochsalzdurchtränkte Tücher. Der dritte Assistent trägt ihn zum Handwerkstisch.
Nun teilen wir uns in zwei Arbeitsgruppen. Mein Oberarzt übernimmt die endgültige Versorgung des Amputationsstumpfes, während ich das Knochentransplantat vorbereite. Solche freien Transplantate dürfen nicht lange außerhalb des Körpers bleiben. Deshalb lege ich ein höllisches Tempo vor. Das ganze Schien- und Wadenbein wird von den Weichteilen befreit, die Knochenhaut lassen wir aber stehen. Mein Assistent hält den Knochen fest, und ich durchsäge das untere Ende beider Unterschenkelknochen über der Knöchelgabel, also noch in jenem Teil, der reich an Knochenbälkchen ist. So entsteht die zweite Haftfläche zum Kontakt mit der Kniegelenksrolle. Das fertige Transplantat kommt in feuchte Gaze.
Nur zehn Minuten haben wir für diese ganze Arbeit gebraucht, wir sind schneller fertig als mein Oberarzt und müssen warten. Ungeduldig treibe ich ihn zur Eile an, denn jede Verzögerung kann sich schädigend auf die verpflanzten Zellen auswirken. Natürlich sind wir auch voller Spannung, wie es weitergehen wird. Bisher hat es ja vorzüglich geklappt.
Endlich ist der Oberarzt auch soweit. Wir schlagen die den Oberschenkel bedeckenden sterilen Tücher zurück und öffnen die Wunde.
»Handschuhe wechseln«, rufe ich zum zweitenmal. Es beginnt der dritte Akt: die Einpflanzung der Unterschenkelknochen in den Oberschenkel.

Vorsichtig schiebe ich das freie Transplantat, die zwei aneinanderhaftenden Knochen von fast 26 Zentimeter Länge, in die weit klaffende Wunde und probiere aus, wie die beiden planen Sägeflächen – die oberhalb des Kniegelenks und die oberhalb der Knöchel – aufeinanderpassen. Gott sei Dank, ich habe nicht schräg gesägt – das kann vorkommen und ist sehr unangenehm. Mein Augenmaß hat mich nicht im Stich gelassen. Die Flächen passen tadellos aufeinander, eine Nachkorrektur ist nicht erforderlich. Beide Knochenteile können sofort mit zwei Drahtschlingen vereinigt werden. Nach Zudrehen der letzten Schlinge haften sie eisern aufeinander.
Nun müssen die oberen Stümpfe Seite zu Seite fixiert werden, und zwar so, daß die normale Länge des Oberschenkels wieder hergestellt wird. Wir messen die Länge ab und markieren die richtigen Stellen. Dann bilde ich eine Stufe am Oberschenkel, frische auch das Schienbein und den Schenkelschaft an, so daß zwei lange Haftflächen entstehen, die sich aneinanderlegen lassen, und fixiere beide mit zwei mächtigen Stahldrahtdoppelschlingen. Das Wadenbein wird mit einer besonderen Schlinge festgehalten.
Ein großer Augenblick naht. Unter den Augen aller wird der Halt des künstlichen Oberschenkels geprüft. Das große Werk ist gelungen, die dritte Phase glücklich überstanden, das Transplantat sitzt fest.
Nun umhüllen wir den neuen Knochen mit den stehengebliebenen Oberschenkelmuskeln. Sie geraten wieder unter normale Spannung. Schichtweise schließe ich die Wunde.
Nach getaner Arbeit betrachten wir stumm unser Werk. Das Bein hat fast wieder seine normale Form angenommen, das Kniegelenk ist gut beweglich.
Ein Aufatmen geht durch die Reihen der Zuschauer. Rasch noch eine Kontrolle des Blutdrucks, des Pulses, der Atmung. Alles ist in Ordnung. Abschließend wird durch einen mächtigen stabilen Beckengipsverband das ganze Bein ruhig gestellt.

Während Olga hinausgefahren wird, diskutieren meine Männer schon lebhaft die Chancen der Einheilung des riesengroßen freien Transplantats. Alle haben den Eingriff mit größter Spannung verfolgt. Mich beherrscht das Gefühl einer besonderen Befriedigung, denn längst habe ich bemerkt, daß solche freien Gewebsverpflanzungen an dieser Klinik bisher kaum ausgeführt wurden. Den meisten Assistenten ist die großzügige Technik Erich Lexers nahezu unbekannt.
Eine kleine Scheibe der herausgenommenen Geschwulst lassen wir nochmals durch den Pathologen untersuchen. Seine Diagnose entspricht dem ersten Befund.

Das mächtige Transplantat heilt glatt ein. Wir verfolgen alle Phasen des Umbaus und der Knochenvereinigung genau im Röntgenbild. Glücklicherweise reagiert unsere Olga auch nicht auf das Metall der Stahldrähte. Friedlich und geduldig liegt sie wochenlang im Bett. Es entstehen keine Komplikationen, keine Infektion tritt ein. Wir haben unbeschreibliches Glück.
In höchster Spannung öffne ich drei Monate später, nachdem wir im Röntgenbild festgestellt haben, daß der neue Knochen an dem alten fest verwachsen ist, den Gipsverband. Kaum zu glauben, ein richtiges, festes Bein liegt vor uns, wenn auch ein Teil des Unterschenkels und der Fuß fehlen. Ich fordere Olga auf, sie solle einmal vorsichtig versuchen, ihr Kniegelenk zu bewegen – und siehe da, sie kann den Rest-Unterschenkel etwas beugen und strecken. Sie strahlt vor Glück und Freude, und wir strahlen alle mit, denn nun haben wir ja Sauerbruch überholt und bewiesen, daß in geeigneten Fällen doch noch mehr erhalten werden kann, als die Umkipp-Plastik gestattet.
Nach weiteren drei Monaten sorgfältiger Nachbehandlung und nachdem feststeht, daß kein neuer krankhafter Prozeß aufgetreten ist, wage ich es, eine Übergangsprothese anfertigen zu lassen, um die junge Frau an den Gang zu gewöhnen. Lange berate ich mich mit meinem orthopädischen Meister, um den bestmöglichen Sitz des Kunstglieds zu bestimmen.

Unvergeßlich ist der Tag, an welchem sich die Tür meines Arbeitszimmers öffnet und Olga mit ihrer Haftprothese hereinkommt – ohne Stock, kaum noch hinkend –, um sich zu verabschieden. Wir sprechen nicht viel, wir sind beide erschüttert – vor Glück.

Olga bekam kein Rezidiv, es trat keine Streuung auf. Solange wir ihr Schicksal verfolgen konnten, blieb sie gesund und sorgte rührend für ihren kleinen Bruder. Übrigens – ihren Otto Dietrich hat sie nicht geheiratet!

Die Schnarcherin

Auch Bagatellsymptome sind von Bedeutung und dürfen in unklaren Fällen nicht außer acht gelassen werden. Dies zeigte sich eines Tages an einem überaus seltenen und merkwürdigen Fall, den mir unser Internist zuwies.

Mein stets heiterer Kollege von der Inneren Klinik, Professor Arnold, tritt eines Morgens schmunzelnd in mein Arbeitszimmer und überrascht mich mit der Frage:
»Wollen Sie mal was ganz Besonderes operieren?«
»Natürlich – um was handelt es sich denn?«
»Sie sollen einer Frau das Schnarchen wegoperieren«, meint er hinterlistig lächelnd. Dabei blitzen seine hellblauen Augen in dem schmalen, scharfgeschnittenen Gesicht, das einige Schmisse zieren.
»Ihr Schnarchen? Aber da gehört sie doch nicht zu uns in die Chirurgie, sondern in die Hals-Nasen-Ohrenklinik.«
Er läßt nicht locker:
»Nein, nein – sie gehört zu Ihnen, das werden Sie schon noch merken. Also ich schicke Ihnen die Frau mit allen Unterlagen, Laborbefunden, schönen Kurven. Mehr wird nicht verraten.«
Und voll diabolischer Freude verschwindet er wieder.
Typisch Kollege Arnold. Jetzt bin ich wirklich gespannt, was er mir da vorsetzen will.
Am nächsten Tag wird die Frau zu uns verlegt. Ich spreche sofort mit ihr, untersuche sie, kann aber nicht das geringste Zeichen einer Krankheit oder geistigen Störung entdecken. Dann versuche ich sie auszuholen – wie ein Kriminalist kreise ich sie ein –, aber es kommt nicht viel dabei heraus. Einmal, nach der glatt verlaufenen Geburt ihres Sohnes, ist sie bewußt-

los geworden, hat damals auch Krämpfe bekommen – aber was ist das schon? Danach sei sie 21 Jahre lang völlig gesund geblieben und nur noch einmal, vor zwei Jahren etwa, ohnmächtig geworden. Recht enttäuscht – auch etwas verärgert – wende ich mich ab. Arnold hat sich bestimmt geirrt, der Frau fehlt überhaupt nichts – was soll ich denn da operieren? Wenn er nur nicht so selbstsicher aufgetreten wäre – so forsch und verschmitzt gelächelt hätte ... Womöglich stimmt da doch etwas nicht. Schließlich bekommt man bei vielen Kranken die Vorgeschichte nur in Dosen und die Wahrheit zu allerletzt oder gar nicht heraus.
Die Frau sieht gut aus, ist prächtig ernährt, spricht lebhaft und klar, hat keinerlei Beschwerden und Schmerzen – was soll ich mit ihr machen? Die ganze Geschichte ist so seltsam, daß sie mich wieder zu interessieren beginnt.
Plötzlich erinnere ich mich an das Schnarchen und frage so ganz nebenbei danach. Ungeahnte Wirkung – die Frau gerät in mächtige Wallung und schimpft los:
»Das ist es ja gerade, Herr Professor, mir fehlt überhaupt nichts. Ich schnarche nur so fürchterlich – besonders morgens. Merken tue ich davon gar nichts, ich schlafe ja – aber die Leute regen sich auf. Ausgerechnet mir muß so etwas passieren! Sie müssen nämlich wissen, ich bin Inhaberin eines Musikaliengeschäfts – ich habe den Laden von meinem Seligen übernommen.«
Und nun gerät die gute Frau in verzweifelte Wut:
»Ich habe das satt – gründlich satt! Wissen Sie, ich wohne in zwei Zimmern für mich allein, aber die Nachbarn beschweren sich andauernd wegen Ruhestörung. Dabei weiß ich doch gar nichts davon! – Nebenan wohnt ein Trikotagenhändler, der behauptet, ich schnarche so stark, daß kein Mensch mehr schlafen kann. Sie hätten an die Wand geklopft – an meine Tür gepoltert –, ich sei aber nicht wach geworden. Jetzt haben sie mir den Hausverwalter auf den Hals geschickt, und der Besitzer will mir kündigen, um den Hausfrieden wieder herzu-

stellen – schreibt der Herr! – Und alles nur wegen dieser Schnarcherei!
Neulich haben die Nachbarn sogar die Tür aufgebrochen – ist das nicht eine Unverschämtheit? Sie sind in mein Zimmer eingedrungen, haben mich mit Wasser begossen, und als ich dann plötzlich wach geworden bin, sehe ich lauter fremde Leute um mein Bett stehen – stellen Sie sich das mal vor! Ich habe geschrien, kann ich Ihnen sagen – ich war doch im Hemd.«
Ein paar Tränen laufen über ihre Pausbacken.
»So geht das nicht weiter, Herr Professor, das müssen Sie doch einsehen! – Machen Sie mit mir, was Sie wollen, aber bringen Sie das Schnarchen weg – operieren Sie mich! Ich halte das nicht mehr aus – nein, ich halt's nicht mehr aus!«
Sprachlos höre ich mir die drolligen Ergüsse der guten Frau an. Manchmal ist die Anzeige zu einer Operation ganz einfach und klar, aber hier ... Was soll ich da bloß operieren? Andere Menschen schnarchen doch auch, sägen ganze Wälder ab.
Vorläufig beruhige ich die Frau Musikladeninhaberin mit dem Hinweis, ich müsse mir erst einmal ihre Unterlagen, die Untersuchungsergebnisse der Inneren Klinik, ansehen und frage dann noch: »Hat Professor Arnold Ihnen nichts Besonderes über das Schnarchen gesagt?«
»Nein – er hat mir nur gesagt, daß ich in die Chirurgische Klinik verlegt und operiert werde. Der Professor da drüben wird Ihnen das Schnarchen schon wegoperieren, hat er gesagt. Und jetzt bin ich da.«
Hm – dann bleibt mir wohl nichts anderes übrig, als die Akten zu lesen. Immerhin, da steht so manches Interessante, wovon die gute Frau nichts erzählt hat.
Die Leute, die damals in das Zimmer eingedrungen sind, haben die Frau nicht recht wach bekommen. Und solche Anfälle von morgendlicher Dösigkeit, Benommenheit und Schwäche haben sich, wie sich nun herausstellt, von Zeit zu Zeit wiederholt. Hauptsächlich morgens vor dem Frühstück und auch sonst, wenn sie längere Zeit nichts gegessen hatte.

Allzuviel ist damit noch nicht anzufangen, denn arbeitsame Menschen brauchen eben rechtzeitig Nahrung. Warum soll es ihr nicht flau werden, wenn sie Hunger hat! Besonders leicht erregbare, magere Frauen werden von solchen Schwächezuständen häufig befallen. Unsere Patientin aber ist untersetzt, sehr kräftig, ganz und gar nicht mager – vielmehr eine voluminöse Fünfzigerin. In den Intervallen zwischen solchen Anfällen morgendlicher Schwäche und Benommenheit – so steht es in der Krankengeschichte – habe sie sich immer vollkommen wohl gefühlt. Daher glaubte ihr zunächst auch kein Mensch, daß sie krank sei. Aber die Anfälle häuften sich mit der Zeit, sie wurden schlimmer. Manchmal kam es auch tagsüber zu einem Schwindelgefühl. In diesem Zustand – so erzählt sie – könne sie nicht mehr richtig sehen, die Bilder seien verschwommen.

Liegt da am Ende eine Erkrankung des Gehirns vor, oder ist vielleicht eine Hirngeschwulst in der Entwicklung begriffen? Genau denselben Gedanken hat offenbar der behandelnde Arzt gehabt, den man auf Drängen der Mieter schließlich herbeiholte, denn er hat die Frau sofort in die Nervenklinik eingewiesen. Tage- und wochenlang hat man sie dort beobachtet, ohne etwas finden zu können. Sie schnarchte zwar häufig, besonders morgens, aber das erschien den Doktoren nicht weiter auffallend, die schnarchten gelegentlich sicher auch. Irgendwelche Ausfallserscheinungen wurden nicht gefunden. Eine Hirngeschwulst lag ihrer Meinung nach sicherlich nicht vor. Auch von Krämpfen, wie sie vor 21 Jahren einmal aufgetreten waren, wurde drüben in der Nervenklinik nichts bemerkt. Eine Epilepsie, für die Krampfanfälle ja sehr typisch sind, konnte es also auch nicht sein. Große Verlegenheit – irgend etwas mußte geschehen, aber was? Sie als gesund zu entlassen, getrauten sich die Neurologen nun doch nicht.

Man verlegte die Frau in ein ländliches Krankenhaus zur Erholung, gab ihr einige Beruhigungs- und Kräftigungsmittel und betrachtete die ganze Geschichte als Ausdruck klimakterischer Veränderungen. Schließlich kam die rundliche Witwe wieder nach Hause, und prompt traten wieder zwei Anfälle von Benommenheit, sogar von tiefer Bewußtlosigkeit ein. Das erstemal blieb sie neun, das zweitemal vierundzwanzig Stunden in so tiefem Schlaf, daß niemand sie wecken konnte.

Auch der Hausarzt hatte keinen Erfolg. Er fand die Frau schweißtriefend im Bett liegen, der Puls war schwach, die Glieder waren kalt. Der Zustand wurde unheimlich, denn die gute Frau konnte ja einmal ersticken.

Gefesselt von all diesen Neuigkeiten, lese ich weiter. Dabei fällt mir auf, daß auch diese letzten schweren Anfälle wieder früh morgens auftraten, bevor sie aufgestanden war und gefrühstückt hatte ... Ich muß noch einmal mit der Frau reden.

An ihrem Bett stehend, mache ich ihr gelinde Vorwürfe:

»Sie haben mir aber ganz und gar nicht alles erzählt – die Leute haben Sie ja neulich nicht einmal wecken können, selbst dem Herrn Doktor ist es nicht gelungen. Sie waren benommen oder gar eine Zeitlang bewußtlos. Haben Sie denn irgendwelche Schlafmittel genommen?«

»Nein – aber nein, Herr Doktor« – ihre Stimme bekommt einen feindseligen Unterton – »ich brauche keine Schlaftabletten – im Gegenteil. Ich schlafe doch morgens viel zu tief und lang – und gerade dann schnarche ich!«

Das ist allerdings einleuchtend. Aber da sagt sie etwas, was mich aufhorchen läßt:

»Und überhaupt – wenn ich früh aufstehe und frühstücke, passiert mir nichts, besonders nicht, wenn ich viel Zucker in meinen Kaffee nehme. Alle Süßigkeiten tun mir gut, Herr Professor, die geben mir Kraft. Damit helfe ich mir immer, wenn ich mal Ärger und Aufregungen habe oder wenn ich schwer arbeiten muß. Am schlechtesten ist es, wenn ich lange nichts gegessen habe – das vertrage ich einfach nicht. Sonst fehlt mir gar nichts.«

Endlich eine Spur! – Ich stürze mich wieder auf die Akten.

Da ist sie also schließlich in die Innere Klinik gekommen. Mein Kollege drüben stand der rätselhaften Angelegenheit genauso skeptisch gegenüber wie ich selbst. Die Frau machte eben absolut keinen krankhaften Eindruck. Sie gab jede Auskunft, ihr Gedächtnis wurde als sehr gut bezeichnet. Sie sei seelisch nicht irgendwie gestört oder verändert, sie schimpfe nur über ihre Schnarcherei und die dadurch bedingten häuslichen Schwierigkeiten – heißt es in den Krankenpapieren.

Trotz aller Skepsis hat man sie drüben gründlich durchuntersucht, um dem Geheimnis der Schnarcherei auf die Spur zu kommen. Aber es kam nichts heraus. Der Allgemeinzustand war gut, die Lungen erwiesen sich als gesund, die Atmung funktionierte regelmäßig, das Herz und der Kreislauf arbeiteten einwandfrei. Auch die Organe zeigten keine Veränderungen, Leber und Milz waren nicht vergrößert, die Nierenleistung war in Ordnung. Die Frau hatte keine Lähmungen, keine sensiblen Ausfallserscheinungen.

Andererseits konnte diese tüchtige Geschäftsfrau ihre Anfälle doch nicht markiert haben. Die Leute und der Arzt hatten sie de facto in tiefer Bewußtlosigkeit gefunden. Man stand vor einem Rätsel.

In der Medizinischen Klinik wartete man geduldig ab. Zwei Wochen vergingen ohne irgendein Ereignis.

Eines Morgens dann gegen fünf Uhr hört die Nachtschwester Lärm, sie findet ein Krankenzimmer hell erleuchtet und alle Patienten wach. Sie beschweren sich, weil nebenan jemand so sägt und schnarcht, daß niemand mehr schlafen kann. Die Schwester eilt in das Einzelzimmer, rüttelt die Schlafende, bekommt sie aber nicht wach. Das Schnarchen hört zwar auf, aber die Kranke bleibt benommen, sie reagiert nur mit undeutlichem Lallen. Das macht die kleine Schwester stutzig, sie bekommt sogar Angst und holt den diensttuenden Assistenten aus dem Bett. Der zieht sich rasch an und eilt, noch dösig, mit der Schwester hinüber zu der Schlafenden. Längst schnarcht sie wieder, daß die Bettpfosten zittern.

Da – plötzlich wird er hellwach. Er hat eine glänzende, eine ausgezeichnete Idee. Schnell holt er sich eine sterile Spritze, ein Kölbchen mit einem gerinnungshemmenden Zusatz, eine Kanüle, desinfiziert den Unterarm, punktiert eine Armvene und entnimmt der Frau Blut zur Bestimmung des Zuckerspiegels. Ihm ist nämlich in Erinnerung gekommen, daß bei einem Überschuß an Blutzucker, einem schweren Diabetes, solche Anfälle von Benommenheit oder stundenlanger Bewußtlosigkeit vorkommen können. Er weiß außerdem, daß eine zu große Dosis Insulin, mit dem ja eine Zuckerkrankheit behandelt wird, einen Schockzustand mit tiefer Bewußtlosigkeit auslösen kann – dann nämlich, wenn der Blutzuckerspiegel durch das Insulin zu tief sinkt. Das normale Funktionieren der Organe hängt eben von einem ganz bestimmten Blutzuckerspiegel ab, von der Energiereserve im Blut, und dieser Wert schwankt um 95–100 mg%, wie aus unzähligen Untersuchungen hervorgegangen ist. Eine zu starke Erhöhung oder Senkung ist also krankhaft. Sie beweist eine Störung des Kohlehydratstoffwechsels, die von verschiedenen Ursachen herrühren kann.
Das alles schießt dem jungen Doktor durch den Kopf, als er das Blut ins Laboratorium trägt und vorerst in den Eisschrank stellt, denn die Laborantinnen sind ja noch nicht in der Klinik, sie erscheinen erst um acht Uhr früh.
Diese Probe bringt die entscheidende Wendung. Man findet im Blut der Frau nicht etwa einen zu hohen Zuckerspiegel wie beim Diabetes, sondern genau das Gegenteil: eine abnorm tiefe Senkung, weit unter 100 mg%.
Der überraschte Assistent reißt der Laborantin den Zettel aus der Hand und rennt damit zum Chef. Der stutzt, ahnt sofort, was vorliegt, sagt aber noch nichts, sondern ordnet – kühn wie er ist – an, man solle die Frau einmal absichtlich hungern lassen und dann in kurzen Zeitabständen den Blutzuckerspiegel kontrollieren. Und so kommt die ganze Geschichte heraus. Der Blutzuckerspiegel sinkt nämlich immer mehr ab – auf 75, auf

55, auf 35 mg%, schließlich sogar auf 27 mg%, also fast bis auf ein Viertel der normalen Werte. Dabei verfällt die Frau sichtlich, ihr Unterkiefer hängt herab, sie röchelt und schnarcht entsetzlich und ist tief bewußtlos.

Das ganze Versuchsergebnis wird fein säuberlich in einer Kurve dargestellt, sie liegt dem Krankenblatt bei, und ich betrachte sie genau. Der Frau Musikladenbesitzerin fehlt also Blutzucker, und zwar besonders dann, wenn sie hungert oder wenn die Organe, die Gehirnfunktionen und bei körperlicher Arbeit die Muskeln diesen wichtigen Kraftstoff verbrauchen.

Schon immer habe ich Arnolds kritisches Denken und seine zielsichere Diagnostik bewundert. Was ich nun aber in dieser Krankengeschichte zu lesen bekomme, begeistert mich. Übrigens hat er in unerbittlicher Logik sofort den Gegenversuch ausführen lassen. Um sieben Uhr morgens wurde bei nüchternem Magen der Blutzuckerspiegel bestimmt. Man fand 47 mg%. Er sank ohne Nahrungsaufnahme bis zehn Uhr auf den minimalen Wert von 25 mg%. Die Frau wurde prompt benommen und schnarchte. Herz und Kreislauf reagierten nicht, alle Werte blieben normal, nur der Blutdruck sank immer mehr ab. Um elf Uhr aber war der Blutzucker so tief gesunken, daß man in die Gefahrenzone geriet. Die Frau war jetzt tief bewußtlos.

Nun ließ Arnold abstoppen und der Kranken eine Injektion von Traubenzuckerlösung direkt in die Vene geben. Man kontrollierte weiter. Jetzt mußte es sich entscheiden. Um ein Uhr war der Blutzucker auf 120 mg%, eine Viertelstunde später auf 147 mg% gestiegen. Die Kranke wachte auf und fühlte sich gesund und munter, als sei gar nichts geschehen.

So weit schien alles klar. Die Patientin litt an Blutzuckermangelzuständen, die anfallsweise auftraten. Aber woher kamen diese Anfälle? Hatte die Kranke etwa zu viel Insulin im Blut? So wurde der Verdacht unseres Internisten auf die Bauchspeicheldrüse gelenkt.

Die Inselzellen der Bauchspeicheldrüse liefern das Hormon

Insulin, und dieses Insulin spielt bei der Verbrennung, dem Abbau der Kohlehydrate, also der Zuckerarten, die entscheidende Rolle. Gibt man einem Zuckerkranken Insulin, kann man seinen Zustand bessern, gibt man zuviel, dann wird er benommen oder bewußtlos und gerät in einen schweren Schockzustand.

Am Zuckerangebot konnte es in diesem Fall eigentlich nicht fehlen, denn die gute Frau – Emma Piersig hieß sie übrigens – ernährte sich normal, sie aß sogar mehr Süßigkeiten als andere. Es kam also nur das Gegenteil in Frage – nämlich ein zu starker Kohlehydratabbau als Folge eines Überschusses oder einer Überproduktion von Insulin in der Bauchspeicheldrüse, einer abnorm hohen Abgabe an das strömende Blut.

Nun kreisten die Gedanken Arnolds schon um den Kern der Sache, er kam der Lösung des Rätsels immer näher.

Er wußte, daß das Hormon des Nebennierenmarks, das Adrenalin, ein Gegenspieler des Insulins ist, und ließ deshalb probeweise eine Adrenalin-Einspritzung machen, welche unter normalen Verhältnissen sofort zu einer Blutdrucksteigerung führt. Bei Frau Piersig bewirkte diese Belastungsprobe das Gegenteil: der Blutdruck sank. Das bewies, daß es sich nur um eine Erkrankung der Bauchspeicheldrüse handeln konnte – aber welcher Art? Womöglich war da eine Geschwulst vorhanden – eine Geschwulst jener Inselzellen, die das Insulin produzieren, ein Insulom. Genau dies war die Diagnose Arnolds.

Gebannt starre ich auf dieses eine Wort: Insulom.

Deswegen also hat er die Frau zu mir gebracht. Ich soll die fragliche Geschwulst der Bauchspeicheldrüse suchen, finden und entfernen.

Bekommt man eine solche Rarität überwiesen, dann forscht man nach ähnlichen Fällen. Also rufe ich ziemlich lebhaft zu meiner Sekretärin hinüber, sie solle den Oberarzt und die Assistenten herbestellen. Und als die Männer vor mir stehen, erkläre ich ihnen:

»Wir haben ein Insulom zu operieren – unsere Schnarcherin! In einer Stunde habe ich alle bisher beschriebenen Fälle von Insulomen seit dem ersten Bericht von Wilder im Jahre 1917. Gehen Sie in die Bibliothek, suchen Sie mir die Arbeiten, bringen sie alle hierher.«

»Sie bleiben bitte hier«, sage ich zum Oberarzt, »und lesen diesen Bericht – eine fabelhafte Leistung von Professor Arnold.« Er vertieft sich sogleich in die Krankenblätter.

»Tolle Sache, was? Ja, so was kann einen wirklich begeistern.«

Inzwischen kommen die ersten aus der Bibliothek zurück, und ich nehme mir sofort die Berichte vor. Wir finden, daß in der ganzen Weltliteratur erst neunzehn echte gutartige Insulome beschrieben worden sind. Unsere Patientin reiht sich also als zwanzigster Fall ein – das heißt, wenn es ein Insulom ist. Die operative Entfernung bietet den Berichten nach die günstigsten Aussichten auf völlige Heilung. Nur ein einziger Patient starb an den Folgen eines solchen Eingriffs durch Lungenembolie. Das heißt also, wir haben verhältnismäßig gute Chancen. Mit diesem Wissen beschwert, gehe ich hinüber zu Arnold und treffe ihn in seinem Arbeitszimmer hinter Türmen von Büchern, Akten und Atlanten.

»Na, wann operieren wir?« fragt er verschmitzt.

»Wann Sie wollen. Sagen wir morgen um zehn Uhr, nach Ihrem Kolleg.«

»Einverstanden.«

»Eine großartige diagnostische Leistung, das möchte ich doch ausdrücklich bemerken«, füge ich hinzu. »Sie bringen mir in letzter Zeit überhaupt so absonderliche Fälle, daß ich mich, offen gestanden, erst an die Chirurgie dieser Universität gewöhnen muß.«

Da bricht er in schallendes Gelächter aus, und ich schaue recht verdutzt drein.

»Ja, glauben Sie denn, Sie seien eine Ausnahme? Uns anderen ist es genauso ergangen. Ich habe drei Jahre gebraucht, um mich an die innere Medizin hier zu gewöhnen. Wir sind nämlich die reinste Sammelstelle für Raritäten. Und was das Insulom anbelangt – glauben Sie mir, auch ich hätte das nicht diagnostizieren können, wäre uns nicht vor einiger Zeit ein ähnlicher Fall eingeliefert worden.«

Natürlich interessieren mich besonders die Operationserfahrungen bei diesen Inselzellgeschwülsten. Da kommen so allerhand Schwierigkeiten zum Vorschein. Diese Insulome in der Bauchspeicheldrüse treten nämlich gelegentlich in der Mehrzahl auf und können sehr klein sein, nicht größer als eine Haselnuß, so daß man sie nur sehr schwer findet. Manchmal besitzen diese Geschwülstchen einen Durchmesser von drei Millimetern, und das genügt, um schwerste Krankheitserscheinungen hervorzurufen. Man kann auch nicht einfach losoperieren, sondern muß sich besonders vorsehen. Jede Berührung einer solchen Geschwulst, jede Manipulation in ihrer Nähe kann schon zu einer abnormen Ausschüttung des Insulins führen. Durch den entstehenden Zuckermangel kann dann der Patient auf dem Operationstisch oder unmittelbar nach dem Eingriff in schwerste Schockgefahr geraten. Das müssen wir natürlich vermeiden. Wir dürfen die Frau nicht operieren, ohne vor, während und nach dem Eingriff ständig Traubenzuckerlösungen ins Blut fließen zu lassen.

Am nächsten Morgen ist es soweit. Frau Piersig kommt in vorzüglichem Zustand zur Operation. Eine leichte Evipan-Lachgas-Sauerstoffnarkose, kombiniert mit örtlicher Betäubung der Schnittlinie und des Bauchfells, macht gar keine Schwierigkeiten. Aufs höchste gespannt, ob die großartige Diagnose Arnolds stimmt, beginne ich den Eingriff. Arnold ist, meiner Einladung folgend, mit einigen Assistenten herübergekommen und sieht mir über die Schulter.

Also los. – Ich öffne die Bauchhöhle in der Mitte oben, die Gefäße werden blitzschnell abgeklemmt, die Bauchhaken eingesetzt. Meine Assistenten ziehen die Wunde so weit auseinander, daß ich mit der rechten Hand gerade eindringen und

den Bauchraum abtasten kann. Die Gewebe gleiten durch meine Hand – ich fühle ... nichts – absolut nichts Krankhaftes.
Jetzt ziehe ich vorsichtig die Querschlinge des Dickdarms heraus, spanne das Netz zwischen ihr und dem Magen, durchtrenne es zwischen den Gefäßen und schaffe damit eine Lücke, durch welche man in der Tiefe hinter dem Magen ganz gut die Bauchspeicheldrüse sehen kann. Hellgelb gefeldert liegt der Kopfteil der Drüse vor mir. Das Gewebe sieht vollkommen normal aus, soweit mein Blick reicht – wieder nichts.
Es wird mulmig. Ich greife vorsichtig mit der rechten Hand in die Höhle, um das Organ abzutasten. Da – plötzlich stoßen meine Finger am Schwanzende der Bauchspeicheldrüse auf ein rundliches Gebilde in Mandarinengröße, einen ziemlich harten Knollen, der durch einen derben Stiel mit der Bauchspeicheldrüse zusammenhängt. Das muß das Insulom sein.
Ich lasse mir nichts anmerken, solange ich nicht ganz sicher bin. Es kann mir ja auch eine abnorm geteilte Milz oder ein abgesprengtes Nierenteil in die Hand geraten sein. Aber diese Organe finde ich beim Abtasten normal. Es muß sich also wirklich um eine Geschwulst, um das Insulom handeln. Einen Augenblick zögere ich noch, dann wende ich mich zu dem gespannt wartenden Arnold um und frage ihn – dabei genauso verschmitzt lächelnd wie er, als er mir die Frau anbrachte:
»Na – wie steht's? Bleiben Sie bei Ihrer Diagnose?«
»Na klar – Sie werden das Ding schon finden!«
»Ich habe es schon gefunden, Kollege Arnold. Es ist so groß, wie noch keines in der Weltliteratur beschrieben wurde. Meine Herren, wir haben den Weltrekord – ich gratuliere!«
Wir setzen zwei weitere Haken in die Lücke ein, die Bauchwand wird nach der linken Seite verzogen, und da liegt die kleinkinderfaustgroße Geschwulst vor unseren Augen. Sie ist von tief blauroter Farbe und spiegelnder Oberfläche. Man sieht auch die Gewebebrücke von etwa zwei Zentimetern Breite, welche die Geschwulst mit der Bauchspeicheldrüse verbindet.

Ich lasse Arnold und seine Assistenten nacheinander in die Tiefe sehen. Er freut sich über den seltenen Anblick und natürlich ganz besonders über die Bestätigung seiner Diagnose.
Nun gilt es, unter größter Vorsicht die Geschwulst von der Bauchspeicheldrüse abzutrennen, Während dieser kritischen Phase lasse ich laufend die Blutdruckwerte kontrollieren, denn jetzt droht akute Gefahr. Auch die Traubenzuckerinfusion wird beschleunigt, erst dann wage ich an das Ding heranzugehen. Der Geschwulststiel wird isoliert und nach doppelter Unterbindung durchtrennt. Die runde Geschwulst läßt sich allseitig befreien, wir können ihre ernährenden Gefäße sehen und fassen, danach das ganze Gebilde aus seiner derben Gewebskapsel lösen.
Ein geradezu feierlicher Moment ist es, als ich das gesuchte Insulom mit einer Krallenzange fasse, aus der Wunde ziehe und hochhebe, so daß es alle sehen können.
Da liegt nun das Ding in einer weißen Porzellanschale, alle starren es an. Die kugelige Geschwulst hat eine Größe von sieben auf fünf Zentimeter. Das ist überwältigend – tatsächlich ein »Weltrekord«.
Der so seltene Eingriff verläuft ohne jede Dramatik und Komplikation. Schnell verschließen wir das Bauchfell und die Bauchdecken. Das Ganze hat nur eine halbe Stunde gedauert.
Aber die Gefahr ist noch lange nicht vorüber, das zeigt sich sofort. Erst jetzt, nach der Operation, stellt sich, wie bei fast allen beschriebenen Fällen, eine gewaltige Krise ein. Der Blutzucker steigt ins Ungewisse, es kommt zu einem schweren Diabetesanfall. Die Bauchspeicheldrüse unserer Patientin hat sich eben an die Geschwulst als Insulinlieferant gewöhnt, sie ist faul geworden. Der Blutzuckerwert steigt auf 200, 300, ja fast 400 mg% – auf das Vierfache des normalen Werts. Tiefe Bewußtlosigkeit droht. Schleunigst müssen wir das Verrückteste tun, was man sich denken kann, nämlich die Traubenzuckerinfusion abstellen und wie bei einem echten Diabetes Insulin geben.

Eine vorübergehende Magen-Darmlähmung bringt uns noch einige Tage banger Sorge, dann haben wir es geschafft. Nach vier kritischen Tagen sinkt der Blutzuckerspiegel gleichmäßig ab, und die Verhältnisse werden wieder normal.

Von dieser Stunde an blieb unsere »Musikalienwitwe« von all ihren Leiden befreit. Nie mehr wurde sie durch Hunger benommen oder bewußtlos, sie blieb jeder körperlichen Arbeit gewachsen und gesund. Sie hatte morgens ihre Ruhe und wurde nicht mehr von ihren Nachbarn geweckt, beschimpft und vom Hauswirt bedroht.
Und wenn sie dennoch einmal schnarchte, dann schnarchte sie echt.

In Gottes oder des Teufels Hand

Das Schlechte ist der Schlaf des Guten,
der Teufel die Nacht Gottes.
Emil Gött

Dezember 1941, Szolzy: ein zerstörter Flugplatz an der russischen Nordfront. In den übriggebliebenen roten Ziegelsteinbauten hat man ein weit vorgeschobenes Kriegslazarett untergebracht. Über Nacht ist die Temperatur steil abgefallen, sie sinkt bis auf minus 43 Grad. Die furchtbare Kälte bringt unbeschreibliches Elend. Nun bekommen wir nicht nur alle Verwundeten unseres Frontabschnitts, sondern auch die massenhaften Erfrierungen. Das Lazarett ist überfüllt. Will man zum Operationssaal gelangen, muß man sich durch die Gänge zwängen und über unzählige Verwundete hinwegsteigen, die am Boden auf Stroh lagern. In der Umgebung ist einfach keine andere Unterkunft mehr zu finden. Man hat schon Zelte aufgestellt.

Ich habe mitoperiert und stakse nun, stark erschöpft, durch den tiefen Schnee in meine kümmerliche Unterkunft. Da begegnet mir unser Pathologe, ein prachtvoller Kamerad, der mir schon manches Mal geholfen hat, schwere Stunden zu überwinden. Ich hänge an diesem Mann. Er weiß unendlich viel, aber seine Güte und Charakterfestigkeit sind mir noch viel wichtiger. Wir reden nicht viel, denn der Nordoststurm und Wolken von Treibschnee fegen über uns hinweg. Jeder kämpft sich durch die Schneewirbel und hängt seinen Gedanken nach.

Diese Wetterkatastrophe hat keiner erwartet. Wir sind beide schwer bedrückt. Was soll aus unseren Armeen werden, wenn die rückwärtige Versorgung völlig versagt, die Motoren stillstehen, die Lokomotiven einfrieren, die Luftversorgung ausfällt? Eben ist die erschütternde Nachricht durchgesickert, daß sich unser Oberquartiermeister in auswegloser Verzweiflung eine Kugel durch den Kopf geschossen hat. Nein – wir machen uns nichts vor.

Professor Schniewind ist ein stattlicher Mann mit matt glänzendem weißen Haar. Auch er hat schon den Ersten Weltkrieg mitgemacht und kann viel erzählen. Zwischen den hitzigeren Temperamenten der Beratenden Ärzte unserer Armee wirkt er immer ausgleichend. Mir ist er zugetan, das spüre ich. Er hilft mir in rührender Weise, die vielen tragischen Fälle aufzuklären, und bringt mir manches seltene Präparat mit. In stillen Stunden sitzen wir manchmal in seinem Feldlabor, und er zeigt mir die neusten Präparate. Dann leuchten seine Augen.

Als wir endlich in der Unterkunft angelangt sind, zerrt er mich gleich in den kleinen Arbeitsraum.

»Ich möchte Ihnen ein Präparat zeigen, das Sie als Gefäßchirurg gewiß interessieren wird.«

Dabei wickelt er es aus dem derben Papier.

»Es stammt von der Leiche eines jungen Mannes, den ich eben sezieren mußte. Er ist in der vorigen Nacht verblutet. Der arme Kerl hat bei den Kämpfen um Staraja Russa Granatsplitterverletzungen am rechten Arm und Bein erlitten. Ein Splitter traf die rechte Halsseite. Die Wunden erschienen den Herren Doktores im Feldlazarett offenbar nicht allzu schlimm. Sie heilten auch alle oberflächlich ab. Dann aber bekam er Schluckbeschwerden, und man brachte ihn hierher. Der Stationsarzt, ein junger Chirurg – ich kenne seinen Namen nicht –, hat ihn betreut. Vorgestern morgen erbrach der Junge Blut, nicht allzuviel, aber immerhin hellrotes Blut. Er fühlte sich elend, konnte auch nicht schlafen. Es rauschte nämlich ständig in seinem Kopf. Die Stationsschwester – übrigens eine reizende Lettin aus Riga – bekam Angst und meldete es sofort ihrem Doktor. Der hielt die Sache offenbar für harmlos, für Nasenbluten oder eine kleine Magenblutung. Im Trubel der Arbeit hat er sich nicht einmal die Mühe genommen, den Mann näher zu untersuchen und festzustellen, woher die Blutung stammte. Ein großer Fehler. Er brauchte dem Verwundeten nur mal in den Mund zu sehen.

In der gleichen Nacht noch – das war gestern – erbrach der Junge gegen Morgen nochmals eine kleine Menge Blut, und kurz darauf kam es zu einem furchtbaren Blutsturz. Die Kameraden schrien um Hilfe. Die Schwester rannte herbei und fand ihn in einer großen Blutlache liegen. Das Kopfkissen, die Leintücher waren von Blut durchtränkt, und auf dem Boden hatte sich eine große Blutlache gebildet. Der arme Kerl starb in den Armen der entsetzten Schwester – innerhalb einer Minute.«

»Das ist ja schrecklich. Wissen Sie wirklich nicht den Namen des jungen Chirurgen? Ich möchte gern mit ihm sprechen.«

»Nein, aber der läßt sich sicher leicht feststellen. – Nach dieser Katastrophe ging natürlich das große Rätselraten los. Die Doktores dachten an eine Granatsplitterverletzung der Speiseröhre. Aber davon kamen sie selbst wieder ab. Wie sollte auch aus der Speiseröhre eine derartig schreckliche Blutung entstehen? Dann dachten sie an eine Mitverletzung der großen Halsschlagader und an die Bildung eines Aneurysma. Diese Diagnose stimmte, aber leider wurde sie erst post mortem gestellt.«

Professor Schniewind breitet sein Präparat auf einer Glasplatte aus. Wie ich sehe, hat er das Gebiet des Schlundes herausgenommen.

»Hier – sehen Sie den Einschuß in die rechte Halsseite?«

Er schiebt eine Sonde in den Schußkanal und dreht das Präparat um. Nun sieht man gut die innere Halsschlagader, sie ist dicht vor der Wirbelsäule verletzt worden. Und von da aus hat sich hinter der rechten Gaumenmandel eine mächtige pulsierende Geschwulst gebildet – ein Aneurysma. Begreiflicherweise hat dieser apfelgroße, pulsierende Sack beim Sprechen und Schlucken gestört und heftige Schmerzen ausgelöst.

Wegen des ständigen Rauschens im Kopf konnte der arme Kerl natürlich nicht schlafen. Die Rachenmandel schwoll immer mehr an, er bekam Atemnot und Angstzustände.
»Und nun sehen Sie sich mal bitte die rechte Tonsille an.«
Er legt das Präparat so zurecht, daß man die rechte Gaumenmandel gut erkennen kann.
»Hier in der Mitte ist ein Loch. Das Aneurysma ist in der Nacht geplatzt, und der Junge hat sich durch dies Loch binnen weniger Sekunden verblutet. Sehen Sie – in dem apfelgroßen Sack liegen noch einige Gerinnsel. Einen derartigen Fall habe ich noch nie zu sehen bekommen.«
»Auch ich habe so etwas noch nie gesehen. Bitte – kann ich ein Stück Papier haben? Ich möchte mir den Befund rasch skizzieren.«
Er reicht mir einen weißen Bogen von seinem Tisch, und mit wenigen Strichen zeichne ich das Präparat von zwei Seiten her. Schniewind steht hinter mir, er schaut interessiert zu.
»Das geht aber schnell bei Ihnen«, meint er.
Die beiden Zeichnungen werden tatsächlich recht gut und plastisch. Ich stecke sie ein und bedanke mich sehr herzlich.
Meine Gedanken beschäftigten sich noch lange mit diesem einzigartigen Fall. Als ich später einmal meine Erfahrungen über die Gefäßverletzungen und Aneurysmen mitteilen wollte, stieß ich auf die beiden Skizzen und konnte sie gut verwerten.

Dann kam der Tag, an dem ich selbst einen gleichartigen Fall in der Not operieren mußte.
Während einer Generalvisite mit allen Assistenten fiel mein Blick auf einen Verwundeten, der in halbsitzender Stellung, mit einem großen Kopfverband um das schmerzverzerrte Gesicht, in seinem Bett lag.
»Was ist mit diesem Mann? Berichten Sie bitte. Die Schwester soll mal den Kopfverband abnehmen. Ich will ihn mir näher ansehen.«
Der Stationsarzt, ein Schlesier, berichtet kurz und sachlich:

»Granatsplitterverletzung an der linken Körperseite, einige Splitter im linken Arm und linken Bein – die sind harmlos. Der Hauptsplitter ist vor dem linken Ohr in den Hals eingedrungen, Herr Professor. Er ist direkt hinter dem vertikalen Unterkieferast hindurchgeschlüpft und liegt vor der Wirbelsäule. Hier sind die Röntgenbilder.«
Er hebt sie hoch, und wir alle können sehen, daß ein zackiger, etwa ein Zentimeter großer Splitter sich direkt vor die linke Hälfte des zweiten und dritten Halswirbelkörpers projiziert.
»Na – und was hat der Splitter angerichtet?«
»Es ist ein Aneurysma entstanden, und zwar vor dem Ohr. Man kann es pulsieren sehen und auch tasten.«
»Das wollen wir uns mal ansehen.«
Inzwischen hat die Schwester den Verband abgenommen. Man erkennt auf der linken Seite eine geschwulstartige Vorwölbung vor dem Ohr, in der Mitte der Kuppe den Einschuß, aus dem Blutgerinnsel nach außen drängen. Ein feiner Blutstrahl sickert über die Wange. Es muß sich in der Tat um ein Aneurysma, also einen arteriellen Blutsack der äußeren Halsschlagader oder eines Astes handeln. Nun sehe ich mir den Mann doch genauer an. Er ist etwa zwanzig Jahre alt und vollkommen abgemagert, Verzweiflung und Todesangst sprechen aus seinem Antlitz.
»Was haben Sie sonst noch gefunden?«
»Er kann den Mund kaum öffnen und hat heftige Schluckbeschwerden, Herr Professor. Wegen des Rauschens im Kopf ist er vollkommen schlaflos. Außerdem hat er unerträgliche Schmerzen in der linken Gesichtshälfte. Offenbar ist der Trigeminus gereizt. Ferner ist mir die rauhe Sprache aufgefallen, ein Stimmband scheint nicht mehr richtig innerviert zu werden, und die linke Gesichtsseite ist schlaff und nach rechts verzogen. Es liegt eine Facialislähmung vor.«
Was der Doktor mir da mitteilt, ist wahrhaftig schlimm. Der Mann sitzt fast aufrecht im Bett und hält den Kopf ständig vorgebeugt, weil er nur in dieser Stellung überhaupt atmen

kann. Das läßt sich nicht so ohne weiteres erklären. Woher kommen nur diese Atembeschwerden? Es scheint ja geradezu, als ob er ersticken könnte. Nach einem kurzen Blick auf die Fiebertafel – er heißt Gutschera – wende ich mich an den Verwundeten:

»Können Sie mal den Mund öffnen? – Bitte eine Lampe!«

Mühselig richtet sich Gutschera etwas auf und versucht den Mund zu öffnen. Der Spalt bleibt klein. Mit einem Spatel drücke ich die Zunge nach unten und beleuchte den Rachen, um mir die Mandeln und den Gaumenbogen anzusehen, was mir gerade noch gelingt. Da durchfährt mich ein mächtiger Schreck – ich lasse mir aber nichts anmerken.

»Bitte Gummihandschuhe!«

Ich streife den linken Handschuh über und sage zu Gutschera:

»Bitte, machen Sie den Mund noch einmal auf – so weit es geht.«

Ganz vorsichtig schiebe ich meinen Finger voran, gleite über die Zunge und stoße sogleich links auf ein kugeliges, kleinapfelgroßes Gebilde, das unter hohem arteriellen Druck steht und pulsiert. Es sitzt direkt hinter der Gaumenmandel, ich kann die Drüsen auf der Kuppe tasten. Noch einmal lasse ich mir die Stablampe geben, und nun sehe ich die Gaumenmandel auf der Geschwulst rhythmisch tanzen. Der pulsierende Tumor ist so groß, daß er das Zäpfchen weit nach der rechten Seite verdrängt. Ein äußerst gefährlicher Befund, denn jeden Augenblick kann das Aneurysma durch die Tonsille perforieren. Gutschera würde in wenigen Sekunden verbluten oder auch durch den Blutschwall ersticken. Vorsichtig ziehe ich meinen Finger zurück und frage meinen Assistenten:

»Haben Sie mal in den Hals gesehen oder den Rachen untersucht?«

»Nein, Herr Professor.«

»Dann überzeugen Sie sich jetzt einmal von den Veränderungen, die man da drinnen tasten kann. Da werden Sie einsehen, welchen Fehler Sie gemacht haben.«

Die Assistenten haben es gehört, sie drängen sich heran. Auch er tastet nun mit dem Finger die Geschwulst ab, schrickt zusammen und stottert eine Entschuldigung.

Zu meinen Herren gewandt, nenne ich nur die Diagnose: »Aneurysma der *Carotis interna et externa.* Vielleicht liegt ein Zwerchsack vor.« Alle wollen nun in den Rachen sehen.

»Vorsicht bitte«, mahne ich.

Wortlos betrachte ich dieses blasse, müde, zerquälte Antlitz, und meine Gedanken jagen sich. Im Bruchteil einer Sekunde erlebe ich etwas Entsetzliches. Es kommt mir nämlich in den Sinn, daß dieser arme Mensch nun mit tausendfacher Lautstärke seinen eigenen Herzschlag hört, die furchtbaren Blutwirbelgeräusche, das Rauschen im Aneurysma. Wenn es zu Ende geht, wird er sein Sterben mitanhören müssen. Das Pulsieren und Rauschen wird immer schwächer und schwächer werden, in seinen Ohren wird es übermäßig dröhnen, so lange, bis der Herzschlag unregelmäßig wird, schließlich das Herz stillsteht und ihm die Sinne schwinden.

Ich muß bei diesen Gedanken todblaß geworden sein, denn mein Oberarzt greift plötzlich nach meinem Arm. Wie aus weiter Ferne höre ich ihn fragen:

»Was ist mit Ihnen, Herr Professor?«

»Schon gut – es ist alles in Ordnung.«

Leise füge ich hinzu:

»Stellen Sie sich doch einmal vor, der Mann hört mit ungeheurer Lautstärke seinen eigenen erlöschenden Puls, sein Sterben, wenn es zu Ende geht.«

Ich raffe mich zusammen. Was sollen wir in dieser Lage tun? An der Diagnose ist nicht zu zweifeln. Das Aneurysma hinter der Rachenmandel geht wahrscheinlich von der linken inneren Halsschlagader aus, steht aber auch in Verbindung mit der äußeren Halsschlagader. Indessen müssen wir unbedingt näheren Aufschluß über Größe und Sitz des Aneurysma und über seinen Inhalt bekommen, wenn uns dazu überhaupt noch Zeit bleibt. Deswegen beauftrage ich den Stationsarzt:

»Bitte lassen Sie Gutschera sofort in den Röntgenraum bringen, aber sehr vorsichtig. Bleiben Sie bitte bei ihm. Wenn irgend etwas passiert, wenn es plötzlich zu bluten anfängt, dann komprimieren Sie sofort die linke Halsschlagader, und zwar so lange, bis ich da bin. Verstanden? Wir wollen versuchen, eine Kontrastdarstellung des Aneurysma zu machen.« Eine solche direkte Füllung eines Aneurysma mit Kontrastmittel habe ich erstmals im Feld gewagt und zur Methode entwickelt.

Die Visite wird abgebrochen, ich schicke die Assistenten auf ihre Stationen, bleibe aber noch bei dem Verwundeten, um den Abtransport zu kontrollieren, das heißt, das Herüberheben auf die Bahre. Denn ich habe schon einmal erlebt, daß ein solches Aneurysma der Halsschlagader im Augenblick des Anhebens platzte. Nur durch rascheste Kompression der Halsschlagader konnten wir den Mann damals retten.

In diesem Augenblick kommt der Pförtner der Klinik und meldet, zwei Männer seien da und wollten mich unbedingt sprechen.

»Das geht jetzt nicht. Sagen Sie den Herren, ich hätte im Augenblick keine Zeit. Sie können ja warten. – Was sind das übrigens für Leute?«

»Anscheinend Beamte vom Sicherheitsdienst.«

»Was – vom SD? – Das hat mir gerade noch gefehlt. Und was wollen die von mir?«

»Das weiß ich nicht, Herr Professor, wahrscheinlich irgendeine Auskunft. Sie sagen, es sei sehr wichtig und eilig.«

»Es kommt darauf an, für wen es wichtig und eilig ist. Führen Sie die beiden zu meiner Sekretärin. Sie müssen eben warten. Wir haben einen schweren Eingriff vor. Wie lange die Geschichte dauert, weiß ich nicht.«

Der Pförtner geht. Ich laufe zur Röntgenabteilung und orientiere unseren Röntgenoberarzt, Dr. Pinner, einen blonden Hünen. Er stammt von der »Waterkant«, aus Friesland, und ist ein feiner Kerl.

»Pinner, wir müssen sofort eine Kontrastdarstellung machen: ein Aneurysma der linken Halsschlagader. Ich vermute ein Zwerchsackaneurysma, das von der *Carotis interna* und *externa* zugleich ausgeht. Natürlich eine Granatsplitterverletzung. Wir wollen in zwei Ebenen schießen. Ich injiziere das Aneurysma direkt von außen vor dem Ohr. Bitte lassen Sie zwei Zwanzig-Kubikzentimeter-Spritzen mit Kontrastmittel füllen. Wir brauchen eine starke Kanüle, fünf bis sechs Zentimeter lang. Der Mann wird gerade gebracht.«
»Ist das der Gutschera?« »Ganz richtig.«
»Ich kenne das Bild«, sagt Pinner, »der Splitter liegt vor der Halswirbelsäule.«
»Stimmt. – Sie können sich denken, daß der Mann hochgradig gefährdet ist: ein apfelgroßer, pulsierender Tumor hinter der linken Tonsille, der jeden Augenblick platzen kann. Doktor – so was haben Sie noch nie gesehen. Das Ding ist sehr dünn und steht meines Erachtens vor der Perforation. Hoffentlich erleben wir auf dem Röntgentisch keine Katastrophe.«
Die Männer hier sind Kontrastdarstellungen der Arterien gewohnt, aber diese Schilderung läßt Pinner doch aufhorchen. Sofort läßt er die Spritzen vorbereiten. Er redet nicht, sondern handelt.
Da wird Gutschera auch schon hereingebracht. Wir lagern ihn für die Aufnahmen. Die erste Platte wird untergeschoben. Ich ziehe sterile Handschuhe an. Die Region vor dem Ohr ist mit Jod-Alkohol desinfiziert. Ich will die Kanüle nicht durch den Einschußkanal vorschieben, das ist mir zu gefährlich, der verschließende Thrombus könnte sich lösen. Vielleicht kann ich den Hohlraum etwas weiter vorn treffen.
Mit einer sehr feinen Kanüle mache ich an dieser Stelle zuerst eine Quaddel mit Novocain, so daß der Haupteinstich nicht mehr schmerzt und der Mann dabei nicht preßt. Man reicht mir die erste Spritze, sie ist fast ganz mit Kontrastmittel gefüllt. Die Kanüle sitzt fest. Pinner ist inzwischen zum Schaltgerät gelaufen, er beobachtet mich durch ein Fenster.

»Kann ich anfangen?« rufe ich ihm zu.
»Jawohl – bitte.«
»Ich gebe das Kommando für die Aufnahme, wenn ich soweit bin. – Achtung!«
Ich steche die Kanüle durch die Haut, schiebe sie etwas vor – kein Blut kommt. Tiefer – und noch einmal tiefer. Da plötzlich schießt in rhythmischer Pulsation hellrotes, arterielles Blut in die Spritze und mischt sich mit dem Kontrastmittel. Der Sack ist also erreicht. Jetzt erst beginne ich die Injektion – unter erheblichem Pressen, denn ich muß ja den arteriellen Druck im Aneurysmasack überwinden. Dabei komprimiere ich die Halsschlagader mit den Fingern der linken Hand. Bevor die ganze Menge eingespritzt ist, rufe ich Pinner zu:
»Jetzt!«
Er schießt das erste Bild.
Die Kanüle bleibt liegen. Man reicht mir die zweite mit Kontrastmittel gefüllte Spritze. Rasch wird Gutschera umgelagert, und die Prozedur wiederholt sich.
»Hoffentlich sind beide Aufnahmen gelungen!«
Ich ziehe die große Kanüle zurück, bedecke den blutenden Einstich mit einer Gazekompresse und lasse sie durch einen Assistenten etwas andrücken.
Mit Pinner zusammen laufe ich in die Dunkelkammer. Die Bilder werden entwickelt.
Wir beherrschen unsere Neugier und warten das Ausfixieren ab. Dann werden die Bilder kurz gewässert und vor den Lichtkasten gehalten. Wir sagen zunächst kein Wort. Jeder studiert intensiv diese einmaligen, absolut eindeutigen arteriographischen Aufnahmen . . .
Die Diagnose stimmt. Man sieht genau ein Zwerchsack-Aneurysma, in dem einige Gerinnsel liegen. Der kleinere Sack liegt vor dem Ohr, daher die äußerlich sichtbare Vorwölbung an dieser Stelle. Der größere Sack aber ist kugelig gebildet und liegt hinter der linken Gaumenmandel. Auf unserem Bild überschreitet er mit der Kuppe sogar die Mittellinie. Die breite

Verbindung der beiden Säcke entspricht offenbar dem Schußkanal. Soweit ist alles klar.
»Sehen Sie mal hier, Pinner« – ich deute auf eine Stelle – »da sind ja auch Venen gefüllt. Es muß irgendeine abnorme Verbindung mit einer Halsvene vorliegen. Das würde erklären, warum der linke Augapfel etwas mitpulsiert.«
Die Bilder sind wirklich einzigartig, eine Rarität. Sie kommen in unsere Sammlung.
Oberarzt Dr. Krüger ist uns in die Röntgenabteilung nachgelaufen. Auch er betrachtet die Aufnahmen und staunt. Schließlich fragt er:
»Und was wollen Sie nun tun, Herr Professor? Wie wollen Sie vorgehen?«
»Natürlich ist es ganz unmöglich, Krüger, dies große Doppelsack-Aneurysma direkt anzugehen. Dazu fehlen uns einfach die technischen Voraussetzungen. Es fehlt genügend Platz, ein geeigneter Zugang. Dicht unter der Schädelbasis kommt man eben an die *Carotis interna* nicht heran, mindestens nicht so, daß man eine exakte Unterbindung oder Gefäßnaht machen kann. Der aufsteigende Ast des Unterkiefers ist im Weg, und den will man nicht durchtrennen. Das Aneurysma sitzt so hoch, daß dieser Gedanke vollkommen ausscheidet. Nein, so geht es nicht. Es bleibt keine andere Möglichkeit, als den Stamm der *Carotis,* die große Halsschlagader selbst, unterhalb der Teilungsstelle zu unterbinden. Oder wir unterbinden beide Äste isoliert unterhalb des Aneurysma. Und das wollen wir schleunigst tun, Krüger. Bitte lassen Sie Gutschera in den Operationssaal bringen und vorbereiten.«
Natürlich sind wir uns der hohen Gefahren einer Unterbindung der Halsschlagader vollkommen bewußt. Aber was bleibt uns anderes übrig, um den Mann zu retten? Wir werden ja sehen, ob er sie verträgt oder ob während der Operation Ausfallserscheinungen auftreten.
Selbst wenn die Operation gut geht, ist immer noch ungewiß, ob später nicht doch noch ein Schaden der Gehirnernährung

auftritt. Wir haben in den letzten Jahren bei solchen Carotisunterbindungen drei Spättodesfälle erlebt – nach Monaten oder Jahren.
Die ganze Schwierigkeit, welcher sich die Chirurgen gegenübersehen, kommt natürlich von den anatomischen Verhältnissen der Gehirnbasis.
Während ich über diese Dinge nachdenke, fällt mir ein, daß wir ja von dem berüchtigten Augenfall her noch unsere Spezial-Schraubenklemme besitzen, mit der wir die Halsschlagader nötigenfalls allmählich abdrosseln können. Gleich renne ich hinauf an meinen Vorratsschrank und suche das kleine, berühmt gewordene Ding heraus. Ich gebe es gerade der Operationsschwester zum Sterilisieren, da wird Gutschera in den OP gefahren.
Aber wir können nicht gleich losoperieren, wir müssen ihn gut vorbereiten. Von der medikamentösen Vorbereitung hängt alles ab. Gutschera muß in einem ausreichenden Dämmerzustand daliegen, er darf in keinem Augenblick Abwehrbewegungen machen, pressen oder sich anstrengen. Die eigentliche Unterbindung der Halsschlagader will ich in örtlicher Betäubung durchführen. Das bietet keine Schwierigkeiten.
Wieder einmal ist meine »Gefäß-Mannschaft« angetreten: Krüger und Lautenschläger. Mit diesen beiden operiere ich am liebsten, sie haben chirurgisches Talent und Passion. Wie viele kritische Situationen haben wir schon miteinander durchgestanden! Man kann sich auf sie verlassen.
Gutschera wird auf den Operationstisch gelegt und in halbsitzender Stellung festgebunden, damit er nicht abrutschen kann. Ich warte, bis die beiden Assistenten das Operationsfeld steril abgedeckt haben, dann mache ich die örtliche Betäubung in der Schnittlinie und die Blockade der feinen Nervenbündel, die die linke Halsseite versorgen.
»Gutschera – bleiben Sie nun ganz ruhig liegen. Es gibt einige kleine Einstiche an der linken Halsseite. Nicht husten oder pressen, bitte. Haben Sie mich verstanden?«

»Jawohl, Herr Professor«, klingt es mit matter, heiserer Stimme unter dem Tuch hervor.
Die Anästhesie scheint sich gut zu entwickeln. Nach fünf Minuten prüfe ich mit scharfer Nadel die Empfindlichkeit der ganzen Schnittlinie. Gutschera reagiert nicht mehr. Dennoch rufe ich ihn noch einmal an, um sicher zu sein, daß das ganze Operationsgebiet unempfindlich ist. Ich kneife ihn im Bereich der Schnittlinie, aber er spürt nichts.
»Gut – dann können wir anfangen.«
Ich ziehe einen langen Schnitt entlang dem Vorderrand des Kopfnickers. Krüger und Lautenschläger fassen sofort einige kleine Gefäße und unterbinden sie. Dann löse ich den vorderen Rand des Kopfnickers, setze einen stumpfen Haken ein, und Lautenschläger zieht den Muskel zur Seite. Krüger paßt indessen auf den Stamm der Halsschlagader auf, den wir in der Wunde schon pulsieren sehen. Er weiß genau, warum. Sollte das Aneurysma plötzlich platzen, muß er die Halsschlagader blitzschnell zusammendrücken.
Es ist nicht schwer, das große Gefäß freizupräparieren. Vorsichtig eröffne ich die Gefäßloge und trenne den Stamm der Arterie von der mächtigen Halsvene und dem wichtigen Nervenkabel des Vagus, der zu den Brust- und Bauchorganen zieht. Die große Halsschlagader ist kleinfingerdick, ihre Pulsation mächtig, die Arterie steht unter hohem Druck. Sie wird isoliert und mit einem starken Bändchen angeschlungen. An diesem Bändchen »hängt« nun das Leben Gutscheras. Im Falle einer plötzlichen Blutung braucht Krüger es nur anzuziehen und zuzudrehen.
»Nun wollen wir mal probieren, ob das Rauschen verstummt, wenn wir die *Carotis* verschließen. Krüger – drehen Sie doch mal ganz langsam die Schlinge zu.«
Bevor er beginnt, frage ich Gutschera:
»Wie ist es, Gutschera, rauscht es noch stark im Kopf?«
Nur zögernd kommt eine Antwort, er döst unter seinem Tuch. Schließlich antwortet er aber doch:

»Ja.«
»Nun passen Sie mal genau auf!«
Ich lasse Krüger die Enden anziehen und die Schlinge zudrehen. Dann warten wir einen Augenblick, und ich frage Gutschera wieder:
»Wie ist es jetzt, braust es immer noch im Kopf?«
Da ruft er aufgeregt, aber immer noch heiser:
»Herr Professor, es rauscht nicht mehr.«
Mein Finger gleitet sofort vor das linke Ohr. Tatsächlich, auch im äußeren Sack hat das rhythmische Pulsieren aufgehört.
»Gut so, Gutschera, es ist alles klar. Bleiben Sie ganz ruhig liegen!«
Jetzt kommt es darauf an, ob er die Unterbindung der Hauptschlagader verträgt oder ob wir unsere Schraubenklemme einsetzen müssen. Das Bändchen bleibt ganz zugedreht und wird mit einer Kocherklemme gesichert. Wir warten geduldig ab. Fünf Minuten . . . zehn Minuten.
»Wie geht es, Gutschera?«
»Gut, Herr Professor, es rauscht nicht mehr!«
Das sagt er jetzt von selbst. Wir warten weitere fünf Minuten. Keine Ausfallserscheinungen – Gutschera ist nicht dösig geworden, anscheinend verträgt er die Abklemmung. Ich nehme an, daß sich der arterielle Blutstrom an der Hirnbasis – eben des Aneurysma wegen – schon umgestellt hat, und flüstere Krüger zu:
»Es scheint ja alles gut zu gehen. Riskieren wir eben die Unterbindung.«
Mit einer eleganten Deschampsschen Nadel führe ich einen starken Seidenfaden hinter der Halsschlagader hindurch und lege einen Knoten an. Die Halsschlagader ist jetzt vollkommen verschlossen. Wir können das Bändchen lockern und schließlich aus der Wunde ziehen.
Und wieder frage ich unseren Mann unter dem weißen Tuch:
»Wie geht's, Gutschera?«

»Gut, Herr Professor, es rauscht immer noch nicht.«
»Mann – es soll doch auch nicht mehr rauschen!«
In der Tat, alles scheint gut zu gehen. Wir schließen die Wunde. Aber wird die Unterbindung ausreichen, alle Erscheinungen, unter denen Gutschera leidet, zu beseitigen? Das ist eine andere Frage. Trotzdem verlassen wir nicht ohne Hoffnung und einigermaßen befriedigt den Operationstisch. Gutschera wird auf die Station gebracht.
Krüger und Lautenschläger bleiben im OP, denn es sind noch andere Eingriffe vorzunehmen. Ich steige langsam die breite Treppe des Hauses hinauf, um in mein Arbeitszimmer zu gelangen. Im Vorzimmer macht mich die Sekretärin darauf aufmerksam, daß die beiden Männer immer noch warten. Nebenbei gesagt: Ich habe zu hübsche Sekretärinnen nicht gern – sie ist aber nicht nur hübsch, sondern auch sehr liebenswürdig und fleißig, ein tüchtiges Mädchen. Mißmutig erinnere ich mich an den Besuch. Wahrscheinlich doch nur eine unangenehme Störung. Dabei wollte ich gerade ein paar Minuten benützen, um in der Bibliothek nach ähnlichen Fällen wie dem eben operierten zu suchen.
»Meinetwegen – sie sollen reinkommen.«
Hinter meinem Schreibtisch stehend, empfange ich die beiden. Der eine ist in Zivil, ein stiernackiger Schlägertyp mit rotem Riechkolben – ich traue ihm jede Brutalität zu. Der andere ist ein hagerer, listig dreinblickender Geselle in SS-Uniform. Widerliche Figuren.
»Sie wünschen?«
»Wir kommen vom Sicherheitskommissariat«, sagt der Zivilist.
»Na und?«
»Sie haben in Ihrer Klinik einen Verwundeten namens Gutschera – Franz Gutschera. Wir müssen den Mann sofort mitnehmen. Er ist verhaftet!«
»Aha – und warum, wenn ich fragen darf?«
»Ich bin nicht befugt, Ihnen darüber Auskunft zu geben.«

»So – glauben Sie? Wer ist Ihre vorgesetzte Dienststelle? Wer hat den Auftrag gegeben? Ich verlange präzise Angaben. Zeigen Sie mir zunächst einmal Ihren Dienstausweis.«
Auf solche Töne sind die beiden offenbar nicht gefaßt. Brav zeigen sie ihre Dienstausweise: SS-Sicherheitshauptamt.
»So, und wo ist nun Ihr richterlich beglaubigter Haftbefehl? – Ach, den haben Sie nicht? Sie wollen den Mann einfach so mitnehmen. Nun hören Sie mal genau zu: Der Gutschera ist ein Schwerverwundeter und gehört der Wehrmacht an. Sie können nicht einfach in eine Klinik gehen und einen Verwundeten mitnehmen. Der Mann untersteht, wie ich selbst, dem Armeearzt. Ihre Dienststelle hat sich an den Armeearzt zu wenden und nicht direkt an mich – ist das klar? – Übrigens noch folgendes: Den Gutschera habe ich eben operiert, er schwebt in höchster Lebensgefahr. Schuß durch die linke Halsschlagader. Jeder Zutritt zu dem Mann ist streng verboten! Gutschera ist mein Patient und untersteht deshalb meinem Schutz. Er ist weder vernehmungsfähig noch haftfähig – bis auf weiteres. Sagen Sie das Ihrem Herrn Kommissar. Und wenn er noch etwas will, soll er persönlich zu mir kommen oder, wie gesagt, die Angelegenheit über den Armeearzt erledigen lassen!«
Die »Herren« stehen einigermaßen verblüfft da. Schließlich meint der Bulle, etwas zahmer geworden:
»Der Gutschera muß wegen Fluchtverdacht ständig bewacht werden. Gegen den Mann liegt eine Anzeige wegen Wehrmachtzersetzung und Selbstverstümmelung vor. Wir machen Sie verantwortlich, Herr Professor!«
»Wie bitte? Wir sind hier eine Klinik und kein Gefängnis. Es gibt ja auch gar keine Fluchtmöglichkeit für Gutschera. Ich sage Ihnen doch, er ist eben operiert worden. Er liegt flach und kann sich nicht fortbewegen. Wenn Ihre Dienststelle ihn bewachen will, dann muß sie eben einen Posten zur Verfügung stellen. Von mir bekommt sie nicht einen Mann, ich habe nämlich keinen. Und ich denke gar nicht daran, die Verantwortung für die Bewachung zu übernehmen. Ist das klar?«

Wütend schnaubt der Bulle:
»Sie werden noch von uns hören, Herr Professor!«
Und damit zieht das saubere Paar ab.
Nun, wir sind an Unannehmlichkeiten solcher Art gewöhnt. Schließlich ist es nicht das erste Mal. Aber ich habe mich nicht bemüht, Gutscheras Leben zu retten, damit er nun aus irgendwelchen politischen Gründen hingerichtet wird. Am besten wird es sein, wenn ich von mir aus sofort den Armeearzt unterrichte.
Da kommt mir noch ein anderer Gedanke. Ich werde einmal mit dem Gerichtsmediziner sprechen, um mich über die Lage zu orientieren. Selbstverstümmelung bei Gutschera? – So ein Irrsinn! Und – zu Rebellen sind wir an der Front alle geworden.
Nach diesem Ärger gehe ich nun doch ein paar Minuten in die Bibliothek, um nach Literatur über unseren Fall zu fahnden und mich etwas zu beruhigen.
Es dauert ziemlich lange, bis ich in den dicken Wälzern analoge Fälle finden kann. Solche Aneurysmen der inneren Schlagader mit kugelförmiger Vorwölbung hinter der Gaumenmandel gehören zu den größten Seltenheiten. Kein einziger Patient mit einer solchen Geschwulst ist bisher durchgekommen. Besonders eindrucksvoll finde ich einen Fall des berühmten Chirurgen Heinrich Helferich, eines gebürtigen Tübingers, der bei dem großen Thiersch in Leipzig gelernt hat und später die Lehrkanzel der Universität Greifswald innehatte. Aber auch seine Mitteilung ist lediglich die Schilderung eines Sektionspräparats. Auch er konnte seinen Patienten nicht retten. Da wäre also unser Fall der erste, bei dem es gelang, die tödliche Verblutung rechtzeitig zu vermeiden. Immerhin ein Erfolg.
Aber was wird die Nacht bringen?
Ziemlich gespannt betrete ich am nächsten Morgen den Krankensaal. Schon von der Tür her frage ich Gutschera:
»Wie geht's?«
»Gut«, meint er und lächelt.
Äußerlich hat sich noch nicht viel geändert, doch ist wenigstens

der verzweifelte Ausdruck aus seinem Gesicht geschwunden. Er wirkt entspannt und beruhigt. Das hat seinen guten Grund: Der Mann konnte zum erstenmal seit langer Zeit wieder schlafen, das schreckliche Rauschen im Kopf hatte aufgehört. Er sei total erschöpft gewesen, berichtet die Schwester.

»Das ist sehr günstig. Sie können ihm ruhig leichte Schlaftabletten geben. Wir müssen jetzt Zeit gewinnen. Je weniger er sich bewegt und anstrengt, desto besser. Dies gilt besonders für die nächsten drei Tage.«

Gutschera übersteht die kritische Zeit ohne Komplikationen. Am vierten Tag haben wir es endgültig geschafft und können die Streifen aus der Wunde ziehen. Es blutet nicht nach, und das Erfreulichste: Die apfelgroße Geschwulst hinter der linken Gaumenmandel ist zwar noch deutlich zu tasten und hart, aber sie ist kleiner geworden und pulsiert nicht mehr. Auch die Vorwölbung vor dem Ohr ist zurückgegangen. Es erscheint wie ein Wunder. Am achten Tag hören auch die schrecklichen Kopfschmerzen und die Reizung des Trigeminusnerven auf. Die Atmung wird von Tag zu Tag freier. Der Gesichtsnerv beginnt wieder zu funktionieren, die häßliche Verzerrung der linken Gesichtshälfte schwindet. Der Mund ist nicht mehr so scharf nach der rechten Seite verzogen, er rückt allmählich in die Mitte. Gutschera kann wieder schmerzfrei schlucken und dadurch leichter essen. Jetzt wird er sich auch erholen. Aber die Hauptsache ist, er kann schlafen – schlafen – endlich wieder richtig schlafen. Nur die Stimme ist noch rauh. Nun, das wird sich hoffentlich bessern.

Am gleichen Nachmittag gehe ich aufs Geratewohl ins Gerichtsmedizinische Institut hinüber, um einmal vertraulich mit dem Leiter, Professor Pranter, über den Fall zu sprechen.

Das Institut mit seinen vielen Laboratorien ist im zweiten Stock einer großen Villa untergebracht. Durch die zum Gang offenen Türen sehe ich einige Assistenten emsig arbeiten. Sie kennen mich und grüßen freundlich. Einer kommt sofort auf mich zu:

»Sie wollen sicherlich zu Herrn Professor Pranter. Er ist drüben im Raum für die Spektralanalysen.«

Er begleitet mich dorthin. Pranter begrüßt mich in bester Laune:

»Oh, welche Überraschung. Was führt Sie zu uns? Kommen Sie, wir gehen ein bißchen herum – es gibt wieder mal viel Neues zu sehen.«

»Später sehr gern – aber ich möchte Sie in einer etwas schwierigen, vertraulichen Sache um Rat fragen.«

»Gehen wir in mein Zimmer.«

Professor Pranter ist Franke, ein großer, imposanter, dunkelhaariger Mann, immer heiter, immer hilfsbereit. Eine Kapazität auf seinem Fachgebiet. Schon in vielen großen Prozessen hat sein klares Urteil maßgeblich zur Entscheidung beigetragen. Stets ist er aufgeschlossen und zückt sofort sein Notizbuch, wenn er im Gespräch irgend etwas Besonderes erfährt, zum Beispiel irgendwelche Angaben über eine neue Methode, technische Tricks oder dergleichen. Sein Gedächtnis ist phänomenal, aber er kultiviert und organisiert es auch durch seine Notizen. Wahrscheinlich ist das der Grund seiner großen Erfolge.

Nun sitzen wir uns in den Clubsesseln seines Arbeitszimmers gegenüber. Er scheint zu merken, daß ich zögere und nicht recht weiß, wie ich die Sache anpacken soll. Ich kenne ihn eben nur als Fakultätsmitglied von den Sitzungen her, seine menschliche Haltung und politische Einstellung sind mir unbekannt. Mit meiner Sympathie für diesen bedeutenden Mann hat das natürlich nichts zu tun. Aber wie soll ich wissen, wieweit er das Theater innerlich mitmacht? Theater muß ja in dieser elenden Zeit jeder spielen, um vegetieren zu können.

Endlich rücke ich doch mit der Sprache heraus:

»Also – es handelt sich um meinen Patienten Gutschera. Granatsplitter-Steckschuß im Hals, Verletzung der *Carotis interna* und *externa,* retrotonsilläres Aneurysma. Wir haben ihn vor der Perforation retten können.«

»Ich weiß – ich weiß, Kollege. Und nun sind Sie in Schwierigkeiten, weil Gutschera sich wegen Wehrmachtzersetzung, vielleicht auch wegen einer Selbstverstümmelung zu verantworten hat. Das ist es doch?«
»Sie wissen schon davon?«
»Ja, das bringt mein Beruf mit sich – man erfährt so allerhand. In diesem Fall sind wir bisher nicht gefragt worden und werden wohl nur dann gefragt werden, wenn der Verdacht einer Selbstverstümmelung vorliegt. Ich glaube übrigens nicht, daß der Vorwurf begründet ist – Sie vermutlich auch nicht. Die ganze Sache sieht mir eher nach einem üblen Racheakt aus. Sollte aber doch ein Verdacht auf Selbstverstümmelung vorliegen, müssen wir den Fall eben exakt untersuchen und unser Urteil dem Kriegsgericht mitteilen.«
»Und gegebenenfalls den Mann dem Exekutionskommando ausliefern, wie das Gesetz es befiehlt.«
»Ein Todesurteil hat der Mann auch zu erwarten, wenn ihm eine Wehrmachtzersetzung ernster Art nachgewiesen werden kann.«
Erschreckend, wie sachlich er das alles vorbringt.
»Professor Pranter – haben Sie niemals im Zorn Dinge gesagt, die heute als gefährlich gelten? Haben Sie draußen im Feld nie erlebt, daß ein junger Mann die Nerven verliert, feige wird und hinterher doch plötzlich Heldentaten vollbringt?«
Er zuckt die Achseln, schweigt eine Weile und sagt dann:
»Gesetze sind hart und in Kriegszeiten unerbittlich. Ohne Härte entsteht Chaos. Wir können das nicht ändern. Wir verurteilen diese Leute ja auch nicht – das überlassen wir anderen.«
»Ach so – damit also entlasten Sie Ihr Gewissen.«
Das hat ihn hart getroffen – ich sehe es seinem Gesicht an. Unbegreiflich, daß ein so sympathischer Mann keinerlei menschliches Verständnis für derartige Verfehlungen aufbringt. Tief betroffen schaue ich zu Boden. So viel steht fest: Hier ist keine Hilfe zu erwarten.

Wir reden noch einige Belanglosigkeiten, dann stehe ich auf, um mich zu verabschieden.
»Tja, Herr Kollege – auf jedem medizinischen Fachgebiet könnte ich arbeiten, nur auf einem einzigen nicht: das ist die gerichtliche Medizin. Ich danke Ihnen für unser aufschlußreiches Gespräch. – Ihr Institut möchte ich mir ein andermal ansehen.«
Auch er hat sich erhoben, kommt auf mich zu und sieht mich sehr ernst an. Seine Stimme klingt mahnend:
»Glauben Sie bitte nicht, Herr Kollege, daß ich Sie nicht verstehe. Aber lassen Sie die Finger von dieser Geschichte – sie ist lebensgefährlich.«
Kein Zweifel, er meint das ehrlich, aber es macht mir keinen Eindruck. Die Überzeugung ist eines Mannes höchstes Gut, sie fordert entschlossenes Handeln ohne Rücksicht auf die eigene Person.
Nachsinnend gehe ich zurück in die Klinik. Es war ein Fehler, zu Professor Pranter zu gehen. Ich suchte Rat bei einem Arzt, fand aber nur einen gerichtlichen Mediziner, einen Sachverständigen der Justiz. Pranter hat ja mit dem Heilen, dem Wesen des ärztlichen Berufs, gar nichts mehr zu tun.
Gutschera ist jetzt mit mehreren anderen Männern – darunter sehr bekannte Leute – in einem vergitterten Zimmer eingesperrt. Ein Posten der SS steht davor und bewacht sie Tag und Nacht. Das Zimmer war ursprünglich nicht für Gefangene bestimmt, die chirurgisch behandelt werden müssen, sondern für Patienten, denen man physisch nicht trauen kann, bei denen zum Beispiel Verdacht auf Selbstmord besteht. Nun ist der Raum zum Gefängnis geworden.
Das Schicksal Gutscheras scheint ziemlich gewiß, aber ich werde nicht nachgeben. Was können wir noch tun? In meinem Arbeitszimmer angelangt, sinne ich eine Weile darüber nach – da kommt mir eine Idee. Ich rufe die Sekretärin und bitte sie, Dr. Krüger kommen zu lassen.
Sobald er im Zimmer ist, verschließe ich die Tür.

»Kommen Sie, Krüger, es darf uns niemand hören. Was ich Ihnen jetzt sage, bleibt unter uns.«
Obwohl die Tür verschlossen ist, verziehen wir uns in die äußerste Ecke des Raums, und ich spreche so leise wie möglich.
»Krüger – Sie wissen, daß Gutschera mit einigen anderen vom Sicherheitsdienst bewacht wird und was ihn wahrscheinlich erwartet. Solange er in der Klinik ist und behandelt wird, bleibt er dem Zugriff der Schergen entzogen. Also darf er nicht gesund werden. Ist das klar? Der Mann hat ja noch einige Restschäden, die Facialislähmung und die Recurrenslähmung. Die dürfen also bis auf weiteres nicht besser werden. Sorgen Sie dafür, daß in den Meldungen die dringende Weiterbehandlung ausreichend begründet wird.«
Krüger sieht mich nur an – er weiß natürlich genau Bescheid. Seine Augen blitzen. Auf diesen aufrichtigen Mann kann ich mich verlassen, davon bin ich überzeugt.
»Wird gemacht, Herr Professor«, flüstert er und verschwindet. Wenn wir durchkommen, Krüger – wenn wir durchkommen –, sollst du diese Haltung nicht bereuen!
Gutschera geht es von Tag zu Tag besser. Da er Elektriker ist, kann ich es durchsetzen, daß er uns unter Aufsicht gelegentlich in der Klinik hilft. Die Wächter gewöhnen sich daran, sie nehmen die Bewachung nicht mehr so ernst. Kein Wunder, denn die russischen Panzer überrollen schon die polnischen Ebenen und nähern sich mit unheimlicher Geschwindigkeit der schlesischen Grenze. Es wird mulmig.
Eines Abends erscheinen plötzlich ganze Massen russischer Flieger am Himmel, die Sirenen heulen auf. Großangriff auf Breslau. Alles schuftet, um die Kranken die Treppen hinunter zu bringen. Hastiges Getrampel hallt durch das ganze Haus, unser Aufzug steht keine Minute still. Draußen leeren sich die Straßen.
Ich komme gerade von meiner Lazarettabteilung, trete ins Freie, da erstrahlen »Christbäume« am düsteren Himmel – ein böses Zeichen. Ich gehe durch die menschenleeren, verödeten

Straßen und komme mir unendlich verlassen vor. Das tiefe Brummen der feindlichen Geschwader wird immer stärker. Eile ist geboten, ich fange an zu laufen.

Am Himmel blitzt es nun ununterbrochen. Die Russen sind in unsere Flakabwehr geraten. Aber sie durchbrechen die Sperre und beginnen, die Stadt mit schweren Bomben zu belegen. Wie mächtige Hammerschläge hört man es aus der Ferne herüberhallen. Die Erde zittert. Eben erreiche ich noch meine nahe gelegene Wohnung, da beginnt der Bombenzauber.

Längst hat meine Frau die Kinder in unseren primitiven Luftschutzkeller gebracht. Sie wartet und wartet. Da komme ich angekeucht, werfe die Tür zu, jage die Kellertreppe hinunter – und stehe vor einem Bild des Friedens: Dr. Monika mit dem Kleinsten auf dem Schoß, den rechten Arm um den großen Jungen gelegt. Sie ist ganz ruhig – eine großartige Frau.

Der Angriff rollt in mehreren Wellen. Aus allen Richtungen kommen die russischen Geschwader angeflogen, kreisen über der Stadt und werfen ihre furchtbaren Lasten ab. Die dumpfen Einschläge kommen näher und näher. Es sind Reihenabwürfe, das ist deutlich zu hören.

Anderthalb Stunden sind verflossen, da ertönt plötzlich die Türglocke – schrill und unaufhörlich. Wir schrecken zusammen. Meine Frau will sich erheben, ich drücke sie sanft in den Sessel zurück, stürze die Treppe hinauf, reiße die Tür auf und starre in das blasse, schwarzverschmierte Gesicht eines Mädchens aus meiner Privatklinik. Ich packe sie am Arm und ziehe sie schnell in den Eingang und die Treppe hinunter. In ihrer verschmutzten Luftschutzuniform, den Helm schief auf dem Kopf, steht das blutjunge Ding vor uns. Atemlos versucht sie, den Höllenlärm ringsum zu überschreien, mir etwas ins Ohr zu brüllen. Erst verstehe ich sie nicht, aber sie brüllt es immer wieder:

»Herr Professor – eine Bombe ist in den Luftschutzraum Ihrer Privatklinik eingeschlagen. Ich soll Sie holen.«

Eine furchtbare Nachricht. – Und dies prächtige Mädchen ist

nach der Katastrophe einfach durch den Bombenhagel gerannt! Genaueres kann sie mir nicht sagen. Ich raffe das Notwendigste zusammen, drücke meiner Frau wortlos die Hand, umarme sie – sie hat ja gehört, was los ist – und rufe ihr noch zu:
»Es wird schon alles gut gehen.«
Dann nehme ich das tapfere Kind an der Hand, reiße die Haustür auf, und wir beide rennen zum Gartentor hinüber. Dicht über uns pfeifen und heulen in diesem Augenblick Bomben durch die Luft, scheinen genau auf uns herunter zu fallen. Wir werfen uns platt auf die Erde, und im selben Moment zermalmt uns fast der Luftdruck und schleudert uns weit fort. Die Bombe ist genau gegenüber in eine Straßenlaterne eingeschlagen und über dem Boden krepiert, daher die gewaltige Detonation und der enorme Luftdruck. Wir sind völlig benommen, keiner weiß mehr, ob er noch beisammen ist. Mächtige Bäume, zerschlagene Äste stürzen zu Boden, Fenster klirren und Mauerteile fallen herab. Es prasselt und kracht ringsum, brandrot leuchtet über uns der Himmel. Da ziehe ich das Mädchen am Bein und brülle sie an, ob sie verletzt sei. Anscheinend nicht, wir haben beide nur ein paar Schrammen abbekommen.
»Wenn du nicht weiterkannst« – brülle ich ihr ins Ohr – »dann renne runter in den Luftschutzkeller.«
Aber sie wehrt ab. Sie will mit mir zur Klinik zurücklaufen. Wir drücken uns noch immer an die Erde, um eine Pause in den Reihenwürfen abzuwarten. Dann reißen wir uns hoch, laufen die Straßen entlang, klettern über einige umgefallene alte Lindenbäume der Allee, kämpfen uns durch das Gewirr des Laubwerks, weichen den herabhängenden Oberleitungen der Straßenbahn aus, bis wir schließlich im Hof der Klinik ankommen. Wir stolpern über Bombentrichter und gelangen endlich zum Eingang unseres Luftschutzkellers. Er liegt im Nebenbau der Klinik. Die Panzertür ist geschlossen. Wir schlagen dagegen, bis sie von innen geöffnet wird, stürzen die schmale Treppe hinunter und suchen uns im dichten Qualm des

Kellerraums zurechtzufinden. Entsetzte Menschen starren uns entgegen, der ganze Raum ist erfüllt von weißlichem Staubnebel, der die Augen und Lungen beizt. Man hört lautes Husten, niemand spricht. Nur aus einer Ecke des Raums ertönt das Stöhnen und Klagen von Verletzten. Blitzartig durchschießt es mich: Da stimmt doch irgend etwas nicht. Aber ich achte nicht weiter auf diese Ahnung, denn in der Ecke des Hauptraums fällt mein Blick auf einen großen, flachen Trichter im Zementboden, in dem zwei blutbesudelte, zerschlagene Menschenleiber liegen. Der eine Mann ist anscheinend schon tot, der andere bewegt sich noch. Er hat völlig zerfetzte und durchsiebte Kleider, große, blutende Wunden, sein Oberschenkel ist gebrochen. Der Knochen ragt durch ein Loch der aufgeschlitzten Hose weit hervor. Andere Patienten haben Splitterverletzungen. Meine gute alte Oberschwester verbindet sie eben in dem kleinen Nebenraum, den wir als Notoperationssaal eingerichtet haben. Ich springe in den Trichter, kniee nieder und versuche mit allen Kräften, den bewußtlosen Schwerverletzten herauszuwuchten. Einige Patienten helfen mir. Auch Heinrich, unser Mechaniker, der sich im Luftschutzraum aufhält, hilft mit – ein großartiger, drahtiger Bursche. Er hat schon 1914 bei Tannenberg die goldene Tapferkeitsmedaille, den Pour le merite der Unteroffiziere, erhalten – für kühne Patrouillengänge tief hinter die russischen Linien.
Eine Schwester tritt hinzu und gibt dem Schwerverletzten eine Spritze. Endlich können wir ihn hochheben, in den Operationsraum tragen und auf dem Tisch lagern. Wir ziehen ihn aus, um eine Übersicht über die Verletzungen zu erhalten. Er bekommt sofort Sauerstoff, eine Infusion wird angelegt. Ich selbst versorge provisorisch, so gut es geht, die schwere Beinwunde und den Knochenbruch. Aber es reicht nicht mehr. Der Mann stirbt uns unter den Händen.
Schweißtriefend, verzweifelt und tief enttäuscht wende ich mich ab und setze mich einen Augenblick auf einen Schemel. Draußen dröhnt noch immer der Höllenlärm der Bomben-

einschläge und des Flakfeuers. Der Boden unter uns schwankt bei jedem Einschlag.
Dann machen wir uns daran, den zweiten Mann aus dem Trichter zu ziehen. Ich beuge mich tief hinab und wische mir die Augen aus, um genauer sehen zu können, wer denn so grauenvoll zerschlagen da unten liegt. Ich fasse den Kopf, drehe ihn um, sehe in ein totenblasses Antlitz, in ein paar leere, gebrochene Augen, und fahre entsetzt zurück:
»Mein Gott – das ist ja Dr. Molnar, unser Ingenieur. Vor zehn Tagen erst habe ich ihm eine riesige Geschwulst aus dem Brustraum entfernt, und es ging ihm schon so gut, daß er herumlaufen konnte!«
Die Patienten kommen näher heran, sie umstehen erschüttert den Trichter. Alle haben Molnar gekannt.
Der Angriff dauert nun schon über zwei Stunden.
»Wie steht es drüben im Haupthaus?« frage ich die Oberschwester. Sie berichtet mir kurz. Ein Reihenwurf hat den Klinikbereich getroffen. Die meisten Einschläge lagen im Garten, das Haupthaus wurde nicht direkt getroffen, aber schwer beschädigt. »Haben wir Verluste?« frage ich weiter. Da sieht sie mich traurig an und sagt:
»Ja, Herr Professor, unsere junge Schwester Röschen war unvorsichtig. Sie ist trotz meiner Ermahnungen während des Bombenhagels vom Haupthaus hierher gerannt. Ein Splitter hat sie tödlich getroffen – sie liegt drüben im Kellerraum. Es ist schrecklich.«
In den Augen der alten Oberschwester stehen Tränen. Ich weiß, sie mochte gerade diese Schwester von Herzen gern.
Draußen wird es ruhiger – schließlich ertönt das Entwarnungssignal. Ich steige die schmale Treppe hinauf ins Freie.
Ringsum leuchtet der Himmel feuerrot. Schwarze, unruhige Rauchwolken ziehen über die Stadt hinweg, es riecht nach den Bränden. Da merke ich, daß mir irgend jemand in der Dunkelheit nachläuft, ich höre hastige Schritte. Es ist Heinrich, mein Mechaniker.

»Herr Professor! – Herr Professor!« ruft er hinter mir her. »Warten Sie bitte einen Augenblick. Ich muß Ihnen was Wichtiges sagen.«
Ich stehe still und warte, bis er herangekommen ist.
»Herr Professor, ich glaube, das ist ein Blindgänger gewesen – ich meine die Bombe im Luftschutzkeller.«
»Heiliger Gott«, entfährt es mir, »Heinrich, Sie haben recht. Das ist des Rätsels Lösung. Das kann überhaupt nur ein Blindgänger gewesen sein. Der flache Trichter ist viel zu klein für eine Detonation. Außerdem wäre bestimmt niemand von den 40 Menschen da unten mehr am Leben, wenn die Bombe krepiert wäre. – Mann! – und wir sind darauf herumgetrampelt!«
Also zurück. Wir steigen wieder hinunter. Ein Blick an die Decke – jetzt erst fällt mir dort ein kreisrundes großes Loch auf. Die mächtige Bombe ist vom Dach bis zum Keller in schräger Fallrichtung durch das ganze Haus gefahren, hat den Zementboden des Luftschutzraums durchschlagen und ist unter dem Haus tief im Erdreich steckengeblieben. Darum also die so eigenartig zerfetzten Wunden unserer Patienten. Sie sind nicht durch Bombensplitter entstanden, sondern durch Zementbrocken und Steine.
Schweigend betrachten Heinrich und ich den flachen Trichter und erkennen bald, daß genau in der Mitte ein Kanal in die Tiefe geht, der mit lockerem Schutt ausgefüllt ist. In der Tat, wenn das Ding krepiert wäre ... Das ganze Haus wäre zusammengestürzt und hätte alles unter seinen Trümmern begraben.
Ich lasse mir nichts anmerken, sage kein Wort. Heinrich steht hinter mir. Er packt mich am Arm, um mich zurückzuhalten. Schließlich gibt es Zeitzünder. Auch er schweigt. Wir können den Menschen da unten unsere fatale Entdeckung nicht mitteilen, aber ich lasse den Keller sofort räumen. Mühsam schleppen wir unsere Kranken auf Bahren ins Haupthaus, einige können schon laufen. Heinrich alarmiert unterdessen das nächste

Luftschutzkommando. Fachleute bestätigen den unheimlichen Fund. Das ganze Häuserareal muß sofort geräumt werden. Man will den Blindgänger ausgraben und entschärfen.
Noch im Morgengrauen gehe ich zum Haupthaus der Klinik hinüber. Es hat keinen Treffer bekommen, aber viele Fensterscheiben sind zertrümmert. Die Leute versuchen, sie mit Pappe zu ersetzen.
Da gibt es plötzlich Alarm und Geschrei. Ein SD-Beamter kommt aufgeregt angestürzt und schreit mir wütend entgegen, Gutschera sei verschwunden. Man werde mich dafür verantwortlich machen.
Endlose Vernehmungen folgen. Man macht lange Protokolle, während draußen das Verhängnis naht. Der »Endsieg« ist in voller Entwicklung begriffen. Das spüren wohl auch die Bullen des SD und die Herren Kommissare, denn sie sind nicht mehr so richtig bei der Sache. Aus der Ferne hallt schon MG-Feuer über die Oder herüber. Natürlich verschweigt der verantwortliche Wächter, daß er nach dem Angriff im Gefangenenraum eingepennt ist, so daß Gutschera mühelos den Schlüssel schnappen und verschwinden konnte.
Nach wenigen Tagen macht das Chaos dem finsteren Zauber ein jähes Ende.
Von Gutschera habe ich nie mehr etwas gehört.

Der Stärkere war der Patient

Arzt und Patient stehen in inniger Wechselbeziehung. Das endgültige Ziel, die Heilung, die Wiedereinfügung des Patienten in die Umwelt unter freudiger Bejahung des Lebens, kann nur durch gemeinsame Anstrengungen erreicht werden. Dabei spielt das rein Technische meistens eine weit geringere Rolle als die Wesensart beider Partner. Die Erfahrung macht nicht unbedingt den Arzt zum Überlegenen. Auch er ist der Gefahr von Täuschungen ausgesetzt. Der größere Narr hält ja auch den kleineren stets für den größeren.

Da steht er nun vor mir, prächtig erholt, braungebrannt und gesund, und dennoch befällt mich bei seinem Anblick ein leises Grauen. Die Erinnerung an jene Tage und Stunden verzweifelten Ringens um sein Leben steckt mir noch zu sehr in den Gliedern.

Damals habe ich mich in geradezu verbissener Wut gegen das Verhängnis aufgelehnt und alles, wirklich alles auf die letzte Karte gesetzt, um dem entsetzlichen Hin und Her zwischen Tod und Leben ein Ende zu bereiten. Jedesmal, wenn dieser verwegene Elsässer, ein Legionär namens Jean-Baptist Kobler – gesprochen »Schambedist« – auftaucht, steigt ein verwirrendes Gefühl der Not und der Beschämung in mir auf – ja, der Beschämung –, denn dieser Mann hat sich trotz seines jämmerlichen, trostlosen Zustands als der Stärkere erwiesen. Mag sein, daß er die dramatischen Geschehnisse überwunden und vergessen hat, vielleicht sind sie ihm, seines Leidens wegen, auch gar nicht so sehr zum Bewußtsein gekommen, ich aber kann sie nicht vergessen. Es ist unser Los, immer wieder mit solchen Sorgen belastet zu werden, und jedesmal nimmt uns die Erregung, die Anstrengung vieler Tage und durchwachter Nächte, ein kleines Stück unserer eigenen Lebenskraft. Je

stärker die innere Anteilnahme, desto schneller verbrauchen wir uns: *Vita somnium breve!*
Es gibt allerdings auch glücklichere Naturen. So sagte mir einst unser Altmeister der Chirurgie, der große Heinrich Braun, als wir uns einmal in vertrautem Zwiegespräch über die Dramatik unseres Fachs unterhielten, ganz schlicht und ohne Emotion, so wie es eben seine Art war: »Aufgeregt – ach nein – aufgeregt habe ich mich eigentlich nie!« Welch glückliche Natur! Ich bin nicht seiner Art.

Man hat noch spät am Abend in der Klinik angerufen und die Ankunft eines Schwerkranken angekündigt. Der Krankenwagen sei unterwegs, er müsse aber wegen des Zustands, in dem sich der Patient befinde, sehr langsam fahren. Zwei bis drei Stunden würden wohl bis zu seinem Eintreffen vergehen. Um was es sich handelt, hat man nicht mitgeteilt. Das ist sehr ärgerlich, denn man weiß gern im voraus, was einem bevorsteht, und bereitet eine Notoperation lieber rechtzeitig vor, um keine Zeit zu verlieren.
Wie oft kommt es andererseits vor, daß ein riesiger Alarm wegen einer Bagatelle inszeniert wird oder daß der so angekündigte Krankenwagen mit halbtägiger Verspätung oder gar nicht eintrifft. Deshalb beunruhigt sich niemand über eine derartige Vorausmeldung.
Eigentlich ist es ein netter Abend. Mit einem Kollegen, Oberarzt Dr. Fiedler, einem dunkelhäutigen sympathischen Hotzenwälder, habe ich eine Schachpartie begonnen, und wir spielen sie ruhig weiter. Gerade fängt es an, interessant zu werden. Ich versuche, eine reine Bauernpartie zu inszenieren, und das klappt anscheinend ganz gut. Mein Gegner wird nervös. Es ist ja auch sehr ärgerlich, wenn man eine wertvolle Figur, einen Springer, einen rasanten Läufer oder gar schweres Geschütz wie einen Turm durch einen so erbärmlichen kleinen Marschierer, einen Bauern, verliert.
Gegen Mitternacht, knapp vor dem Finale, wird unser schönes

Schachspiel unterbrochen. Man hört Geräusche vor dem Portal, das Brummen eines starken Motors – wahrscheinlich der erwartete Krankenwagen. Da kommt auch schon ein Wärter und meldet mir, der Mann sei da, und gibt mir den Einweisungsschein. Unter der Rubrik Diagnose steht »Ileus«. Also ein Darmverschluß – das schreckt uns beide natürlich auf.
»Na Fiedler, da steht uns mal wieder eine unruhige Nacht bevor. Den Mann müssen wir gleich ansehen – hilft alles nichts. Schade um die schöne Partie.«
Ich habe nämlich gerade seine Dame in der Zange.
»Schambedist« Kobler wird in den Poliklinikraum getragen, entkleidet und auf den Untersuchungstisch gehoben – ein Bild des Jammers. Der gut gebaute, große Mann von 29 Jahren befindet sich in einem erschreckenden Zustand der Abmagerung. Der Hals und die Wangen sind eingefallen, die Schlüsselbeingrube ist vertieft, man sieht jede einzelne Rippe. Im krassen Gegensatz zu dieser Auszehrung ist der Leib unförmig aufgetrieben, fast wie bei einer hochschwangeren Frau. Ein grotesker Anblick. Die allgemeine Blässe der Haut fällt uns auf.
»Achten Sie auf die Gesichtszüge, Fiedler«, flüstere ich ihm zu, denn sie weisen alle Merkmale des klagenden Laokoon auf – typisch für einen Darmverschluß. Ich beklopfe den Leib, es klingt hohl wie eine Trommel. Die Gedärme sind also hochgradig aufgebläht.
Nun beobachten wir beide eine Weile die Bauchregion, um festzustellen, ob in Abständen von wenigen Minuten Darmsteifungen auftreten, ob sichtbare Wellen der Darmbewegung über den Leib laufen, denn das würde uns das Anrennen gegen ein Hindernis im Darm verraten. Das ist aber nicht der Fall. Unser Schambedist hat zwar seit zwei Tagen keinen Stuhlgang, aber er erbricht nicht.
»Unklare Geschichte«, brumme ich, »haben wir denn keine Unterlagen?« »Nein – es ist nichts da.«
Deshalb frage ich Kobler: »Wie ist es denn zu diesem Zustand gekommen, seit wann ist der Leib so aufgetrieben?«

Er erzählt mühsam, qualvoll, aber immerhin klar:
»Ich han zu nem Kommando der Legion gehört, Herr Doktor – wisse Se. Mir habe ein Stützpunkt bei Djebl Assur in der Sahara besetzt – bon. Auf Patrouille han ich dann plötzlich unmäßige Schmerze rechts im Bauch bekomme. Der Caporal hat mich gleich ins Revier schaffe lasse, und unser Infirmier hat mich sofort mit dem Ambulanzwage ins nächste Militärhospital transportiere lasse, weil ich nämlich hab breche müsse und hohes Fieber gehabt hab – bon. Mein Bauch isch bretthart gspannt gewese. Was meine Se, Herr Doktor, die lange Fahrt durch die Wüste war schrecklich – glaube Se mir – terrible. Ich han gedenkt, jetzt butzt's mich. Im Hospital han se mich gleich operiert wege vereitertem Blinddarm. Hernach bin ich e paar Tag ganz weg gewese – davon weiß ich nix. Erst später hat mir der Doktor gsagt, die Operation sei übel gwese, der Wurm schon durchgebroche und schwer vereitert gewese. Von einer Bauchfellentzündung hat er auch was geredet. Sie hen mir e Gummirohr in die Wunde gelegt. Des han i später au gsehe un lang hat's schwer geeitert – bon – des wär's.«
Ein Wunder, daß Kobler unter diesen Umständen durchgekommen ist. Da fügt er seinem Bericht aber noch hinzu:
»Zweimal bin ich nachoperiert worde, Herr Doktor.«
»Ja, warum denn?«
»Darmverschluß. Beim zweitenmal hat der Doktor ebbes Besonderes am Darm gmacht, aber was, kann ich nit sage.«
Daher also der verschnittene Bauch des Mannes, die abnorm große, häßliche Operationsnarbe im rechten Unterbauch, aber auch eine lange Narbe in der Mittellinie. Die Naht ist offenbar vereitert und geplatzt, und nun hat er zu allem Jammer auch noch einen großen Narbenbruch.
»Vielleicht hat sich in die Bruchpforte des Sacks ein Stück Darm eingeklemmt«, sage ich zu Dr. Fiedler, der das alles mit angehört hat.
Ich untersuche, finde aber keine Einklemmung, der Bruchsack ist gut eindrückbar. Der schreckliche Trommelbauch muß von

etwas anderem herrühren. Vielleicht haben sich infolge der Bauchfelleiterung ausgedehnte Verwachsungen oder Stränge gebildet und zu dem Darmverschluß geführt.

»Im Augenblick will ich noch nicht operieren. Wir wollen versuchen, die Gase und Flüssigkeiten abzusaugen. Bitte kümmern Sie sich um die Saugdrainage. Man müßte wissen, was der Chirurg in der Sahara gefunden und gemacht hat. Mal sehen, vielleicht kann ich Näheres herausbekommen.«

Also kommt Kobler zunächst auf die Wachstation. Er muß ein langes schmales Gummirohr schlucken, damit wir den flüssigen Inhalt des Magens und Darms absaugen können. Gelingt das, wird man weitersehen.

Die Nacht verläuft leidlich gut. Das erste, was wir am nächsten Tag machen, sind Röntgenleeraufnahmen des Bauches in verschiedensten Ebenen. Klaglos erduldet unser Elsässer die ganze Prozedur.

Wir gehen mit in die Dunkelkammer, um die noch nassen Bilder zu betrachten. Sie sehen erschreckend aus. Enorm überblähte und erweiterte Dünndarmschlingen mit vielen Flüssigkeitsspiegeln füllen den ganzen Leib. Die Schlingen sind derartig erweitert und derb, daß man sie vom Dickdarm nicht mehr unterscheiden kann. Eine ganze Weile streiten wir uns über die Deutung der Bilder und fragen uns, wie es nur zu diesem erbärmlichen Zustand kommen konnte. Früher ist unser Legionär doch vollkommen gesund gewesen, es hat bei ihm niemals Zeichen einer angeborenen Entartung der Gedärme gegeben, der Zustand muß also erworben sein, aber wodurch?

Schambedist wird zurückgebracht, die Absaugung fortgesetzt. Enorme Mengen Flüssigkeit entleeren sich, aber die Lösung des Darmverschlusses gelingt nicht, im Gegenteil, der Zustand des Mannes wird schlechter, der Kreislauf droht trotz aller Stützungsversuche zusammenzubrechen. Die Aussichten für die Nacht sind düster.

Als ich ihn am nächsten Morgen besuche, liegt er friedlich in den Kissen. Es ist schier unbegreiflich: der qualvolle Ausdruck ist aus seinem Gesicht verschwunden, der Leib eingefallen. Ganz überraschend hat sich offenbar in der Nacht der Darmverschluß gelöst. Er lächelt zufrieden, doch sieht man ihm noch an, wie stark er mitgenommen ist. Ich schlage die Decke zurück und kann mich davon überzeugen, daß der Bauch entspannt und weich ist. Die hochgeblähten Darmschlingen müssen sich irgendwie entleert haben. Natürlich schöpfen wir alle neue Hoffnung.

Zwei Tage geht es besser, dann wiederholt sich dieselbe Katastrophe. Wieder liegt Kobler totenblaß, verfallen und fahl im Bett. Seine Stirn ist von Schweißperlen der Qual bedeckt. Er windet sich vor Schmerzen, sein Bauch ist durch einen Darmverschluß trommelartig aufgebläht. Nun erbricht er auch noch. Der quälende Zustand treibt ihn fast zur Verzweiflung. Krampfhaft zieht er die Beine an den Leib, wenn die Steifungen des Darms einsetzen. Dieser ständige Wechsel ist unerträglich. An einem Tag geht es gut, er ist schmerzfrei und liegt friedlich da, 24 Stunden später meint man einen sterbenden Menschen vor sich zu haben. Durch den dünnen Magenschlauch werden so große Mengen von Flüssigkeit künstlich abgesaugt, daß wir gezwungen sind, die fehlenden Blutsalze zu ersetzen. Klar – wir müssen versuchen, das Hindernis im Darm zu beseitigen, aber wo sitzt die Verschlußstelle? Im Blinddarmbereich? – oder ist die Blockade durch Narbenstränge und Verwachsungen bedingt? Viel zumuten können wir unserem Legionär nicht, dazu ist er viel zu elend geworden.

Nach einigen Tagen leidlicher Erholung wage ich den Eingriff. Vorsichtshalber gehe ich durch die alte Narbe in die Blinddarmregion ein, stoße sofort auf Verwachsungen, die sich aber leicht lösen lassen. Zum erstenmal haben wir die enorm überblähten und verdickten Dünndarmschlingen vor uns. Ich dringe in die Tiefe – da – was ist das? Meine Hand tastet einen kleinfingerdicken runden Strang, der mitten durch die Bauchhöhle zieht. Dieser Strang kann die Ursache des Ventilverschlusses sein. Ich durchtrenne und entferne ihn sogleich.

Unsere Aufmerksamkeit gilt nun einem anderen Umstand. Der vermehrten Flüssigkeit in der Bauchhöhle ist nämlich Blut beigemischt. Die Suche geht also weiter. Vorsichtig streichen meine Finger über die geblähten Darmschlingen. Nichts! Große Bauchhaken werden eingesetzt, die sich vordrängenden Darmschlingen abgestopft. Mein Blick fällt auf ein Gebilde, das einem Wurmfortsatz ähnelt. Ich kann es mit einer Klemme fassen und etwas nach vorn ziehen. Jetzt können wir es sehen: Es ist ein in der Mitte durchgerissener Strang, aus dem es geblutet hat. Während der quälenden Darmversteifungen ist dieser Strang offenbar zerrissen. Bei dieser Vorstellung fährt uns der Schrecken in die Glieder, es muß für Kobler eine Folter gewesen sein. Da erinnere ich mich: Schambedist hat vor Tagen erzählt, er habe einen schrecklichen Riß im Leib verspürt. Damals ist er kollabiert, dann aber trat Erleichterung ein.
Es ist sehr mühsam, den anderen Teil dieses Strangs zu finden. Beide Stümpfe werden entfernt.
Wir atmen auf. Das Hindernis scheint gefunden und beseitigt. Vorsichtshalber fixiere ich jedoch den aufsteigenden Dickdarm in der Wunde, so daß man ihn im Notfall öffnen kann.
Wir ziehen die Gummihandschuhe aus. Ich setze mich einen Augenblick auf einen Hocker, um die Lage zu überdenken. Alles ist relativ gut gegangen, besser, als ich erwartet habe. Ich sage zu meinem Assistenten: »Eigentlich bin ich optimistisch. Diese Darmstränge sind wahrscheinlich an dem Darmverschluß schuld gewesen. Vielleicht haben wir Glück, Fiedler.«
Kobler kommt wieder auf die Wachstation. Er liegt unter dem glänzenden Sauerstoffzelt aus Zellophan. Die Magensonde saugt, eine Infusion läuft. Er schläft und atmet regelmäßig. Ein Glück, daß sich der Kreislauf gut hält, der Blutdruck ist nicht nennenswert abgesunken. Kobler wird bewacht wie kein anderer, die Schwestern bleiben Tag und Nacht an seinem Lager. Jede Einzelheit wird genau registriert, jede Änderung seines Zustands überprüft, damit wir nötigenfalls eingreifen können. Die Nacht verläuft störungslos.

In der Frühe – gegen sieben Uhr, stehe ich erneut vor seinem Bett. Schambedist schlägt die Augen auf, als ich ihn rufe, er lächelt mir sogar zu. Ich schlage das Zelt hoch, greife unter die Bettdecke, taste seinen Leib ab. Zwar ist er immer noch stark aufgebläht, aber weicher. Darmsteifungen fehlen. Eine Besserung zeichnet sich ab. Wenigstens das haben wir im Augenblick erreicht. Es sieht wirklich so aus, als hätten wir das Hindernis beseitigt. Welch ein Irrtum! Wir warten täglich, stündlich auf die entscheidende Wendung zum Besseren, aber sie kommt nicht. Sein eingefallenes blasses Gesicht beweist, daß wir uns noch immer auf dem schmalen Grat zwischen Leben und Tod befinden.

Da – am vierten Morgen nach der Operation ist die Darmpassage plötzlich wieder frei. Entleerungen kommen in Gang, der Leib fällt zusammen. Der Zustand Koblers bessert sich in geradezu verblüffender Weise. Er erholt sich in wenigen Stunden, wird richtig munter. Es scheint sich wirklich ein endgültiger Erfolg anzubahnen. Wir riskieren, ihn – so gut es geht – vorsichtig zu ernähren, ihm Flüssigkeit zuzuführen. Am sechsten Tag wage ich sogar, mich zu entfernen, um andernorts eine dringende Konsultation zu erledigen. Meine zuversichtlich gewordenen Gedanken aber weilen ständig bei ihm. Und dann – ja dann erleben wir noch einmal eine bittere Enttäuschung.

Während meiner Abwesenheit kommt es zur Katastrophe, die ganze Qual geht von vorne los. Kobler erbricht anfallsweise. Die Blockade ist also nicht endgültig beseitigt worden, darüber besteht leider kein Zweifel. Die Absaugung reicht nicht aus. Deshalb entschließt sich Dr. Fiedler – entsprechend meinem dringenden Rat –, die vorgelegte Darmschlinge zu eröffnen. Riesige Mengen von Gas und Flüssigkeit entweichen. Durch diesen Noteingriff gelingt es Fiedler, die Krise zu meistern.

Die Entlastung wirkt sich gut aus, die malträtierten Därme beruhigen sich. Die Darmkrämpfe hören ganz auf, aber wie mager und abgezehrt, wie schwach ist Kobler geworden – und wie soll das weitergehen?

Ich muß noch einmal alles wagen, den Fall trotz aller Schwierigkeiten endgültig klären, dazu entschließe ich mich in der Not. Bei diesem jämmerlichen Zustand einen großen Eingriff zu riskieren ist vermessen, das wissen wir alle, aber es geht einfach nicht anders. Wir müssen endlich wissen, was mit der angeblichen Verbindung zwischen dem Dünn- und Dickdarm, die in einem kurzen Schreiben des Legionsarztes angedeutet wurde, los ist, wo sie sitzt, ob sie funktioniert. Kein Wunder, daß wir mißtrauisch geworden sind. Womöglich sind wir getäuscht worden, vielleicht hat man uns ein Märchen erzählt.
Mit dem Ziel, eine zweite endgültige Operation vorzubereiten, versuchen wir mit allen Mitteln, Kobler zu kräftigen. Des offenen Darmventils wegen geht das recht gut. Die Absaugung wird zeitweise unterbrochen. Wir geben ihm milde, weiche Nahrung, wir lassen ihn reichlich trinken, er bekommt Nährlösungen als Infusion oder als Einlauf. So gelingt es uns nach vierzehn Tagen, ihn in einen etwas besseren Zustand zu bringen.
Dann sitze ich eines Morgens an seinem Bett, spreche mit ihm, suche ihm alles zu erklären, soweit das überhaupt möglich ist, und lasse meine Absicht durchblicken, durch eine Hauptoperation die endgültige Heilung zu erzwingen. Schambedist verhält sich großartig. Er ist nicht nur verständig und fügsam, sondern versucht sogar, mir Zuversicht einzuflößen. Also wird der Eingriff für den nächsten Morgen angesetzt. Alles scheint klar.
Gegen Mitternacht fahre ich plötzlich von meinem Lager hoch. Die Nachtschwester hat mich geweckt, sie kommt in das dunkle Zimmer hereingestürzt und meldet hastig:
»Herr Professor, der Kobler hat Massen von Blut erbrochen.«
Sofort bin ich hellwach, ziehe mich an und renne auf die Wachstation hinüber.
Vor mir liegt ein sterbender Mann. Völlig verfallen und benommen liegt unser Legionär auf seinem Lager. Das ganze Bett ist mit Blut besudelt. Ein trostloser Eindruck. Offenbar hat die in den Magen zurücklaufende ätzende Darmflüssigkeit

trotz der Absaugung ein Schleimhautgeschwür erzeugt, aus dem nun eine massive Blutung entstanden ist.
Das ist das Ende – es ist aus. Tiefe Enttäuschung befällt mich. Was sollen wir denn da noch machen? Kobler reagiert kaum mehr. Sein Puls ist zwar noch regelmäßig, aber nur schwach fühlbar, der Blutdruck nicht mehr meßbar. Eine Katastrophe. Völlig verzweifelt über diese schreckliche Wendung zum Schlechten gebe ich ihn verloren. Unmöglich, daß er diese Blutung auch noch übersteht.
Allmählich fasse ich mich und ordne sozusagen pro forma eine Bluttransfusion an, aber Hoffnung, Kobler über die lebensbedrohliche Situation hinwegzubringen, habe ich nicht mehr.
Deprimiert verlasse ich den dämmrigen Raum. Schambedist hat voraussichtlich nur noch wenige Stunden zu leben. Deshalb wage ich erst gar nicht, mich auszuziehen, sondern lege mich in den weißen Kleidern auf das Sofa.
Zuerst versuche ich zu lesen, um mich zu beruhigen und abzulenken, aber meine Gedanken irren immer wieder ab. Es hat keinen Zweck. Schließlich erfaßt mich doch die Übermüdung, ich verfalle in einen oberflächlichen Schlaf. Im Unterbewußtsein warte ich auf die Nachricht, daß alles zu Ende sei. Aber die Nachricht kommt nicht. – Von Zeit zu Zeit wache ich auf, lausche in die Nacht, glaube Geräusche auf der Wachstation zu hören, aber ich täusche mich. Endlich im Morgengrauen schlafe ich richtig ein. Als es hell wird, kostet es mich große Überwindung, wieder hinüberzugehen, denn ich bin auf das Schlimmste gefaßt.
Ich drücke leise die Türklinke herunter, ein matter Schimmer fällt aus dem verdunkelten Raum. Das Auge muß sich erst an das Dämmerlicht gewöhnen, dann sehe ich Kobler – und kann es nicht fassen: Er lebt noch, er liegt in seinem Bett, dämmert dahin. Er ist immer noch todblaß, aber der Kreislauf und die Atmung haben sich gebessert. Eine neue Blutung ist nicht aufgetreten. Die entsetzliche Krise und Todesgefahr ist im Augenblick vorüber. Wie soll man das verstehen?

Eine Wiederholung solcher Blutungen ist untragbar. Alles drängt zu einer Entscheidung. Der Haupteingriff muß gewagt werden.
Also beginnen wir wieder ganz von vorn. Der stark abgesunkene Wert für den Blutfarbstoff, die starke Senkung der Zahl roter Blutkörperchen im Blut, muß verbessert werden. Er verträgt die vielen Bluttransfusionen ganz gut. Nur ein einziges Mal kommt es zu einer Krise und zu leichten Schockerscheinungen.
Unser Legionär hält durch, er scheint viel widerstandsfähiger zu sein, als sein Aussehen erwarten läßt. Vielleicht darf man daraus wieder ein wenig Hoffnung schöpfen. Es ist nicht so sehr die Hauptoperation, die mich beunruhigt, sondern das qualvolle Hin und Her des Krankheitsbildes, das Ungewisse und Unheimliche, die ständigen Enttäuschungen nach jeder Hoffnungsphase.
Schließlich gelingt es uns doch wider Erwarten, den Zustand Schambedists noch einmal zu bessern. Da der Darm einen Abfluß hat, bleiben die schweren Attacken eines Darmverschlusses aus. Die Bedingungen für den Haupteingriff werden also günstiger.
Zum zweitenmal spreche ich mit ihm, mache ihm Mut und setze den Termin der Operation fest. Eben verlasse ich den Raum, da läuft mir die Stationsschwester nach und ruft:
»Herr Professor, ich muß Ihnen etwas erzählen.«
Sie kommt näher heran, ich bleibe stehen, um sie anzuhören:
»Herr Professor, vor einer Stunde war der Geistliche bei ihm. Sie haben gebetet. Die Tür war offen, so konnte ich hören, was Kobler sagte: ›Ich vertraue auf Gott und den Professor, der wird mich gesund machen.‹«
Es gibt mir einen Schock. Wortlos wende ich mich ab, gehe in mein Arbeitszimmer hinüber und sitze lange Zeit tief erschüttert, unfähig zum Arbeiten, da. »Ich vertraue auf den Professor!« Dabei hast du ihn völlig aufgegeben. Kobler ist der Stärkere, nicht du. Du mußt dich vor ihm schämen.

Und doch gibt mir sein unerschütterlicher Glaube Kraft. Es muß mir einfach gelingen, den jämmerlichen Zustand zu beseitigen. Meine Gedanken arbeiten fieberhaft an einem Operationsplan. Er muß exakt durchdacht werden, weil wir ja die Leibeshöhle in unsauberem Gebiet eröffnen müssen und weil über dem Ganzen von vorneherein das Schreckgespenst einer eitrigen Bauchfellentzündung liegt. Wir müssen die unsaubere Darmfistel mit wasserdichtem Guttapercha abdichten. Nur so bekommen wir in der Mittellinie des Bauches ein sauberes Operationsfeld. Fiedler soll mir gemeinsam mit einem jungen Mann assistieren.

Kobler braucht nicht viel, um einzuschlafen. Seine schwere Krankheit hat ihn hochempfindlich gemacht. Wir arbeiten nach moderner Technik mit Pentothal, Intubation und Curare, dem berühmen Pfeilgift, das die Muskeln lähmt, denn ich brauche eine komplette Entspannung der Bauchdecken.

Es geht ums Ganze, das weiß jeder.

Mittelschnitt im Unterbauch, Eröffnung der Leibeshöhle. Mit Schrecken sehen wir durch die Wunde enorm überblähte Darmschlingen. Im ersten Augenblick meine ich, das sei der Dickdarm, aber das stimmt nicht, es fehlen die Längsbänder und die typischen Aussackungen. Es sind riesige aufgeblähte Dünndarmschlingen. Ihr Querschnitt ist so groß, daß eine Faust darin Platz hätte. Die Wände sind derb und überaus muskelstark geworden. Das also sind die Darmschlingen, die wir im Röntgenbild erkannt haben. Derbe Stränge, wie wir sie bei der ersten Operation gesehen haben, sind keine mehr vorhanden.

»Wenn keine Verwachsungen und Brieden mehr da sind, Fiedler, müssen der Darmverschluß und die Überblähung des Dünndarms an etwas anderem liegen.« Er nickt.

Und wieder taucht die peinliche Frage auf: Was hat der Chirurg in Afrika damals gemacht? Wenn er wirklich eine Verbindung zwischen dem Dünndarm und dem Dickdarm hergestellt hat, wo ist sie und warum funktioniert sie nicht?

Auf diese Frage haben uns nicht einmal die Röntgenbilder Antwort geben können.
»Es hilft alles nichts, Fiedler, wir müssen die fragliche abnorme Verbindung – falls sie überhaupt existiert – finden und genau ansehen.«
Den riesigen erweiterten Darmabschnitt benütze ich als Leithammel, er muß uns den Weg weisen. Immer mehr krankhaft veränderter Dünndarm wird aus der Bauchhöhle herausgezogen. Schließlich liegt ein so riesiger Knäuel vor uns, daß es uns unheimlich zumute wird.
»Nimmt das denn gar kein Ende?«
Nun haben wir mindestens schon die Hälfte des zwölf Meter langen Dünndarms vorgelagert. Die Situation spitzt sich dramatisch zu, denn kein Mensch kann so etwas längere Zeit aushalten.
Plötzlich erkenne ich in der Tiefe eine völlig normale Dünndarmschlinge. Sie ist leer. Sofort verfolge ich diese neue Spur. Da – tatsächlich – kein Zweifel mehr, der Chirurg hat damals in der Not einfach eine Dünndarmschlinge an den queren Dickdarm angeheftet und eine offene Verbindung hergestellt, sozusagen einen Kurzschluß. Wir atmen auf. Der Fall hat sein Geheimnis preisgegeben. Ohne Mühe kann ich die abnorme Verbindung gut darstellen und sichtbar machen, etwas vorziehen und auf ihre Durchgängigkeit prüfen. Die Verbindung ist für zwei Daumen durchgängig und dicht.
»Soweit klar, Herrschaften – aber ich verstehe noch immer nicht, warum der ausgeschaltete Dünndarmanteil so enorm erweitert ist. Verstehen Sie das, Fiedler? – Halt, stopp – wir wollen doch mal sehen, in welcher Transportrichtung die Verbindung angelegt worden ist.«
Ich kontrolliere – stutze ...
»Da haben wir die Geschichte. Der Bursche hat den Dünndarm nicht in der normalen Transportrichtung angelegt, sondern in verkehrter Richtung, gegenläufig.«
Nun ist alles klar! In dem ausgeschalteten Darmanteil ent-

stand eine chronische Stauung, die im Lauf des Jahres unter qualvollen Leiden zu dieser Überdehnung geführt hat. Nun wird uns auch der ständig wechselnde Zustand Koblers verständlich. Haben sich nämlich die ausgeschalteten Darmteile mit Flüssigkeit und Gasen gefüllt, drücken sie den übrigen Darm zusammen, und es entsteht ein mechanischer Verschluß. Er hält so lange an, bis die Gase irgendwann einmal plötzlich entweichen können, Entlastung eintritt und die Passage wieder frei wird.

Jetzt oder nie muß es gelingen, Kobler zu retten und die falsche Verbindung zu beseitigen. Den kranken Darm stehen zu lassen, kommt bei dieser Lage nicht in Frage. In verbissener Wut entschließe ich mich, radikal vorzugehen und den ganzen erweiterten Darmteil rücksichtslos zu entfernen. Es schaudert mich, denn es ist mehr als die Hälfte des Dünndarms und ein Anteil des aufsteigenden Dickdarms. Die künstliche Verbindung zwischen Dünn- und Dickdarm lasse ich stehen – sie ist weit genug –, durchtrenne aber die kritische Übergangsstelle zu dem erweiterten Darmanteil und verschließe beide Stümpfe. Das geht blitzschnell, denn ich verwende unsere wunderbare Nahtmaschine. Dann folgt die mühsame Entfernung des kranken Darms. Einen Moment halte ich an und brumme bitter vor mich hin:

»Eine schöne Bescherung, sozusagen eine zweite Krankheit vermittelst des Arztes.«

Ohne erheblichen Blutverlust kann ich die gewaltige Darmstrecke nicht herauslösen. Also lassen wir die Bluttransfusion schneller laufen. Der entfernte Darmteil wird immer länger und länger, der Eingriff immer schwerer und größer. Mit Sorge frage ich den Anästhesisten, wie es Kobler denn geht, bekomme aber eine beruhigende Antwort:

»Atmung gut, Blutdruck 120/80, das Herz arbeitet einwandfrei. Puls relativ gut gefüllt, Frequenz stark beschleunigt.«

Also weiter, weiter. Wir müssen Zeit sparen, denn Kobler sieht miserabel aus. Wir arbeiten fieberhaft und von Sorge erfüllt.

Tempo – Tempo. Ich ermahne den Anästhesisten, nur so viel Narkotika zu geben, wie eben notwendig ist, um den Eingriff zu vollenden. Die letzte große Hürde kommt. Was sollen wir mit der Darmfistel machen? Kurz entschlossen umschneide ich sie, löse sie vollkommen aus der Bauchwand und ziehe durch die so geschaffene Lücke den gesamten erweiterten Darmanteil nach außen, so weit, daß wir den aufsteigenden Dickdarmschenkel in die Wunde einnähen können. Der Stumpf wird nur provisorisch verschlossen. Er bleibt als Notventil stehen. Den ganzen kranken Darm aber schneide ich ab.

Wir haben es geschafft. Mit sauberen Instrumenten verschließen wir die Hauptwunde und können dabei auch noch den üblen Narbenbruch beseitigen.

Aus – vorbei – eine knappe Stunde harter Arbeit hat der gewaltige Eingriff benötigt. Wird es ein endgültiger Erfolg werden? Wir hoffen es fest.

Vorsichtig wird Schambedist auf die Bahre gelegt und auf die Wachstation zurückgebracht. Er kommt wieder unter das Sauerstoffzelt. Eine Bluttransfusion läuft, aber auf die Absaugung verzichte ich nun bewußt.

Das Wunder geschieht. Schon am Abend – Kobler ist inzwischen erwacht – merken wir, daß sein Leib weich und eingefallen bleibt, daß die heraushängende Darmschlinge, das Notventil, sich nicht gefüllt hat. Jetzt endlich funktioniert die Darmpassage normal, sie ist frei.

Wiederum sitzen zwei Schwestern Tag und Nacht an seinem Bett. Sie geben sich mit der Wartung die größte Mühe. Schon am zweiten Tag ist es gewiß, daß wir das Spiel gewonnen haben; Darmbewegungen kommen in Gang. Glücklich und zufrieden liegt Kobler im Bett. Er wird gesprächig und erzählt uns zauberhafte Dinge von Indochina, Marokko, Algerien, von all den Ländern, in denen er als Legionär gewesen ist. Er schildert die entzückenden asiatischen Frauen in Vietnam, in Laos und das Leben in Saigon. Wir hören ihm gern zu, denn er kann erzählen.

Von Tag zu Tag erholt er sich mehr. Nach zwei Wochen wird das vorgesehene Darmventil gekürzt, versenkt und verschlossen – ein kleiner Eingriff in örtlicher Betäubung.
Zum zweitenmal ist uns das Glück hold. Die Wunde heilt ganz glatt und ohne Komplikationen. Schambedist beginnt aufzustehen und herumzulaufen. Schließlich können wir ihn in Erholung schicken.

Monate sind vergangen. Gleich einem Gesunden steht er nun vor mir und strahlt. Alle Wunden sind geheilt, er befindet sich in glänzender körperlicher Verfassung und hat keinerlei Beschwerden. Es ist kaum zu glauben.
Schambedist hat recht behalten. Er hat sich als der Stärkere erwiesen.
»Was werden Sie nun tun, Kobler?« frage ich ihn.
»Na klar« – meint er lachend – »ich geh wieder zur Legion!«
Was soll man dazu sagen? Der Bursche ist unverwüstlich.

Frau Konsul

Verlasse dich nie auf die Fehldiagnosen anderer!

Rrrr ... Rrrr ... Rrrr ...!
Schon wieder das Telefon, die Nervensäge mit dem ewig verdrillten Kabel! Manchmal habe ich geradezu Angst, den Hörer abzuheben. Aber vielleicht ist es mein Jagdfreund – wir wollen nämlich heute abend ins Revier gehen. Also meinetwegen. Eben will ich mich spaßeshalber mit »Hier da – wer dort?« melden, da bremse ich im letzten Moment, denn eine aufgeregte fremde Stimme brüllt in die Muschel. Also nenne ich nur meinen Namen.
»Hier Konsul Hans-Georg von Päpke. – Herr Professor, ich bin in der größten Aufregung, ich bin völlig verzweifelt. Bitte kommen Sie sofort, so schnell wie möglich! Ich weiß mir nicht mehr zu helfen.«
»Ja – aber Herr Konsul – um was handelt es sich denn überhaupt?«
»Ach so – natürlich – um meine Frau. Ich habe sie in tiefer Bewußtlosigkeit aufgefunden. Sie bekommt keine Luft mehr – sie ist bläulich, sie stöhnt dauernd, heult – und hat auch erbrochen. Sie weiß von nichts – sie stirbt mir. Ich bitte Sie, ich flehe Sie an – kommen Sie sofort und helfen Sie meiner Frau. Wir wohnen Eichstraße 37. Aber bitte rasch.«
»Aber wenn Ihre Frau sich in so trostlosem Zustand befindet, ist es doch besser, Sie fahren sie gleich runter zu uns in die Klinik. Bei Ihnen in der Privatwohnung kann ich ja gar nichts machen. Da fehlen uns doch alle Geräte – Sauerstoff – was man eben zur Wiederbelebung braucht.«
»Nein – Sie müssen kommen – gleich kommen, Herr Professor. Ich kann meine Frau nicht transportieren. Ihr Zustand ist viel

zu schlecht – sie stirbt mir – seien Sie versichert – sie stirbt mir, wenn Sie nicht gleich kommen.«

»Aber Herr Konsul – haben Sie denn keinen Arzt in der Nähe? Ihren Hausarzt zum Beispiel – der kann viel schneller bei Ihnen sein als ich. Außerdem – Chefärzte eines Krankenhauses dürfen keine Hausbesuche machen. Das ist Sache der praktischen Ärzte.«

»Nein – nein, Herr Professor – das ist mir ganz egal. Ich will keinen anderen Arzt. Bitte kommen Sie sofort und retten Sie meine Lilly.«

Nichts zu machen! – der Mann ist hartnäckig.

»Na schön – ich komme. Wie war die Nummer? – Eichstraße 37 sagten Sie doch?«

»Jawohl – jawohl – ganz richtig. Danke ... danke ...«, klingt es noch aus der Muschel, als ich den Hörer auflege. Schnell ziehe ich mir den Mantel über die weißen Kleider.

»Schwester Irmgard« – diese junge Schwester ist für solche Notfälle brauchbar – »holen Sie sofort das Tracheotomiebesteck. Nehmen Sie einige Medikamente zur Wiederbelebung mit. Sie wissen schon – Coramin und so was.«

Dann rufe ich den Wärter Hans. Er soll uns die kleine Sauerstoffbombe mit Maske und Zubehör zum Wagen bringen. Eine Luftbrücke brauchen wir auch.

»Los – dalli.«

Unsere Instrumente für einen Luftröhrenschnitt liegen immer steril, fix und fertig, in einem Metallkasten aufbewahrt. Schwester Irmgard bringt sie.

»Kommen Sie – Sie fahren mit, Schwester!«

Zu dritt rennen wir mit allen Klamotten zum Wagen. Unterwegs erkläre ich ihnen:

»Ein Konsul von Päpke hat angerufen. Kennt Ihr den?«

Beide schütteln den Kopf.

»Seine Frau sei tief bewußtlos. Sie habe Atemnot – liege im Sterben. Wir müssen uns auf alles gefaßt machen. Ich habe keine Ahnung, was ihr fehlt.«

Die Sachen werden im Wagen verstaut.
»Hans – sagen Sie bitte oben der Sekretärin, ich sei in der Eichstraße 37 bei Konsul von Päpke – ja?«
Schwester Irmgard ist in den Wagen gestiegen, ich starte, der Motor kommt gleich, heult auf. Alles in Ordnung – los geht's.
Trotz der großen Eile fahre ich vorsichtig. Schließlich wollen wir ja oben ankommen. An der Kreuzung der Hauptstraße gibt es einen unangenehmen Aufenthalt – Straßenbahn. Endlich sind wir drüben, stecken aber in einer Kolonne. Ein Lastwagen, der im Schneckentempo dahinfährt, hat die Spitze. Auch das noch! Geduld – Geduld!
Die Eichstraße zieht sich in starken Windungen den Hang hinauf. Nummer 37 muß ziemlich weit oben liegen. Hier am Berg drücke ich drauf – aber dann müssen wir langsamer fahren, das Haus suchen. Da – dieser niedrige Klinkerbau könnte es sein. Wir brauchen nicht länger zu suchen, denn die Tür wird aufgerissen, und es erscheint ein wohlgenährter, untersetzter Mann in aufgelöstem Zustand mit verstrubbeltem grauen Haar. Er läuft zur Gartenpforte.
»Gott sei Dank, daß Sie da sind, Herr Professor. Es ist furchtbar. Meine Frau liegt im Sterben – sie ist völlig weg, nicht ansprechbar, sie lallt, wälzt sich im Bett hin und her. Retten Sie meine Lilly – ich flehe Sie an! Retten Sie meine Lilly!«
Der Mann ist vollkommen durcheinander. Tränen stehen ihm in den Augen.
»Nun beruhigen Sie sich mal etwas, Herr Konsul. Wo liegt denn Ihre Frau?«
»Im Schlafzimmer droben im zweiten Stock.«
»Also dann gehen wir mal zu ihr.«
Gefolgt von Schwester Irmgard, die das Tracheotomiebesteck trägt, steigen wir die Treppe hinauf. Er öffnet hastig die Tür, und wir treten in ein schönes Schlafzimmer. Zwei große Betten stehen darin – das eine ist leer, in dem anderen liegt auf dem Bauch ein weibliches Wesen – Frau Konsul – in ziemlich zer-

knautschtem Zustand. Ihre dunklen Haare sind aufgelöst, sie hat ihren Kopf in die Kissen vergraben. Er wirkt wie ein Medusenhaupt. Außerdem schnarcht sie fürchterlich. Das Bett ist vollkommen zerwühlt. Offenbar hat sie sich mächtig herumgewälzt und liegt nun – von ihrer pikanten violetten Reizwäsche ziemlich weitgehend entblättert – vor uns. Nun ja ...
Ich gehe um das Bett herum und sehe mir die Frau näher an. Ich versuche ihren Kopf zu drehen, um das Gesicht betrachten zu können. Tatsächlich – die Wangen, die Nasenspitze und die Lippen sind leicht bläulich, aber das kann von der Lagerung der Dame herrühren. Sie hat einfach nicht genügend Luft bekommen. Ich ziehe das linke Oberlid hoch, um die Pupillen sehen zu können. Sie reagieren auf Licht nur sehr träge, sind aber nicht stecknadelkopfgroß, wie es für manche Vergiftungen charakteristisch ist. Die Frau bewegt sich etwas. Sie ist gar nicht so weit weg von dieser Erde, nicht völlig bewußtlos, habe ich den Eindruck.
»Frau Lilly«
Nichts – keine Antwort.
Den ganzen Raum erfüllt ein merkwürdiger Geruch, der mir auffällt. Auch Schwester Irmgard, zu der ich einen Augenblick aufsehe, hat das wohl bemerkt und rümpft die Nase. Langsam richte ich mich auf und sage:
»Herr Konsul – bitte haben Sie die Liebenswürdigkeit und lassen Sie mich einen Augenblick mit Ihrer Frau Gemahlin allein. Schwester Irmgard ist so nett und geht mit Ihnen, sie gibt Ihnen ein Beruhigungsmittel. Ich möchte mir den Zustand von Frau Lilly einmal näher ansehen.«
Kaum ist der vor Aufregung schwitzende Herr Konsul mit der Schwester verschwunden, wandere ich wieder zum Bett der Gnädigsten und versuche nun einmal, die Dame auf den Rücken zu drehen. Das gelingt mir nur schwer, nicht etwa der Körperfülle wegen – o nein –, sondern weil sich unser krankes Mädchen zur Wehr setzt. Dabei grunzt und stöhnt sie mächtig. Schließlich gelingt es mir doch, sie herumzuwuchten und fest-

zuhalten. Ihr verschwollenes, verschwiemeltes Gesicht rötet sich ein wenig, weil sie jetzt besser Luft bekommt. Plötzlich öffnet sie halbwegs die Augen, glotzt mich an und zischt mühsam:

»Bis sus – Bruunooo?«

Auch das noch! – durchfährt es mich – der Herr Gemahl heißt Hans-Georg.

»Nee –«, antworte ich der teuersten Gnädigen, »ich bin nicht Ihr Bruno – ich bin der Onkel Doktor!«

Worauf sie sich mühselig etwas aufzurichten sucht, mich anstarrt und nach einer langen Pause mit einer einzigen Silbe antwortet:

»Fffui...«

Dann dreht sich die Dame gemächlich um, legt sich wieder in ihre Schlummerstellung auf den Bauch und pennt weiter. Daß sie mir dabei ihre schönste Rundung entgegenstreckt, scheint sie nicht zu beunruhigen. Taktvoll bedecke ich ihre Blößen mit dem Leintuch.

Bisher habe ich mich ja redlich bemüht, aber jetzt kann ich ein Grinsen über diese Szene nicht mehr unterdrücken. Dem Mädchen fehlt nämlich gar nichts – sie ist nur total besoffen! – Alkoholnarkose! Fehlt nur noch der strikte Beweis lästerlichen Konsums. Also fange ich an zu suchen.

Hinter dem Kopfkissen ist nichts. Vielleicht unter dem Plumeau? – Nichts. – Unter der Matratze ist auch nichts zu finden. Schließlich krieche ich auf dem Boden herum. Siehe da! Am oberen Ende des Bettes hinter einem Koffer stehen zwei Pullen. Die eine ist leer, die andere halbvoll. Ein Griff – und ich ziehe die leere Pulle am Hals hervor. Fabelhaft: »Cognac Bisquit V. O.« Alle Wetter – welch köstliches Naß!

Frau Konsul haben offenbar die eine Flasche verkonsumiert und die andere mächtig angezapft – daher dieser narkoseähnliche Zustand.

Die Pullen lasse ich wieder in ihr Versteck untertauchen, dann richte ich mich auf und schreite langsam aus dem Schlafzimmer hinaus zu Herrn Konsul Hans-Georg von Päpke. Der sitzt völlig gebrochen in einem großen Clubsessel und läßt sich von Schwester Irmgard trösten. Er hat sich etwas beruhigt, der Trost tut ihm offenbar gut. Als er mich sieht, schnellt er hoch und fragt:

»Ist sie tot? – Ist sie tot? Bitte sagen Sie mir die volle Wahrheit!«

»Nein, nein – Herr Konsul – die Sache ist halb so schlimm. Sie können sich wieder abregen. Ihrer Frau fehlt gar nichts, sie ist nur – total besoffen!«

»Wie bitte?« fährt er mich zornerfüllt an. »Wie kommen Sie dazu, Herr Professor, so etwas von meiner Frau zu behaupten? Sie sagen – total betrunken! Das ist unmöglich – ganz unmöglich.«

»Ach nein, Herr Konsul – nichts ist unmöglich. Ihre Frau ist wirklich nur blau wie ein Veilchen. Ich kann es Ihnen beweisen. Kommen Sie mit.«

Wir gehen wieder ins Schlafzimmer. Er steht entgeistert vor dem Lager seiner Frau und versucht sich zu fassen.

»Nun knien Sie mal nieder, Herr Konsul – und lassen Sie Ihre Frau ruhig weiter pennen. Sooo – und nun schauen Sie mal, was unter dem Bett hinter dem Koffer steht.«

Das tut er, erblickt die beiden Cognacpullen, greift danach, zieht sie hervor: Bisquit very old!

Herr Konsul sind sprachlos. Dann aber gewinnt er überraschend schnell seine Fassung wieder und meint:

»Jetzt wird mir alles klar. Jedesmal, wenn ich von der Reise zurückkomme, fehlt eine von meinen Cognacflaschen. Da hat also meine Lilly ...?«

Er kommt nicht weiter, die Blamage ist ihm zu peinlich.

»Lassen wir das, Herr Konsul. Ihre Gemahlin soll ihren Rausch ruhig ausschlafen. Geben Sie ihr später einen starken Mokka zur Wiederbelebung. Medikamente sind nicht notwendig, und die Sauerstoffbombe können wir ruhig im Wagen lassen.«

Nun zu wichtigeren Dingen:

»Sagen Sie mal, Herr Konsul von Päpke – wo haben Sie denn diese Cognacflaschen aufbewahrt?«
Wir gehen ins Nebenzimmer, und er führt mich zu einem kleinen antiken Schrank, dessen Türen er öffnet. Meine Knie werden weich. Eine ganze Batterie der herrlichsten alten Cognacsorten Frankreichs! Kühn greife ich nach einer der edlen Flaschen »Napoleon very old«, wiege sie in der Hand und erkläre schmunzelnd:
»Herr Konsul von Päpke – Strafe muß sein! Darf ich mich herzlich dafür bedanken, daß Sie mir eben diese Flasche geschenkt haben? – Auf Wiedersehen. – Kommen Sie, Schwester Irmgard – unser Werk ist getan, wir können gehen.«
Herr Konsul bleiben verblüfft zurück.
Den Bruno habe ich taktvoll unterschlagen.

Der verlorene Sohn

Söhne gehen auf die verschiedenste Weise verloren. Das war schon zu biblischen Zeiten so und wird immer so bleiben. Mancher kehrt heim, mancher bleibt zum Kummer der Eltern endgültig verschollen.

Hier wird die Geschichte eines jungen Menschen erzählt, der während der berüchtigten Zeit der »Zigarettenwährung« sich selbst und seinem Vater untreu wurde und durch höchst bemerkenswerte Umstände wieder heimfand.

Diese Geschichte ist aber nicht nur menschlich, sondern auch medizinisch bedeutsam. Sie wies uns auf das Rätsel des Wachseins hin und führte zu neuen Vorstellungen über das zentrale Geschehen während einer Narkose.

Brutal weckt mich eines Nachts gegen zwei Uhr das Telefon. Ich taste im Dunkeln ein paarmal vergeblich nach dem Hörer, finde ihn schließlich und rufe in die Muschel:
»Ja – was ist denn los?«
Die Klinik meldet sich:
»Herr Professor, bitte kommen Sie gleich rüber, eben ist ein junger Mann eingeliefert worden – schwerer Autounfall.«
Einige Sekunden vergehen, bis ich zu mir komme und begreife, was man will.
»Ich komme.«
Wieder mal ein Verkehrsunfall! – Ich mache Licht und knalle den Hörer auf die Gabel. Die plötzliche Helligkeit blendet die Augen, noch halb im Schlaf richte ich mich auf – was bleibt mir anderes übrig? – ziehe mich an und eile die paar hundert Meter von meiner kleinen Behausung hinüber in die Klinik. Kalter, feuchter Herbstnebel kriecht durch das Schwarzwaldtal, er jagt mir Schauer über den ganzen Körper. Es ist totenstill draußen, nur meine Schritte hallen durch die nächtliche

Straße. Von weitem schon sehe ich Licht in unserem Behandlungsraum in der Poliklinik.
Ein junger Mann liegt in schwerstem Schock, ohne Bewußtsein, mit völlig durchnäßten Kleidern auf der Bahre – ein schlanker hübscher Bursche von vielleicht 22 Jahren mit gut geschnittenem Profil und auffallend feingliedrigen Händen. Er hat Schürfwunden am Kopf, an den Händen und zahllose Prellungen am Körper. Eben wäscht die Schwester sein mit Blut verschmiertes Gesicht, und zwei Wärter versuchen, ihm die nassen Kleider auszuziehen.
Nun ja, dies Elend kennen wir zur Genüge.
Ich untersuche ihn, prüfe die Licht- und Berührungsreflexe der Augen. Er ist tief bewußtlos, weit weg von dieser Erde. Schwere Gehirnerschütterung, das ist wohl das mindeste, vielleicht sogar eine Gehirnquetschung. Dann der Puls. Der Mann hat keinen langsamen Druckpuls, im Gegenteil: der Puls ist stark beschleunigt, jagend und schlecht gefüllt. Schockwirkung – klar. Trotz des schweren Aufpralls fehlen Zeichen einer gefährlichen stumpfen Bauchverletzung oder Blutung in die Bauchhöhle, zum Beispiel durch einen Milz- oder Leberriß.
Sorgfältig taste ich den ganzen Körper ab, die Glieder, die Rippen, das Becken, kann aber keine Knochenbrüche feststellen. Danach taste ich den Schädel ab. Es besteht der dringende Verdacht auf einen Schädelbasisbruch, denn der Junge blutet aus Nase und Mund, wenn auch nicht sehr stark. Vorerst kann ich keinen Bruch der knöchernen Schädelkapsel, etwa der Stirn oder der Schläfenbeine, feststellen.
»Bringen Sie ihn gleich auf die Röntgenabteilung, wir müssen Schädelaufnahmen machen.«
Der Junge wird auf die Bahre gehoben, sorgfältig zugedeckt und hinübergefahren. Die Röntgenabteilung ist schon alarmiert. Nun liegt er nackt vor uns auf dem Röntgentisch. Die Todesblässe seines Gesichts, des ganzen Körpers und die Kühle der leicht feuchten Haut wirken erschreckend. Die Atmung ist schlechter geworden. Eigentlich sieht es so aus, als habe er

nicht mehr lange zu leben. Rasch decken wir ihn wieder warm zu.
Unsere Röntgenaufnahmen ergeben tatsächlich einen Schädelbruch. Eine feine Bruchlinie zieht quer über die linke Seite der Schädelkapsel hinweg. Glücklicherweise liegt die Bruchlinie so, daß die große Hirnhautarterie nicht zerrissen sein kann. Das ist beruhigend. Einen Schädelgrundbruch, für den die Blutungen aus Nase und Mund sprechen, sehen wir zwar auf unseren Bildern nicht, dennoch bleibt der dringende Verdacht bestehen. Man kann eben auf einfachen Schädelaufnahmen solche Bruchlinien an der zackigen Schädelbasis nicht immer erkennen. Später wollen wir Spezialaufnahmen anfertigen. Dann wird vielleicht der vermutete Einbruch des linken Felsenbeins und des Schädelgrunds zu sehen sein.
Inzwischen hat Schwester Albina – sie führt die Privatstation – ein Einzelzimmer fertigmachen lassen, obwohl wir vorerst gar nicht wissen, wer der Verunglückte ist. Er wird heraufgebracht, eine Wache bleibt ständig an seinem Bett. Sie muß alle halbe Stunde exakt Blutdruck und Puls kontrollieren und die Werte in eine Kurve eintragen. Die Gabe irgendwelcher Medikamente untersage ich, um das Bild nicht zu verschleiern. Vor allem dürfen die lebenswichtigen Zentren, die ja wahrscheinlich lädiert sind, nicht noch zusätzlich geschädigt werden. Bei solchen Hirnverletzungen sind eben stärkere Beruhigungsmittel und schmerzlindernde Mittel immer etwas gefährlich. Die Schwester soll nur eine konzentrierte Zuckerlösung als Dauerinfusion in die Vene geben, um den Druck innerhalb der Schädelkapsel möglichst niedrig zu halten. Dadurch werden auch die Gehirnzellen gegen Sauerstoffmangel infolge einer Durchblutungsstörung widerstandsfähiger.
»Schwester Albina, der Mann muß gleich unter das Sauerstoffzelt. Sie benachrichtigen mich bitte sofort, wenn die Pulszahl unter 50 Schläge in der Minute sinkt. Verstanden? Das ist von größter Wichtigkeit, denn dann muß ich unter Umständen sofort operieren.«

Etwas anderes kann man im Augenblick nicht unternehmen. Also trabe ich durch den kalten Dunst zurück in mein schäbiges Notquartier. Das Bett ist eiskalt geworden, einschlafen kann ich nicht mehr.

Die Nacht vergeht ohne Alarm. Der junge Mann scheint sich ordentlich gehalten zu haben. Am Morgen, vor jeder anderen Arbeit, betrete ich sein Zimmer, um nach ihm zu sehen, und finde ihn zwar immer noch tief bewußtlos, aber doch in leidlich guter Verfassung. Kreislauf und Atmung haben sich gebessert, so daß wir hoffen können, ihn durchzubringen.

»Warten wir weiter ab«, sage ich zu Schwester Albina, »die Lage ist eigentlich gar nicht so schlecht, finde ich. Er hat zwar einen Schädelbruch, aber der scheint nicht so schlimm, die schwere Gehirnerschütterung macht eher Sorgen. Wahrscheinlich wacht er bald auf.«

Eine gründliche Täuschung!

In der vergangenen Nacht hat man den Verunglückten direkt von der Unfallstelle in die Klinik geschleppt. Kein Mensch hat sich bisher um ihn gekümmert, wir kennen nur seinen Namen, sonst nichts. Was eigentlich geschehen ist, erfahren wir erst nach und nach.

Unweit unserer Klinik liegt eine breite Allee mit prächtigen uralten Platanen. An der Stelle, wo sie über den seichten Fluß führt, macht sie eine langgezogene, S-förmige Kurve.

Der junge Mann hatte erheblich gezecht und brauste mit seinem BMW-Sportcabriolet offenbar völlig ungehemmt und in einem Höllentempo die Allee hinunter. Höchst euphorisch gestimmt, von innen und außen eingenebelt, übersah er die S-Kurve und hielt wohl den im fahlen Mondlicht schimmernden Bach für die Fortsetzung der Straße. Der Wagen durchbrach das Brückengeländer, schoß in riesigem Hechtsprung hinab ins Wasser und überschlug sich. Unser Patient wurde hinausgeschleudert, flog in hohem Bogen ins seichte Wasser und prallte mit dem Schädel auf den Steinen auf. Ein Passant hatte den großen Krach gehört, rannte hinzu und holte ihn

mit großer Mühe heraus. Ein Wunder, daß er noch lebte. Andere kamen zu Hilfe, und gemeinsam brachten sie ihn dann ins nahe gelegene Krankenhaus.
Am Morgen erscheint natürlich als erstes die Verkehrspolizei. Die biederen Beamten haben wenig Lust, den Fall kriminell zu nehmen. Was ist schon passiert! Ein Unglücksfall. Der Fahrer hat ja nur sich selbst verletzt, seinen eigenen Wagen zertrümmert, ein Holzgeländer beschädigt – allerdings im Suff! Das öffentliche Interesse an diesem Fall scheint ihnen gering. Die Versicherung werde wohl alles bezahlen, wenn nicht, müsse er eben selbst für die Kosten des zerbrochenen Geländers und für den Abtransport des Wagens aufkommen. Für uns liegt der Fall nicht so einfach. Wir müssen endlich wissen, wer da vor uns liegt: Name, Beruf, Alter, genaue Anschrift. Wir brauchen die Adressen der Angehörigen, müssen sie schnell benachrichtigen, schließlich ist der junge Mann in Lebensgefahr. Das sehen die Herren Polizeibeamten auch ein.
Also durchsuchen sie die Taschen der noch nassen Kleider. Sie finden einen gültigen Paß mit Lichtbild: Johannes von Kleutgen heißt der junge Mann. Die Familie stammt aus Köln. Aus dem Paß ist zu ersehen, daß er in den letzten Wochen mehrfach in der Schweiz, in Holland, in Belgien gewesen ist. Uns allen erscheint das ein Jahr nach der Katastrophe kaum vorstellbar. Aber die Beamten wissen nur allzu gut, daß gewisse Leute mit der Besatzung eifrig Schiebergeschäfte tätigen. Da ist natürlich allerhand möglich. Sie finden auch die Autopapiere, den Führerschein, das Zulassungszeugnis des BMW, die Steuerkarte. Alles in bester Ordnung, nur die Adresse der Eltern oder anderer Angehöriger finden sie nicht. Schließlich gehen sie wieder, nachdem ich noch kurz mit ihnen gesprochen habe. Sie sehen ja selbst, daß der Patient in vernehmungsunfähigem Zustand ist.
»Wann wird der junge Mann etwa aufwachen, Herr Professor?« fragt der eine noch.

Ich zucke die Achseln:
»Das weiß ich nicht. Fragen Sie mal in einer Woche nach.«
Den ganzen Tag über ändert sich sein Zustand nicht. Er bleibt bewußtlos im Bett liegen und rührt sich kaum, aber es geht ihm auch nicht schlechter. Kein Mensch kommt, um ihn zu besuchen.
Erst spät am Abend berichtet mir Schwester Albina, ein Herr sei dagewesen, um sich nach dem verunglückten Jungen zu erkundigen. Er habe ein merkwürdiges Gemisch von Englisch und Deutsch gesprochen.
»Ich hab ihn kaum verstehe könne«, sagt Schwester Albina, eine Schwarzwälderin, »er hat nur wisse wolle, ob der junge Mann noch am Lebe isch. Stelle Sie sich das vor, Herr Professor – und dann isch er glei wieder gange.«
»Ja, hat er denn gar nichts über die Eltern angegeben, Schwester?«
»Nix, gar nix hat er gsagt.«
Am nächsten Morgen erscheint ein großer, breitschultriger Herr, ziemlich elegant gekleidet, mit pomadisiertem Mittelscheitel, dunkler Brille und in Begleitung eines auffallend hübschen Mädchens. In unverfälschtem rheinischen Dialekt stellt er sich vor:
»Blumensaat – dat is meine Tochter, dat Marieche. Wir sind von der Firma, und dä Hannes – ein lieber Kerl – is der Bräutigam von dem Mädche. Der Hannes gehört auch zur Firma, müssense wisse. Mit dem Jung is dat ja ne böse Sache. – Kömmt er durch, Herr Professor?«
Ich versuche, den beiden die Schwere des Unfalls zu erklären, und weise darauf hin, daß alles noch sehr ungewiß sei. Man müsse eben Geduld haben und abwarten.
»Na ja, dann bleiben wir eine Weile in der Stadt, bis der Jung wieder in Ordnung is.«
Bei diesen Worten greift der Herr in die Brusttasche seines grauen Maßanzugs, zieht einen Haufen Geldscheine aus der Brieftasche, legt sie schlicht auf den Tisch und meint:

»Alle Unkosten übernimmt die Firma. Dat is ne Anzahlung. Mer sinn hoch versichert. Lassen Se's an nix fehlen. Die Firma bezahlt auch gern ne zuverlässige Pflegerin. Es kömmt uns nur darauf an, dat der Hannes so schnell wie möglich wieder auf die Beine kömmt, den brauche mer nämlich.«
»Bitte, Herr Blumensaat, regeln Sie die Kostenfrage mit unserem Verwalter, denn er ist dafür zuständig.«
»Mach ich – mach ich, Herr Professor. Warte Se noch en Augenblick, ich muß noch wat holen.«
Er verschwindet, und ich unterhalte mich ein wenig mit der netten Tochter. Da erscheint er mit einem kleinen Handkoffer, legt ihn auf den Tisch und öffnet ihn:
»So – da is wat zu essen drin, damit dä Jung wieder zu Kräften kömmt. Und das da – dat is en Paket für Sie – is Cognac drin, Butterkonserven, Schokolade, Zigaretten, alles, wat der Mensch so braucht, um selbst bei Kräften zu bleiben. Mache Se uns den Jung wieder jesund, Herr Professor!«
Wir staunen über all die Herrlichkeiten wie über ein Wunder der Natur, denn es gilt ja immer noch die »Zigarettenwährung«.
Die Tochter schaltet sich ein:
»Er wird doch wieder heil, mein Bräutigam?«
Eine ziemlich peinliche Frage.
»Ich will versuchen, ihn wieder gesund zu machen«, sage ich ablenkend. »Versprechen kann Ihnen das leider kein Doktor, dazu ist die Kopfverletzung viel zu schwer.«
Den Leuten scheint es nicht schlecht zu gehen. Herr Blumensaat macht aus der »Firma« auch gar keinen Hehl. Er erzählt so allerhand beim Hinausgehen:
»Sehen Se, Professor, wir sind einfache Kaufleute vom Rhein. Vor dem Krieg hammer in Köln eigentlich nur mit Kaffee jehandelt, aber heut – man kann doch nit verhungere – handle mir mit allem, was sich anbietet, mit so allerlei Sächelche: Zigaretten, Schnaps, Whisky, Trikotagen, Maschinche, und wat es allens noch gibt – en gros – verstehen Se. Dä Hannes,

wissen Se, macht den Transport. Dä fährt selber. Is en doller Kerl. Einfälle und Schneid hat dä Jung, da können Se nur so staunen.«

Und dann fügt er noch so nebenbei hinzu:

»Dä Hannes is aus gutem Haus, dä hat zu studiere anjefange, müssen Se wisse. Dat is der Sohn von einem Justizrat. Die Mutter is, soweit ich weiß, durch Bombe in Köln umjekomme. Mit dem Alten versteht sich der Hannes nit, er geht nit hin.«

Ich unterbreche sofort:

»Dann kennen Sie sicher die Adresse des Vaters. Bitte geben Sie sie uns, wir brauchen sie dringend.«

Er gibt sie mir: Justizrat Dr. Philipp von Kleutgen, Kaiserswerth. Dann gehen die beiden, aber sie bleiben in der Stadt. Wir telegrafieren sofort an den Vater.

Offenbar liegen durch den Unfall die lukrativen Schiebergeschäfte der »Firma« nahezu still. Andererseits geht es mich ja nichts an, was Hannes vor seinem Unfall getrieben, womit er sein Geld verdient hat. Jetzt ist er ein kranker Mensch, der Hilfe braucht.

Wir geben uns wirklich die größte Mühe mit ihm. Auch die junge Dame, »dat Marieche«, benimmt sich wirklich nett. Sie beteiligt sich an der Pflege und entlastet Schwester Albina. Manchmal treffe ich sie bei der Visite an seinem Bett. Nur eines stört mich an dem Mädchen. Stets wandelt sie in einer Wolke von infam ordinärem Parfum.

Tage vergehen, aber Hannes wacht nicht auf. Zwar geht es ihm sichtlich besser, er sieht sogar relativ rosig aus. Wir haben nichts an seiner Atmung oder seinem Kreislauf auszusetzen, der Schock und der Kreislaufkollaps sind längst überwunden, aber er bleibt unansprechbar. Von der Außenwelt völlig abgeschirmt, vegetiert er in einem tiefen Dämmerzustand dahin. Die künstliche Ernährung gestaltet sich anfangs recht schwierig, bis er dann endlich richtig zu schlucken anfängt, so daß man ihn in normaler Weise füttern kann.

Eines Morgens – ich bin gerade bei einer Operation – meldet

mir meine Sekretärin die Ankunft des Justizrats Dr. von Kleutgen. Sie zeigt mir seine Visitenkarte. Er warte im Vorraum des Sprechzimmers. Ich lasse ihn bitten, sich noch etwas zu gedulden, seinen Sohn aber noch nicht zu besuchen, ich wolle vorher mit ihm sprechen.

Sobald das Operationsprogramm zu Ende ist, ziehe ich den Operationsmantel und die Gummihandschuhe aus, schlüpfe in den weißen Doktormantel und gehe durch mein Arbeitszimmer in den Vorraum. Ein alter weißhaariger Herr erhebt sich, dessen würdige Haltung und gepflegte äußere Erscheinung mich tief beeindrucken. Trotz des großen Leids, das ihm widerfahren ist, scheint er innere Ruhe zu bewahren.

»Bitte kommen Sie herein, Herr Justizrat, und nehmen Sie Platz.«

Immer wieder muß ich seine traurigen Augen ansehen, während ich ihm kurz berichte, den Unfall, den Schädelbruch und dessen Folgen schildere.

»Herr Justizrat, es sind nun schon fünf Tage her, aber Ihr Sohn ist noch nicht erwacht, nicht ansprechbar – ein Zeichen für die Schwere der Gehirnerschütterung nach dem Sturz. Andererseits ist der Schock überwunden, der Allgemeinzustand hat sich wesentlich gebessert. Im Röntgenbild kann man eine feine Bruchlinie im linken Schläfenbein erkennen, die sicher auf die Schädelbasis übergeht.«

Der Justizrat ist tief traurig, ich sehe Feuchtigkeit in seinen Augen. Mein Mitempfinden zwingt mich, einzuhalten. Vielleicht kann ich ihn durch einige Fragen etwas ablenken:

»Wir wissen gar nichts über Ihren Jungen, über seine Vorgeschichte, sein Leben – und auch nichts über diese merkwürdige Firma, der er offenbar angehört. Wollen Sie mir nicht ein wenig darüber erzählen?«

Der alte Herr faßt sich und beginnt, langsam auftauend, zu sprechen:

»Johannes ist mein zweiter Sohn, der älteste ist gefallen. Er liegt in Rußland, bei Kalinin. Meine Frau und meine Tochter wurden während eines Bombenangriffs auf Köln, wo wir damals wohnten, unter den Trümmern begraben. Hannes hing sehr an der Mutter. Nun hat er kein Zuhause mehr – so empfindet er es wenigstens. Ich hielt es in Köln nicht mehr aus und lebe jetzt allein in Kaiserswerth. Johannes besucht mich nie – vielleicht war ich zu streng mit ihm, ich weiß es nicht. Uns beiden fehlt eben die Mutter.« Der alte Herr nimmt sein Taschentuch und wischt sich über die Augen.

»Johannes hat angefangen, Jura zu studieren, er sollte meine Praxis übernehmen – wenigstens hoffte ich das. Dann begann dieser unselige Krieg, der den Jungen völlig verändert hat. Er war ein glänzender Soldat, immer vorneweg bei der Vorausabteilung seiner Panzerdivision. Er hat, wie ich weiß, kühne Streiche gemacht und auch hohe Auszeichnungen erworben. Zweimal wurde er verwundet, glücklicherweise nur leicht. Damals besuchte er uns noch öfter, wenn er Urlaub hatte. Als dann aber das Unglück mit der Mutter und der Schwester geschah, fand er nur noch ein einziges Mal den Weg zu mir – das war kurz nach der Katastrophe –, um mir zu erklären, er wolle nicht mehr weiter studieren. Es gebe auch andere Möglichkeiten, zu Geld zu kommen, und zwar rasch zu Geld zu kommen. Natürlich versuchte ich alles, um ihn zur Fortsetzung seines Studiums zu bewegen, aber vergebens. Es kam zu einem ernsten Zerwürfnis zwischen uns, denn ich hatte den Eindruck gewonnen, daß er in schlechte Gesellschaft geraten sei. Das stimmte auch. Er wurde offenbar Teilhaber dieser Schieberfirma, seine Tätigkeit dort ist sozusagen eine Fortsetzung seiner Patrouillen im Feld.

Zwei Jahre ist es her, seit ich ihn das letztemal sah, er hat sich ganz meinem Einfluß entzogen. Und nun geschieht das! Wenn dieser Junge mir auch noch zugrunde geht, ist der Sinn meines Lebens erloschen, das werden Sie verstehen.«

Tief ergriffen höre ich seine Geschichte an, vieles wird mir nun klar. Aber werde ich da helfen können? – Plötzlich ist der Fall nicht mehr rein medizinisch.

»Herr Justizrat, wir werden uns die größte Mühe geben, Ihren Sohn wieder in Ordnung zu bringen, seien Sie dessen versichert, und dies meine ich in – doppeltem Sinne. Sie können Ihren Jungen sehen, aber noch nicht mit ihm sprechen. Ich werde Sie begleiten.«

Wir erheben uns und gehen schweigend hinüber auf die Privatstation. Im Krankenzimmer hält Schwester Albina Wache. Der Raum ist etwas abgedunkelt, Hannes liegt auf der Seite, den Kopf zur Wand gedreht. Ich lasse die Vorhänge öffnen und versuche, ihn auf den Rücken zu drehen. Das ist nicht ganz einfach, denn er wehrt sich wie ein eigenwilliges Tier. Endlich gelingt es mit Unterstützung der Schwester. Der Justizrat steht stumm neben dem Bett, entsetzt, völlig konsterniert, und erklärt plötzlich:

»Das ist nicht mein Sohn! – Das ist nicht mein Sohn, Herr Professor, ich erkenne ihn nicht.«

»Wie bitte?« – entfährt es mir vor Überraschung und Schrekken – »Sie meinen . . . Das kann nicht stimmen, Herr Justizrat, der Paß gibt doch . . . Leider kann ich Ihnen den Paß nicht zeigen, er ist bei der Polizei.«

Da kommt mir eine Idee:

»Sagen Sie bitte, Herr Justizrat, hat Ihre Familie ein Wappen?«

»Ja – ja – einen Reiher mit einem Fisch im Schnabel als Emblem.«

»Dann wollen wir uns mal den Siegelring an der Hand des Jungen ansehen.«

Ich bin selbst ein wenig irre geworden, aber auch neugierig.

»Sehen Sie, es ist Ihr Sohn. Den Ring konnten wir nämlich nicht vom Finger ziehen, er ist zu eng geworden.«

Der alte Herr setzt sich erschüttert, aber er beruhigt sich mit der Zeit. Mir scheint auch, daß er nun doch in dem abgezehrten Antlitz bekannte Züge seines Sohnes wiederfindet. Ich rufe Hannes an, aber vergeblich, er bleibt stumm. Ein Kontakt kommt nicht zustande.

»Und wie wird das weitergehen?« fragt der alte Herr schmerzlich bewegt.
»Wir müssen große Geduld mit ihm haben, Herr Justizrat, und einfach warten – warten. Niemand kann sagen, wann er erwacht.«
Das weitere – ob er überhaupt noch einmal erwacht – verschweige ich.
Draußen auf dem Gang spricht er mich in seiner Korrektheit auf die Behandlungskosten an. Sein Sohn liege, wie er sehe, auf der Privatstation, das koste doch eine Menge Geld. Er habe aber alles verloren und nicht mehr so viel wie früher verfügbar.
»Seien Sie unbesorgt, das bezahlt alles die Firma, das heißt die Versicherung der Firma.«
Es ist ihm sichtlich unangenehm, aber er nimmt es hin und verabschiedet sich bald danach mit dankbaren, sehr herzlichen Worten.
»Bitte geben Sie mir laufend Nachricht über den Zustand meines Sohns – und rufen Sie mich an, wenn ...«
Er kann nicht weitersprechen, reicht mir nur noch stumm die Hand und geht.
Ich schaue ihm nach, wie er den Gang entlangschreitet. Dieser korrekte alte Herr – die Würde und Ehrenhaftigkeit selbst – soll nun der Vater unseres Jünglings sein! Kaum zu glauben.
Es vergehen Wochen, Hannes wacht immer noch nicht auf. Es werden drei Monate – kein Anzeichen einer Änderung. Nun werde auch ich unruhig. Den alten Justizrat, aber auch die »Firma« – dat Marieche – kann ich nur damit trösten, daß wir Chirurgen solche Zustände tiefer Benommenheit mit wochenlangem Dahindämmern sehr wohl kennen. Ich erzähle der Firma Blumensaat und Co. von abgestürzten Fliegern, die wochen- und monatelang bewußtlos lagen und doch eines Tages erwachten.
Begreiflicherweise kommt die »Firma« allmählich zu der Überzeugung, daß sich der höchst eigenartige Zustand ihres Hannes

nicht mehr ändern werde. Der biedere Kaufmann vom Rhein und seine Tochter werden ungeduldig und gleichgültig. Sie hören sich zwar noch meine weisen Reden an, glauben mir aber kein Wort mehr und behandeln mich schließlich geradezu mitleidsvoll.

Hannes verändert sich in seltsamer Weise. Er wird immer deutlicher zu einem kleinen, eigensinnigen, unbeeinflußbaren Tier. Er macht Fluchtversuche, so daß wir gezwungen sind, sein Bett zu vergittern. Gibt man ihm etwas zu essen, so benimmt er sich wie ein Säugling, macht den Mund nicht richtig auf, sondern spitzt ihn wie ein Neugeborenes, das man an die Mutterbrust legt. Schlucken kann er normal. Berührungen lösen typische Flucht- und Laufbewegungen der Füße aus, oder aber er wehrt sich ärgerlich, schlägt mit den Händen nach uns und beißt auch manchmal. Sprechen? Nein – sprechen kann er nicht. Man kann ihn anbrüllen – kein Wort kommt über seine Lippen.

Lange Zeit sitze ich manchmal an dem Bett, um sein eigenartiges Verhalten zu beobachten, denn es fesselt mich ungemein. Die Veränderungen sind so auffallend, daß ich beschließe, einen erfahrenen Psychiater zu Rate zu ziehen. Die »Firma« stimmt ohne weiteres zu.

Also rufe ich den berühmten Kollegen einer benachbarten Universität, Professor Regnier, an, orientiere ihn kurz und bitte ihn um ein Konsilium. Ich kenne ihn und schätze besonders seine Ruhe, die er immer ausstrahlt. Ihm fehlt auch jede Ironie, jeder Sarkasmus, der manche Psychiater auszeichnet. Er ist den geistig und seelisch Gestörten gegenüber immer verständnisvoll, nie brutal. Wir müssen uns, seiner Überbelastung wegen, einige Tage gedulden. Als der schlanke, durchgeistigte Mann endlich kommt, zeige ich ihm zunächst unsere Röntgenbilder und erläutere ihm das ganze Krankheitsgeschehen. Ich schildere ihm unsere Behandlung und komme schließlich auf die Wesensänderung des Patienten zu sprechen, erwähne die merkwürdigen animalischen Erscheinungen, das überaus primitive Verhalten des jungen Mannes. Er hört aufmerksam zu, sagt aber noch nichts. Dann gehen wir zu Hannes hinüber. Ohne viel zu reden, ohne große Untersuchung setzt er sich mit erstaunlicher Gelassenheit und Geduld an das Bett, um zu sehen, was Hannes macht, wie er auf einen Anruf, auf die Gabe von Nahrung reagiert. Dann beginnt er, mir die einzelnen Symptome in einer Weise zu deuten, wie ich das bisher noch nie gehört habe. Auf ganz bestimmte, charakteristische Zeichen und Veränderungen macht er mich besonders aufmerksam. Sie sind zwar meiner Beobachtung nicht entgangen, aber ich konnte sie nicht so auswerten, wie dieser erfahrene Nervenarzt.

Im Verlauf unseres Gesprächs am Krankenbett stellt sich übrigens heraus, wie er zu dieser auffallenden inneren Ruhe und Abgeklärtheit gekommen ist. Er erzählt nämlich so nebenbei, er habe einmal eine Expedition in die Wüste Gobi mitgemacht und dort das absolut zeitlose Leben unter dem Himmelsgewölbe, die asiatische Gelassenheit allen Ereignissen gegenüber kennengelernt. Davon ist ihm wohl etwas haften geblieben. Schließlich sagt er:

»Haben Sie weiter Geduld. Ich bin wirklich mit allem, was Sie bisher getan haben, völlig einverstanden. Ich hätte selbst nichts anderes tun können. Trotz dieses langen Dämmerzustands halte ich die Aussichten auf ein Erwachen nicht für schlecht. Es geschehen ja auch heute noch Wunder, Kollege. Sie wissen das – vielmehr – ich weiß, daß Sie es wissen.«

»Hoffentlich behalten Sie recht. Ich wünsche es von Herzen, schon um des Vaters willen. Er ist ein alter, würdiger Justizrat, hat im Krieg alle Angehörigen verloren. Dies ist sein letzter Sohn.«

Professor Regnier sieht einen Augenblick erschreckt auf. Wir gehen wieder in mein Arbeitszimmer zurück. Ich habe doch noch einige Fragen:

»Darf ich noch einmal auf die merkwürdigen animalischen Symptome zurückkommen? Es sieht doch fast so aus, als ob der junge Mann sein Großhirn verloren hätte und nur noch mit den niedrigen Hirnzentren, den alten Bezirken des Stammhirns, dahinvegetierte. Ich nehme an, daß die gewaltige Gehirnerschütterung viele kleine Blutungen im Gehirn verursacht und dadurch die Funktionen des Großhirns ausgeschaltet hat, und zwar besonders diejenigen des Vorderhirns. Es stimmt doch wohl, daß gerade bei Schäden in diesen Regionen Wesensveränderungen vorkommen.«

Er nickt zustimmend.

»Soweit mir erinnerlich ist, Herr Kollege, werden aber die seelischen Grundleistungen des Gehirns, das rätselhafte Wachsein und das Wesen eines Individuums eher in das Stammhirn, also in die uralten Hirnbezirke, lokalisiert. Was dem Jungen zu fehlen scheint, ist also wohl eher die feinere Ausdifferenzierung dieser seelischen Grundleistungen – gleich einem Ausfall des Großhirns. Sind diese Vorstellungen richtig oder irre ich mich?«

»Ja – so etwa ist es«, meint mein neurologischer Kollege nachdenklich. »Die primitiven Flucht- und Abwehrbewegungen Ihres Patienten sind animalischen Ursprungs. Das merkwürdige Zuspitzen des Mundes, das Schnütchen, das ein Säugling macht, wenn er Nahrung sucht, ist ein primitiver Nahrungsreflex, der dem Saugen dient. Und diese Schnütchenstellung wird ohne Großhirnkontrolle unbewußt ausgeführt. Bei unserem Patienten handelt es sich also um einen Rückschlag in das primitive Stadium eines Säuglings. Eigentlich müßte man von einem animalischen Stadium sprechen, denn es fehlt eben die Steuerung durch ein klares Bewußtsein und das, was wir Verstand und eigenen Willen nennen.«

Dann fügt er noch etwas Erstaunliches hinzu:

»Unserer Auffassung nach wird sozusagen das höhere, jüngere Hirngebiet, eben das Großhirn, aus den Bereichen der niederen animalischen Hirnteile, der Zentren des Hirnstamms und des Zwischenhirns, wie durch ein Kerzenlicht erleuchtet. Das Stammhirn, der animalische Teil, hat sich bei unserem Patienten schon erholt, aber das Flämmchen reicht noch nicht aus, um das Großhirn auszuleuchten, funktionstüchtig zu machen.« Ein wunderbarer Bildvergleich, der auf mich einen tiefen, unauslöschlichen Eindruck macht. Ich sehe förmlich das Innere eines Doms, das von einem Lichtstrahl erhellt wird, diesen zurückwirft, höre eine Stimme, die aus den Höhen des Raumes widerhallt – welch ein Wunder. Mein Kollege hat durch ein Bild die Situation besser geklärt als durch lange wissenschaftliche Darlegungen.

»Sie wissen ja, daß ich mich intensiv mit dem Wesen der Narkose beschäftige«, sage ich nach einer Pause. »Mir scheint, daß sich in unsere Lehre von der zentralen Wirkung der Narkotika falsche Vorstellungen eingeschlichen haben. Darf ich einiges hierzu bemerken? – Sie kennen sicherlich die klassische Lehre der Pharmakologen, daß eine narkotische Lähmung entsprechend der spezifischen Empfindlichkeit der Hirngewebe gesetzmäßig vom Großhirn über das Mittelhirn und Stammhirn zum Rückenmark hin fortschreitet. Ich habe mir nun in dem großartigen Werk Ihres Kollegen Kleist die ›Magna Charta‹ des Gehirns hinsichtlich der Funktionen der einzelnen Großhirnbezirke angesehen. Dabei stieß ich auf die Erkenntnis, daß der seelische Gesamtzustand eines Individuums aus drei Hauptkomponenten besteht: dem Bewußtsein, dem Wachsein im Gegensatz zum Schlaf und dem Wesen. Mit den ersteren beiden haben wir es während einer Narkose besonders zu tun. Und nun sagt Kleist, daß gerade diese drei Hauptkomponenten des Gesamtzustandes keineswegs eine Leistung des Großhirns seien, sondern im Gegenteil eine solche der uralten Bezirke des Stammhirns. Es stimmt wohl, daß man Störungen des Bewußtseins, Dämmerzustände bis hin zur Bewußtlosigkeit, den Verlust aller Sinnes- und Triebreaktionen, Störungen des Wachzustands und des Schlafs besonders bei Schäden der alten Bezirke des Gehirns beobachten kann.«

»Ja – das stimmt«, bestätigt Professor Regnier.

»Und genau dasselbe müssen wir nun für die Narkose annehmen. Sie kann also nicht im Gebiet des Großhirns beginnen, sondern muß im Bereich des Stammhirns einsetzen. Hier erlischt allmählich jenes Licht, von dem Sie sprachen, so daß die jüngeren, höher gelegenen Hirngebiete verdunkelt werden und ihre Funktionen ausfallen. Die klassischen Vorstellungen sind demnach falsch, wir müssen umlernen. Als das Wunderbare erscheint mir aber das Wachsein – nicht der Schlaf.«

»Ich glaube, Sie haben recht«, antwortet Regnier nachdenklich. »Wollen Sie diese Vorstellungen nicht näher ausarbeiten? Es ist übrigens sehr erfreulich und anerkennenswert, daß Sie sich über diese Dinge Gedanken machen, man findet das nicht oft bei Chirurgen.«

Dann bricht er diese Unterhaltung ab, um zu unserem Fall zurückzukehren:

»Erzählen Sie doch mal, was ist das eigentlich für ein junger Mann? Ich weiß nur, daß er im 22. Lebensjahr steht. Wo kommt er her? Sie sagen, er sei der Sohn eines Justizrats?«

Ich erzähle knapp, was ich selbst weiß, schildere seine Herkunft, seine Studienpläne, sein Draufgängertum im Krieg.

»Nach dem Krieg ist er dann in einen recht eigenartigen Kreis rheinischer Kaufleute geraten – anscheinend eine Schieberfirma. Er hat mit dem Lastwagen Waren über die Grenze geschmuggelt. Das waren manchmal kühne Unternehmungen mit Schießereien. Unser Jüngling hat sozusagen seine Kriegserfahrungen für zivile Zwecke eingesetzt. Für die moralische Seite der ganzen Angelegenheit hatte er wohl kein Gefühl.«

Professor Regnier schüttelt den Kopf: »Ich verstehe den Jungen nicht. Er mußte bei dieser Herkunft doch innere Widerstände spüren. Der Junge hätte doch irgendwann einmal begreifen müssen, daß die Welt, in der wir augenblicklich leben, eines Tages wieder in geordnete Zustände übergeht.«

»Vielleicht irren wir uns da. Die jungen Menschen, die ihre entscheidende Entwicklungsphase im Krieg durchgemacht haben, kennen keine andere Welt als diese unmoralische, hemmungslose, gewalttätige. Die Unordnung halten sie für den Normalzustand. Sie können sich nicht vorstellen, daß es etwas anderes gibt. Übrigens ist mir auch bekannt geworden, daß der Bursche zwei genau gleichartige BMW-Sportwagen auf einen Kraftfahrzeugbrief fährt. Andere machen es ja auch so und kommen zu etwas – das ist die einzige Entschuldigung, die diese Jungen vorzubringen haben. Bei ihm wird es wohl nicht viel anders sein. Und dann« – fahre ich fort – »bedenken Sie den Einfluß dieser verführerischen Maria. Sie ist wirklich ein apartes, wenn auch ordinäres Frauenzimmer – ohne jede moralische Hemmung. Wenigstens habe ich dies Gefühl – es wird sich ja bald zeigen.«

So mancherlei wird noch gesprochen, und wir stellen der Zukunft unseres Patienten in menschlicher Hinsicht eine ziemlich düstere Prognose – wenn er aufwachen sollte! Dann verabschiedet sich Professor Regnier.

Eine Woche später erscheint plötzlich der Chef der Firma Blumensaat in Begleitung seiner Tochter.

»Wir wollen Ihnen nur mitjeteilt haben«, sagt er, »daß wir nun doch dat Städtchen verlassen müssen. Der Hannes wird ja wohl nich wieder in Ordnung kommen. Meinense nich auch?«

Sieh mal einer an! Die Firma hat also den Jungen abgeschrieben und sucht nach Ersatz. Vielleicht hat man schon einen gefunden.

Schließlich verabschieden sich die beiden mit freundlichen Worten. Im letzten Augenblick rennt »dat Marieche« aber noch einmal zu mir zurück und bittet mich, ihr einen Gefallen zu tun.

»Und das wäre?« frage ich lässig.

»Herr Professor, wissense, das mit dem Hannes und mir – nun, das hat eben nicht sein sollen. Is tragisch – aber wat soll ich denn machen? Wenn der Hannes nun doch noch zum Verstand kommen sollte, bringen Sie ihm schonend bei, daß es zwischen uns aus is – nich? Der Vater braucht en neuen Kompagnon. Und denn – ach ja – wir ham viel Geld für ihn verwandt. Sagen Se ihm auch, dat er von uns nix mehr zu fordern hat. Jaa ...«

Und ehe ich etwas erwidern kann, ist das schäbige Mädchen verschwunden.

Täglich stehe ich nun wieder vor dem vergitterten Bett, aber allein. Es ändert sich nichts. Weitere drei Wochen vergehen. Allmählich überfällt mich die Angst, daß der junge Mann zeitlebens in diesem primitiven animalischen Zustand bleiben wird – eine schreckliche Vorstellung.

Da – eines Nachmittags stürzt Schwester Albina, ohne anzuklopfen, in heller Aufregung in mein Zimmer.

»Herr Professor, bitte kommen Sie schnell, der Hannes ist aufgestanden – er geht im Zimmer auf und ab und raucht. Er will absolut baden – er hat seinen Koffer aufgemacht und sucht nach einer Cognacflasche. Spiegeleier mit Speck will er haben – was soll ich nur machen?«

»Das ist ja toll!«

Wir rennen zu ihm hinüber. Gerade wollen wir die Tür aufreißen, da öffnet sie sich und Hannes tritt heraus – seelenruhig, einen Glimmstengel zwischen den Zähnen. Lächelnd geht er mir entgegen, stutzt, hält an, macht eine korrekte Verbeugung und nennt seinen Namen – er stellt sich vor!

»Darf ich fragen, wo ich hier eigentlich bin? Mir ist, als hätte ich 24 Stunden oder noch länger geschlafen und einiges verpaßt. Was ist mit mir geschehen?«

Ich bin erschlagen, kann mich kaum fassen.

»Nun kommen Sie erst mal in Ihr Zimmer, und setzen Sie sich, Herr von Kleutgen.«

Ich packe ihn freundschaftlich am Arm, schiebe ihn sanft in sein Zimmer zurück und drücke ihn in einen Sessel.

Schonend bringe ich ihm seine Vorgeschichte bei – nicht auf einmal natürlich, sondern in kleinen Dosen. Nach vier Tagen weiß er schließlich so ziemlich Bescheid, wenigstens über die äußeren Begebenheiten. Wir unterhalten uns immer wieder. Dabei kommt heraus, daß Hannes intelligent, aufgeschlossen

und auch sehr gut erzogen ist. Als ich ihm schließlich beibringe, in welchem Zustand er sich in den letzten Monaten befunden hat, verharrt er stumm und betroffen.
Dann aber geschieht etwas so Verblüffendes, daß es mich fast aus der Fassung bringt. Plötzlich, ohne irgendwelche Zeichen besonderer Erregung, fragt er:
»Sagen Sie mal, Herr Professor, wer war denn eigentlich der nette ältere Herr, der mich neulich mit Ihnen besucht hat?«
»Wen meinen Sie denn, um Himmels willen?« frage ich entsetzt.
»Na, den Professor, der mit Ihnen über mich sprach – der in der Wüste Gobi war?«
Und dann beschreibt er haargenau meinen Kollegen Regnier, zitiert sogar wörtlich einige Bemerkungen, die wir gemacht haben und an die ich mich genau erinnere.
Einfach platt über diese Enthüllungen, frage ich:
»Ja, aber – haben Sie denn in diesen Wochen alles gesehen, gehört und miterlebt?«
Einen Augenblick wird er stutzig – und antwortet dann sehr nachdenklich:
»Ja – ja, eigentlich ja. Aber ich konnte nichts damit anfangen, gar nichts. Es fehlte mir irgend etwas dazu ... Es sind nur exakte Erinnerungen zurückgeblieben.«
»Dann haben Sie also wirklich alles, was wir so an Ihrem Bett gesprochen haben, mitangehört?« frage ich und habe dabei ein furchtbar schlechtes Gewissen.
»Vielleicht kann ich mich so ausdrücken, Herr Professor: Ich habe von einem gewissen Zeitpunkt an gehört und gesehen, was vor sich ging, aber ich befand mich mit meinem Kopf sozusagen unter einem Wasserspiegel. Ich konnte mit meinen Wahrnehmungen nichts anfangen. Erst als ich mit meinem Kopf ganz plötzlich über Wasser geriet, war ich wieder auf dieser Erde.«

Von Tag zu Tag geht es Hannes besser. Nur unter Kopfschmerzen hat er manchmal noch zu leiden. Eines Tages erklärt er, er wolle nun die Klinik verlassen.
Man kann die Entlassung gut verantworten. Bevor wir uns verabschieden, packt mich nun doch die Neugier, und ich frage ihn, was er denn jetzt anfangen wolle.
Er lächelt und erklärt mir mit aller Bestimmtheit:
»Na ja, Herr Professor, Sie wissen ja über mein Leben so ziemlich Bescheid. Erst will ich mich erholen, dann werde ich weiter Jura studieren. Die finanzielle Seite ist gesichert. Mit meinem bisherigen Leben mache ich Schluß. Herr Professor Regnier hat ja gemeint, ich hätte keine moralischen Hemmungen. Jetzt weiß ich, daß das in gewisser Hinsicht stimmt. Es war wirklich ein Irrweg, auf den ich da geraten bin. Aber das ist vorbei, glauben Sie mir. Ich kann wieder klar sehen und urteilen.«
Staunend schaue ich ihn an. – Jetzt erst habe ich den Mut, ihm die Wahrheit über seine Braut zu sagen:
»Ich soll Ihnen noch von Ihren früheren Partnern und Ihrer Braut ...«
»So – so – von Maria?«
»Ja – Ihre Braut – ist Ihnen sozusagen abhanden gekommen. Sie fühlt sich nicht mehr an ihr Versprechen gebunden, das soll ich Ihnen ausrichten!«
Er muß das Mädchen immer noch lieben, denn es gibt ihm einen schweren Stoß – er setzt sich, schweigt und überläßt es mir, weiterzureden:
»Noch etwas ziemlich Übles muß ich Ihnen mitteilen. Die Firma hat erklärt, Sie hätten wegen der entstandenen Unkosten keine weiteren Forderungen an sie zu stellen.«
Zu meiner großen Überraschung lächelt er nur und bekommt keinen Wutanfall, im Gegenteil, er meint gelassen:
»So einfach ist das nicht, wir werden ja sehen. Ich werde der Firma noch manche Überraschung bereiten. Der Kluge baut vor. –«

Ein Jahr später taucht Johannes von Kleutgen plötzlich wieder auf, in ziemlich verzweifelter Stimmung. Er bittet mich um ein Attest über seine Zurechnungsfähigkeit, denn die »Firma« will ihn um seinen Anteil prellen unter dem Vorwand, er sei geistig gestört. Den Gefallen kann ich ihm mit gutem Gewissen tun, schließlich hat er ja weiterstudiert und gute Examina gemacht. Aber mir kommt noch ein ganz anderer Gedanke:
»Sie haben einen sehr gütigen, erfahrenen und weisen Vater, Johannes. Wäre es nicht an der Zeit, sich ihm ganz anzuvertrauen? Können Sie sich nicht überwinden und zu ihm gehen? Er ist sehr einsam, ich weiß es. Er wird Ihnen helfen, er kann es auch.« Und nach einer Pause füge ich hinzu: »Sie tragen einen goldenen Ring mit dem Wappen derer von Kleutgen, bedeutet Ihnen das gar nichts mehr?«
Johannes wird blaß. Er schämt sich, fühlt sich schuldig. Er kann kaum sprechen, ich merke es wohl und lasse ihm Zeit. Schließlich rafft er sich zusammen und steht auf, um sich zu verabschieden:
»Sie haben recht, Herr Professor, ich sollte – ich werde zu meinem Vater gehen.«

Ausklang

Wieder einmal betrachte ich die herrlichen Radierungen meines ehemaligen Freundes Hans Otto Schönleber, der kurz vor der Habilitation als Pharmakologe unter Paul Trendelenburg umsattelte und Graphiker wurde. Die erschütternden Erlebnisse als Arzt im ersten Weltkrieg hatten diesen Entschluß in ihm reifen lassen. Wie großartig er das Medizinische mit dem Künstlerischen zu vereinigen wußte, zeigt zum Beispiel sein Blatt »Kain und Abel«.

Ich blättere in seinen Illustrationen zum zweiten Teil von Goethes *Faust*. Ein besonders eindrucksvolles Blatt von geheimnisvollem Zauber stellt jene Szene dar, in der Vater Nereus seine schöne Tochter Galatea erblickt, wie sie auf ihrem von Delphinen gezogenen Muschelwagen über kräuselnde Wellen daherschwebt. Sie erkennen einander, und Galatea ruft:

> O Vater! das Glück!
> Delphine, verweilet! mich fesselt der Blick.

Aber die Wunderfische ziehen weiter, immer weiter über das Meer dahin, und Nereus sieht voll Trauer und Sehnsucht der entschwindenden Tochter nach. Schmerzlich enttäuscht murmelt er:

> Vorüber schon, sie ziehen vorüber
> In kreisenden Schwunges Bewegung . . .

»In kreisenden Schwunges Bewegung« – ja, alles Erleben zieht so an uns vorüber, oft Schmerz und Enttäuschung hinterlassend.

Aber nicht Freude und Schmerz, Erfolg oder Unglück sind des Lebens entscheidender Inhalt, sondern die immerwährende Bewegung, die uns mit sich reißt. Ein jeder arbeitet und müht sich, so gut er kann, in seiner Zeit – für seine Zeit.
Kein Grund zur Resignation, zur Trauer – jeder ist ein winziger Teil des Ganzen.
Erfüllt von solchen Gedanken, möchte ich an den Schluß meiner Erzählungen ein wunderbar tröstliches Wort eines weisen Dichters setzen, das wie ein Jubelruf klingt:

> Es gibt kein Ende –
> Jeder Augenblick ist ein Anfang der Ewigkeit.

Inhaltsverzeichnis

Inhaltsverzeichnis

6-1-10-6-7